Christian Dadak (Hg.)

Frauenheilkunde

Christian Dadak (Hg.)

Frauenheilkunde

MCW – Tertial

4., überarbeitete Auflage

facultas

Ao. Univ.-Prof. Dr. Christian Dadak
Universitätsklinik für Frauenheilkunde
Währinger Gürtel 18–20
1090 Wien

Bibliografische Information der Deutschen Nationalbibliothek

Die Deutsche Nationalbibliothek verzeichnet diese Publikation in der Deutschen Nationalbibliografie; detaillierte bibliografische Daten sind im Internet über http://dnb.d-nb.de abrufbar.

4., überarbeitete Auflage 2019
Alle Rechte, insbesondere das Recht der Vervielfältigung und der Verbreitung sowie der Übersetzung, sind vorbehalten.
Umschlag: © frimages – istock.com
Satz + Druck: Facultas Verlags- und Buchhandels AG
Printed in Austria
ISBN 978-3-7089-1892-1

Vorwort zur 4. Auflage

Zunächst darf ich festhalten, dass eine komplette Überarbeitung des Tertialbuches notwendig war, da sich auch die Inhalte des „Tertials" völlig neu präsentieren. Es werden im Blockbuch hauptsächlich physiologische Abläufe in Gynäkologie und Geburtshilfe dargestellt und im Tertial die Pathologien dazu. Möge dieses Buch nicht nur bei Studenten Anklang finden, sondern auch im Nachtdienst ein hilfreiches Nachschlagwerk für Jungärzte sein.

Ich danke den Mitarbeitern der Frauenklinik Wien für ihre Arbeit an diesem Werk, sowie dem Facultas Verlag und besonders Frau Lea Schenner für ihre Geduld und professionelle Hilfestellung.

Christian Dadak
Juni 2019

Inhaltsverzeichnis

Gynäkologie

Brusterkrankungen

Geburtshilfe

Gynäkologische Endokrinologie und Sterilitätsbehandlung

Gynäkologie

Kindergynäkologie, pathologische Blutungen

Daniela Dörfler

Übersicht

Dieses Kapitel beschäftigt sich mit den praktischen Aspekten, Differentialdiagnosen und therapeutischen Ansätzen zu den Themen

- abnorme Vaginalblutungen in der Kindheit sowie Grundlagen und häufige Diagnosen in der Kinder- und Jugendgynäkologie
- abnorme Vaginalblutungen in der Adoleszenz und reproduktiven Phase
- abnorme Vaginalblutungen in der Postmenopause

Kinder- und Jugendgynäkologie
Schwerpunkt: Pathologische Blutungen in der Kindheit

Eine gynäkologische Untersuchung in der Kindheit gestaltet sich bei strenger Indikationsstellung in folgende Abschnitte: Es wird eine ausführliche Anamnese je nach Situation mit oder ohne Bezugsperson durchgeführt. Daran schließt eine Inspektion der Mammae an, die nach den Tannerstadien B1–B5 in ihrer Entwicklung beurteilt werden. Störungen in der Brustentwicklung wären eine Polythelie, Hypoplasie, Rüsselbrust oder Asymmetrie. Die gynäkologische Untersuchung kann auf einer Liege oder am Schoß der Mutter/des Vaters oder auch am Untersuchungsstuhl in Froschschenkelposition durchgeführt werden. Die Stadien der Schambehaarung werden nach den Tannerstadien P1–P5 eingeteilt. Mittels Traktionsmethode erfolgt eine Inspektion der Vulva, des Vestibulums und des Hymenalsaumes unter Separation und Traktion am Gluteus maximus. Eine rektale Untersuchung und/oder Vaginoskopie wird nur bei Verdacht auf Raumforderungen, Fremdkörpern, Tumore, atypischen genitalen Blutungen, rezidivierenden genitalen Infektionen, Entwicklungsstörungen, Fehlbildungen oder angeborenen Störungen durchgeführt. Für die Ultraschalluntersuchung wird hauptsächlich ein transabdomineller (volle Harnblase), selten ein transrektaler oder transvaginaler Zugang gewählt. Bei speziellen Fragestellungen wie beispielsweise der Abklärung von Fehlbildungen oder Beurteilung von sexuellem Missbrauch bei massiver Traumatisierung des Kindes wird eine Narkoseuntersuchung indiziert.

Als Differentialdiagnosen zu den Ursachen von vaginalen Blutungen im Kindes- und Jugendalter sind

- Fremdkörper
- Trauma, sexuelle Misshandlung
- Vulvovaginitis
- Lichen sclerosus
- Pubertas praecox
- Ovarialtumore
- exogene Östrogene
- DD: Blutungen im Bereich des Harntraktes/Gastrointestinaltraktes anzuführen.

Vulvovaginitis

Ursachen, Abklärung und Behandlung der Vulvovaginitis als häufigste Ursache von vaginalen Blutungen im Kindesalter vor der Menarche.

Die Entstehung der Vulvitis bzw. Vulvovaginitis wird durch fehlenden Östrogeneinfluss, eine geringe vaginale Schutzflora und die physiologische hormonelle Ruheperiode getriggert. In der Anamnese sollte als Ursache eine Adipositas, gastrointestinale Infekte, ein Diabetes mellitus, eine HI-Virus-Infektion, übertriebene oder mangelnde Intimhygiene, falsche Wischrichtung auf der Toilette („von hinten nach vorn") und entsprechende qualitative Unterwäsche erhoben bzw. angesprochen werden. Hierzu eignet sich ein Informationsblatt, das den Eltern bei der Abklärung mitgegeben werden sollte. In Spezialambulanzen erscheint eine weiterführende Untersuchung bei Rezidiverkrankungen mit bakteriellen Abstrichen bzw. bei therapieresistenten Vulvovaginitiden einem Fremdkörperausschluss mittels Vaginoskops indiziert.

Als therapeutische Ansätze sind eine Verbesserung der Intimhygiene, Lokaltherapien mit milden Sitzbädern mit z. B. Eichenrinde oder Kamille und eine orale Antibiose entsprechend des Kulturbefundes nach dem Hygieneabstrich bei rezidivierenden Infektionen empfohlen.

Lichen sclerosus

Definition: Aktiver, chronischer, metabolischer Prozess des Vulvaepithels, der zu einer atrophischen Umwandlung der Vulva führt.

Die Ätiologie ist unbekannt. Eine genetische Prädisposition wird vermutet. Es handelt sich um ein häufiges Krankheitsbild in der Menopause. Die Symptomtrias setzt sich aus Pruritus vulvae, Schmerzen im Genitalbereich und lokalen Einblutungen zusammen. Der Lokalbefund zeigt einen weißlichen, perlmuttartigen Glanz der Labien mit Verstreichen der Interlabialfalte. Als Akuttherapie wird lokales Kortikosteroid für vier Wochen und im Intervall fetthaltige Pflegecreme empfohlen. Die juvenile Lichenerkrankung heilt meist in der Pubertät aus. Ein leicht erhöhtes Risiko für ein Plattenepithelkarzinom der Vulva wurde erhoben.

Pubertas praecox

Definition: Auftreten von Pubertätszeichen vor dem 7. Lebensjahr, bzw. Menarche vor dem 8. Lebensjahr.

Man unterscheidet 2 Formen: Eine Pubertas praecoxvera, als deren Ursache werden idiopathische, zerebral-organische Ursachen wie z. B. Tumoren im Bereich des Hypothalamus, postentzündliche Schäden oder Trauma sowie periphere Ursachen wie z. B. Teratome oder gonadotropin-sezernierende Tumoren angenommen. Bei der zweiten Form, die als Pseudopubertas praecox bezeichnet wird, wären ursächlich östrogenproduzierende Ovarialtumore, Nebennierenrindentumore oder eine exogene Östrogenzufuhr zu erheben. Eine Diagnostik zur Abklärung der Pubertas praecox setzt sich aus einer klinischen Untersuchung, einer Sonographie der Ovarien, des Uterus, und der Nebennieren, einer Vaginalzytologie, die den Reifegrad der Epithelien beschreibt, einer endokrinologischen Untersuchung mittels Hormonstatus, der die Werte LH, FSH, Prolaktin, TSH, ß-hCG, GnRH, DHEA-S, 17-ß-Östradiol enthalten sollte und bei Verdacht auf Tumoren oder Hypophysenadenomen einem Schädel-MRI zusammen. Therapieansätze sind kausal (z. B. operativ) bzw. konservativ mit GnRH-Agonisten (Leuprorelin, Enantone®).

Trauma und sexuelle Misshandlung

Die Abklärung und Spurensicherung bei Verdacht erfolgt nach einer definierten Checkliste laut den Leitlinien zur Gewaltabklärung. Folgende Schritte werden empfohlen: Eine Anamnese mit offener Fragestellung mit einer körperlichen Untersuchung durch erfahrene/n Fachärztin/-arzt in entsprechendem intimen Rahmen. Die möglichen Befunde sind Erytheme, Ödeme, Schürfungen, Blutungen, Hymenaleinrisse und/oder perianale Einrisse und werden nach der Klassifikation nach Adams für präpubertäre Mädchen nach 5 Schweregraden eingeteilt. Eine Ballonkatheteruntersuchung kann die Hymenbeurteilung erleichtern. Ein Harnkatheter wird dabei in die Scheide eingebracht und hinter dem Hymen mit etwas Flüssigkeit gecufft und an das Hymen verlagert. Es sollte nach Geschlechtskrankheiten wie z. B. Chlamydien, Trichomoniasis, Gonorrhoe oder HPV gescreent werden. Ein Nachweis von Spermien ist maximal 72 Stunden nach vaginalem Übergriff erhebbar. Orale Abstriche zeigen 12 Stunden und anale Abstriche 24 Stunden Spermiennachweise bzw. DNA Spuren. Eine weitere psychologische Unterstützung oder akute Exploration in einer forensischen Ambulanz sind wichtige interdisziplinäre weiterführende Schritte. Bei Mädchen nach der Menarche empfiehlt sich ein Schwangerschaftstest und das niederschwellige Anbieten einer Notfall-Kontrazeption. Eine HIV-Postexpositions-Prophylaxe sollte in den ersten 24 Stunden nach Übergriff durchgeführt werden. Bei schwerer Körperverletzung ist eine Anzeige indiziert. In den meisten Fällen wird im Sinne des Kindeswohles eine Gefährdungsmeldung an das Amt für Jugend und Familie und eine Meldung an die hauseigene Kinderschutzgruppe als erste Schritte empfohlen. Im Zweifelsfall wird das Kind zur weiteren interdisziplinären Abklärung und Dokumentation stationär aufgenommen.

Weitere Themengebiete in der Kinder- und Jugendgynäkologie

Ein häufiges Thema der Mädchensprechstunde stellt die Frage nach der körperlichen Normalität dar. Die Jugendlichen wollen wissen, ob sie sich normal entwickeln und wann welche Entwicklungsschritte zu erwarten sind.

Tab. 1

	Knaben	Mädchen
Brustentwicklung	11,2	11,2
Hodenvergrößerung	11,6	
Schamhaarentwicklung	13,4	11,7
maximales Wachstum	14,1	12,1
Menarche		13,5
Schamhaar voll ausgebildet	15,2	14,4
Brust voll ausgebildet		15,3

Ein häufig diskutierter Befund ist auch die Labiengröße. Definitionsgemäß werden die Labiaminora von den Labiamajora überdeckt. Die Größe der Labien kann 0–6 cm betragen. In den meisten Fällen findet sich die Größe der Labien zwischen 0–2 cm. Eine **Labienhypertrophie** und eine daraus resultierende Labienkorrektur sind nur bei ausgeprägter Symptomatik indiziert.

Das Jungfernhäutchen oder **Hymen** zeigt in seiner Ausprägung eine hohe Variabilität. Man unterscheidet ein Hymen microperforatus, cribriforme, semilunare, Hymenalsepten und die Hymenalatresie, die nach der Menarche symptomatisch wird und Hymenalpolypen, die beobachtet werden dürfen, wenn sie klein und asymptomatisch am Hymenalrand imponieren. Ein Hymen imperforatum wird sternförmig eröffnet. Entscheidend ist die Beachtung der großen Variationsbreite bei der forensischen Beurteilung des Hymens.

Die **Labiensynechie** ist ein vor der Menarche häufig präsentiertes Krankheitsbild, dem rezidivierende Vulvitiden vorangehen können. Die Therapie ist eine lokale mit topischem Östrogen. Rezidive sind in der hormonellen Ruheperiode häufig zu beobachten. Eine manuelle Öffnung nach Vorbehandlung ist zielführend. Pflegesalben im Intervall angezeigt, um ein Rezidiv zu verhindern. Ungestörtes Urinieren sollte anamnestisch abgefragt werden.

Eine **primäre Amenorrhoe** ist definiert als Ausbleiben der Menarche bis zum vollendeten 15. Lebensjahr. Mögliche Ursachen sind in 50 % der Fälle auf der hypothalamisch-hypophysären Ebene bei z. B. Essstörungen wie Anorexie, einer Hypopyseninsuffizienz, bei Hypophysenadenomen oder nach Traumata zu finden. In 12–15 % ist eine Ovarialinsuffizienz bei genetischen Erkrankungen wie z. B. dem

Turner-Syndrom (X0) oder nach einer Chemotherapie die Ursache für eine primäre Amenorrhoe. Ein anatomischer Defekt wie z. B. eine Hymenalatresie oder ein Mayer-Rokitansky-Küster-Hauser Syndrom (MRKH) kann in 10 % zu Grunde liegen. Eine metabolisch-endokrine Amenorrhoe (13 %) ist z. B. bei Hypothyreose oder Adipositas die Ursache des Ausbleibens der Menarche. In 7 % der Fälle wird eine Hyper-androgenämie bei Krankheitsbildern wie z. B. dem PCO oder dem AGS als Ursache für die primäre Amenorrhoe erhoben.

Beim MRK steht nach genetischer Abklärung und einem MRT des Beckens eine Bildung einer Neovagina bei den größeren Mädchen am Plan. Hierzu sind mehrere operative Ansätze möglich. Im Rahmen einer diagnostischen Laparoskopie wird eine Operation nach Vecchieti durchgeführt. Kinderchirurginnen und -chirurgen bevorzugen die Bildung einer Sigmascheide. An unserer Klinik wird die Methode Wharton-Sheares-George bevorzugt, die auf einer Dehnung der Müller'schen Gänge – mit einer intraoperativen Phantomeinlage – basiert. Bei Rezidiven mit Verklebung der Neovagina kann eine Spalthautvagina indiziert sein.

Bei der **sekundären Amenorrhoe** finden sich:
- anovulatorische Zyklen
- persistierende Ovarialzysten
- hypothalamisch-hypohysäre Ursachen
- Hyperprolaktinämie
- ovarielle Ursachen
- extragenital endokrine Ursachen
- sekundär uterine Erkrankungen als Auslöser, sodass die Regelblutung für einen längeren Zeitpunkt sistiert

Durch Untergewicht (BMI < 19), das durch Essstörungen wie Anorexie, Bulimie, eine Situationsamenorrhoe hervorgerufen wird, kommt es auf der hypothalamisch-hypophysären Ebene zum Ausbleiben der Regelblutung, aber auch Stress, bzw. Veränderung des Tag-Nacht-Rhythmus, reaktiv auf psychogene Ursachen und Medikamente wie z. B. Psychopharmaka oder Antihypertensiva, die den Zyklus beeinflussen, tragen dazu bei.

Ovarielle Ursachen der sekundären Amenorrhoe wären das Syndrom der polyzys-tischen Ovarien (PCOS, Stein-Leventhal-Sydrom) und ein zumeist iatrogen ver-schuldetes Klimakterium praecox.

Extragenital auf der endokrinen Ebene wäre ein Adrenogenitales Syndrom (AGS) und Schilddrüsenerkrankungen auszuschließen.

Auf der uterinen Ebene wäre ein Asherman-Syndrom (Zerstörung der Basalschicht des Endometriums bei Abrasio) zu vermeiden.

Dysmenorrhoe und prämenstruelles Syndrom (PMS)

Man unterscheidet eine primäre Dysmenorrhoe, die in der Adoleszenz beginnt und durch langanhaltende, schmerzhafte Uteruskontraktionen während der Menstruation gekennzeichnet ist, von einer **sekundären Dysmenorrhoe**, der eine Sonderform der Endometriose, eine Adenomyosis uteri zugrunde liegen kann. Die Schmerzen beginnen zumeist 1–2 Tage vor Eintreten der Regelblutung.

Der therapeutische Ansatz wäre eine rechtzeitige symptomatische Therapie mit Antiphlogistika, eine Ernährungsumstellung, eine Gestagentherapie zur Rythmisierung des Zyklus oder eine orale Kontrazeption ev. im Langzyklus.

Das **Prämenstruelle Syndrom** kann körperliche Symptome wie

- Wasseransammlungen im Körper
- Gewichtszunahme
- Hautveränderungen
- Müdigkeit, Abgeschlagenheit, Erschöpfungssymptome
- Übelkeit
- Magen-Darm-Beschwerden
- Krämpfe im Unterleib
- Kopf- und Rückenschmerzen
- Heißhunger oder Appetitlosigkeit
- schmerzhaftes Ziehen in den Brüsten/extreme Empfindlichkeit gegenüber Berührung – die so genannte Mastodynie
- erhöhte Sensibilität auf Reize (Licht, Berührung, Lärm, Geruch, Zeit- und Arbeitsdruck)
- Migräne
- Ohnmacht hervorrufen.

Bei manchen Betroffenen stehen **seelische Symptome** wie

- Stimmungsschwankungen (Gemütslabilität)
- Antriebslosigkeit
- Hyperaktivität
- Depressionen
- oder „manische" Phasen
- Angstzustände
- Reizbarkeit
- Aggressivität im Vordergrund.

Auch hier empfiehlt sich eine Therapie auf vielen Ebenen, wie Sport und Bewegung, autogenes Training, Entspannung, Massagen, Bäder und auf der medikamentösen Ebene z. B. Mönchspfeffer, Nachtkerzenöl oder Selektive Serotonin Wiederaufnahme Hemmer (SSRI).

Mädchensprechstunden und Klassenführungen sind der **sexualpädagogische Auftrag an die Kinder und Jugendgynäkologie:** Die First love Ambulanzen bzw. sexualpädagogische Fragestunden im Krankenhaus stellen ein niederschwelliges Angebot für Jugendliche dar, sich mit ihrem Körper und ihrer Sexualität auseinanderzusetzen. Kontrazeptionsmethoden und mögliche Veränderungen und Beschwerden in der Pubertät werden besprochen. Viele zumeist codierte Fragen werden altersgerecht bearbeitet. Das Durchspielen einer gynäkologischen Untersuchung mit allen Instrumenten, samt Ultraschall und einer Körperreise, die Mythen rund um die Anatomie beider Geschlechter und Sexualität auflösen soll, wird gemeinsam mit einer Sexualpädagogin in Kleingruppen organisiert.

Pathologische Blutungen in Adoleszenz und reproduktiver Phase

In der Pubertät und Adoleszenz zeigen sich umfassende hormonelle und körperliche Veränderungen, die auf eine Synthese von GnRH, LH, FSH und einen Anstieg der Östradiolspiegel zurückzuführen sind. Die somatischen Entwicklungsstadien werden nach Tanner im Bereich der Mammae, Axillae und den Labien in 5 Grade eingeteilt. Die Thelarche wird als Entwicklung der Brust ab dem 10. Lebensjahr definiert. Als Pubarche fasst man die Scham- und Axillarbehaarung zusammen. Bezüglich des Längenwachstums zeigt sich in der Pubertät ein entsprechender Wachstumsschub. Die Menarche, die bei den meisten Mädchen im Zeitraum zwischen dem 11. und 15. Lebensjahr anzusetzen ist, wird zumeist anovulatorische Zyklen für 2–3 Jahre beinhalten. In der Scheide verändert sich die vaginale Besiedelung mit Döderlein-Bakterien zum Schutz der Flora. Im Ultraschall kann eine Größenzunahme des Uterus gemessen werden.

Ursachen für eine abnormale vaginale Blutung in der Adoleszenz sind vielfältig:

- Anovulation
- Essstörungen
- starke sportliche Betätigung
- chronische Erkrankungen
- Alkohol- und Drogenmissbrauch
- Stress
- Schilddrüsenerkrankungen
- Diabetes mellitus
- hormonelle Störungen
- PCOS
- Hyperandrogenismus
- Schwangerschaft

Mögliche organische Ursachen:

- Myome, Polypen, Endometriumhyperplasie
- Mayer-Rokitansky-Küster-Syndrom
- exogene Hormone
- Infektionen z. B. Chlamydien

- hämatologische Erkrankungen
- thrombozytopenische Purpura
- Willebrand-Jürgens-Syndrom
- Leukosen

In der Frauenheilkunde finden sich zahlreiche Definitionen für Zyklustempo- und Blutungsanomalien wie z. B.:

- Eumenorrhoe
- Hypomenorrhoe
- Brachymenorrhoe: Blutungsdauer < 3 Tage
- Hypermenorrhoe
- Menorrhagie: sehr starke und lange Blutung
- Metrorrhagie: Zwischenblutungen

- Polymenorrhoe: Intervall < 25 Tage
- Oligomenorrhoe: Zyklusdauer > 35 Tage
- Mittelblutung
- azyklische Dauerblutung
- prä- u. postmenstruelles Spotting
- primäre u. sekundäre Amenorrhoe

Als Beispiel einer hormonellen Störung bei Blutungsanomalien sollte das PCOS-polyzystisches Ovar-Syndrom angeführt werden. Anamnestisch finden sich eine Oligo- oder Amenorrhoe, Anovulation oder azyklische Durchbruchblutungen. Laboranalytisch zeigt sich eine Hyperandrogenämie. Es wird im Hormonstatus Testostron, DHEAS, Androstendion ↑ und der LH/FSH-Quotient > 2 erhoben. Der klinische Hyperandrogenismus zeigt sich in Akne, Hirsutismus und einer männlichen Haarverteilung. Im Ultraschall sind als morphologischer Aspekt eines PCO mehr als 10 randständige Follikelzysten in den Ovarien definiert. Internistisch lässt sich eine periphere Insulinresistenz und Adipositas im Sinne eines metabolischen Syndroms erheben. Somit wird das PCO als Frühform des Metabolischen Syndroms angesehen, das durch eine Adipositas, Hypertriglyzeridämie, Hypertonus und gestörte Glukosetoleranz definiert ist. Infertilität ist in diesem Zusammenhang der häufigste Zuweisungsgrund an eine Frauenheilkunde. In der Literatur ist eine Assoziation vom PCO Syndrom mit einem erhöhten Risiko für die Entwicklung eines Endometriumkarzinoms beschrieben.

Ursache für vaginale Blutungen bei positivem Schwangerschaftstest ist eine Blutung in der Frühschwangerschaft. Mittels Vaginalsonografie erfolgt der Nachweis eines intrauterinen Gestationssackes ca. ab der 4.–6. Schwangerschaftswoche. Man unterscheidet eine Blutung bei intakter Gravidität, einen Abortus im Gange, eine missed abortion oder verhaltenen Abort bei negativer Herzaktion, einen drohenden Abort oder Abortus imminens bzw. eine Extrauteringravidität oder Tubargravidität. Bei frühen Schwangerschaften und zur Beurteilung des Schwangerschaftsverlaufes ist die Bestimmung des ß-hCG und Progesterons im Serum (48 h-Wert) indiziert. Bei Symptomen, wie starken Unterbauchschmerzen, starken vaginalen Blutungen empfiehlt sich eine stationäre Aufnahme zur Beobachtung und je nach Verlauf akute chirurgische Intervention mittels Abortus-Curettage oder Laparoskopie.

Organische Ursachen für vaginale Blutungen sind Leiomyomauteri, die bei 20–30 % aller Frauen > 30 Jahren zu beobachten sind. Von der Lokalisation unterscheidet man intramurale, subseröse, submuköse, gestielte Myome sowie eine diffuse Leiomyomatose und Adenomyosis uteri, die den gesamten Uteruskörper betreffen und entsprechend vergrößern können. Als Symptome werden bei Patientinnen mit Uterus myomatosus Hypermenorrhoe, Menometrorrhagie, Schmerzen und auch ein Abortus habitualis zu erheben sein. Weitere organische Ursachen für vaginale Blutungen können Endometriumpolypen, die bei Symptomatik mittels operativer Hysteroskopie abgetragen werden sollten, Zervixpolypen, die in den allermeisten Fällen gutartig sind, und das physiologische Ektropium an der Zervixoberfläche zu nennen. Bei einer ausgeprägten Ektopia portionis muss eine HPV-assoziierte Dysplasie ausgeschlossen werden. Bei Kontaktblutungen sollten die Ektopien nicht ohne vorangegangene histologische Befundung z. B. mit einer LEEP abgetragen werden.

Zusammenfassung der Differentialdiagnosen für Blutungsursachen in der reproduktiven Phase nach dem Ergebnis des Schwangerschaftstestes:

1. Preg-Test positiv: Abort (Abortus im Gange, missed abortion, Abortus imminens, Extrauteringravidität (EUG), Tubarabort)
2. Preg-Test negativ: organische Ursachen wie z. B.

- Uterusmyom, Uteruspolyp, Zervixpolyp
- dysfunktionelle Blutung, Zyklusunregelmäßigkeit
- Endometriose
- Verletzung, Missbrauch
- Ektopie (Kontaktblutung: Blutung nach Geschlechtsverkehr)
- Menarche
- Karzinom (Zervix- und Korpuskarzinom)
- Medikamenteneinnahme

Zusammenfassung der Therapie bei

- Abort: Observatio, Gestagene, relative Bettruhe bzw. Methergin, Saug-Curettage, eventuell Antibiose
- Extrauteringravidität: Methotrexat (MTX), Laparoskopie mit Tubektomie
- Polypen, Myome: diagnostische oder operative Hysteroskopie (HSK), Curettage, Polypabtragung (PE)
- Zyklusstörung: orale Kontrazeptiva, Gestagene in der 2. Zyklushälfte, GnRH-Analoga

Bei rezidivierenden therapieresistenten Menometrorrhagien in der Prämenopause: Endometriumablation. Hier gibt es unterschiedliche Systeme, die im Rahmen einer operativen Hysteroskopie als Goldnetz oder Ball/Schlitten zur Koagulation oder Abtragung des Endometriums zum Einsatz kommen.

Bei unstillbaren postpartalen Blutungen empfiehlt sich ein mit der Anästhesie konzertiertes stufenweises Vorgehen zur Gerinnungsstabilisierung: Nach medikamentöser Intervention und anhaltender starker Blutung sollte nach Begutachtung der Cervix und Abklärung von Geburtsverletzungen ein Bakri-Ballon ins Uteruscavum bzw. als Ultima Ratio eine postpartum-Hysterektomie durchgeführt werden.

Pathologische Blutungen in der Postmenopause

Differentialdiagnosen der Ursachen für Blutungen nach der Menopause nach der Häufigkeit geordnet sind:

- Atrophie (59 %)
- Polypen (12 %)
- Endometriumkarzinom (10 %)
- Endometriumhyperplasie (9,8 %)
- exogene Hormonsubstitution (7 %)
- Zervixkarzinom (< 1 %)
- Hämatometra, Pyometra (2 %)

Eine Vaginalatrophie ist auf einen chronischen Östrogenmangel zurückzuführen und kann sich als Erosionen, chronische Endometritis, Spotting und ein vulnerables atrophes Vaginalepithel manifestieren.

In der Histologie von Endometriumpolypen finden sich in 3 % Endometriumhyperplasein mit Atypien und in 0,8 % bereits Endometriumkarzinome. Eine hysteroskopische Entfernung wird laut Leitlinien bei Symptomatik und erhöhten Risikofaktoren für Karzinome empfohlen.

Zervixpolypen haben ein sehr niedriges Entartungsrisiko. Eine ambulante Abdrehung ist zulässig. Bei großen Polypen der Zervix ist eventuell eine Polypabtragung mit Curettage indiziert.

Endometriumhyperplasien können im histologischen Präparat einer glandulärzystischen Hyperplasie oder einer adenomatösen Hyperplasie, mit oder ohne Atypien zuzuordnen sein. Eine Hysterektomie (HE) bei adenomatöser Hyperplasie mit Atypien sollte in der Befundbesprechung empfohlen werden.

Weiters muss in der Anamneseerhebung eine mögliche Hormonersatztherapie (mit Östrogenpräparaten) und deren Therapiedauer abgefragt werden. Antikoagulation kann auch die Ursache postmenopausaler Blutungen darstellen.

Karzinome wie Endometriumkarzinome, Zervixkarzinome oder Uterussarkome müssen bei postmenopausalen Blutungen zytologisch bzw. histologisch ausgeschlossen werden.

Diagnostik der Postmenopausalen Blutung:

- Anamnese (Menopause, Medikamente, Vorerkrankungen, Familienanamnese)
- gynäkologische Untersuchung (inklusive Zervixzytologie)
- evtl. Endometriumsampling, Pipelle zur zytologischen Beurteilung
- Ultraschall: Endometriumbreite (> 6 mm, homogen, inhomogen)
- evtl. Labor, Tumormarker
- histologische Abklärung durch diagnostische Hysteroskopie und fraktionierte Curettage empfohlen!
- Endometriumablation bei therapieresistenter Hypermenorrhoe im Rahmen einer operativen Hysteroskopie oder Einlage einer Hormonspirale

Literatur

Wolf A., Esser-Mittag J. Bildatlas für Kinder- und Jugendgynäkologie, Schattauer Verlag, 2002.

Dickinson R. L. Atlas of Human Sex Anatomy, Krieger Pub Co., 1971.

Rechtsmedizin systematisch, Unimed, Bremen 2006.

Brinkmann B., Madea B. Handbuch gerichtliche Medizin, Springer, 2004.

Schätz T. et al. Fertility and Sterility, Vol 83, No 2, 2005.

Beckenschmerz

Christian Dadak

Übersicht
- Symptome, Diagnose, Klinik
- DD
- akute – chronische – zyklische Schmerzen
- Endometriose
- Entzündungen
- Adnextumore
- Prolaps

Die Genitalorgane der Frau reagieren sehr häufig auf Stress, Emotionen und Beziehungsstörungen.

Symptome

Typische Lokalisationen der Pelviopathie sind Genitalschmerzen, suprapubischer Schmerz, Schmerzen im Blasenbereich, Anus, der Leistengegend, im Lendenwirbelsäulenbereich sowie im Steißbein. Die Pelviopathie kann Beschwerden beim Sitzen, Schmerzen nach dem Stuhlgang, häufiger Harndrang, Brennen beim Urinieren, Schmerzen beim und nach dem Geschlechtsverkehr machen und Frauen reagieren häufig mit Angst und Depressionen sowie Hilflosigkeit in Bezug auf die Symptome.

Diagnose

Wichtig ist die Erstellung einer genauen Anamnese, einer klinischen Untersuchung und, wenn möglich, das Führen eines Schmerztagebuches. Zum Einsatz kommen auch verschiedene bildgebende Verfahren (vor allem der vaginale Ultraschall) und eventuell, falls kein exakter Befund erhebbar ist, auch eine diagnostische Laparoskopie.

Wichtig: ein Schwangerschaftstest ist immer durchzuführen, auch außerhalb des reproduktiven Alters, da es durchaus möglich ist, dass durch Eizellspende eine Schwangerschaft nach der Menopause eingetreten ist.

Verschiedenste Differentialdiagnosen wie gastrointestinale Erkrankungen, urogenitale Erkrankungen sowie neurologische und muskulo-skeletale Erkrankungen und auch andere seltene Erkrankungen sollten ebenfalls in die Überlegungen eingehen.

Gastrointestinale Erkrankungen

- Diverticulitis
- entzündliche Darmerkrankungen
- Reizdarmsyndrom
- Hernien

Urogenitale Erkrankungen

- Rezidivierende Zystitis
- Urethradivertikel
- Ureterobstruktion
- Beckenniere
- Bladder Pain Syndrome (vormals interstitielle Zystitis)

Neurologische Erkrankungen

- Neurinom
- Nervenkompressionssyndrom

Muskulo-skeletale Erkrankungen

- WS-Fehlstellungen (z. B. Skoliose)
- Spondylolysis
- Osteoporose

Andere Erkrankungen

- Lymphom
- Neurofibromatose

Klinik

Man unterscheidet akute, chronische und zyklische Schmerzen. Bei positivem Schwangerschaftstest kann ein Abortus oder eine Extrauterinschwangerschaft (z. B. Tubaria) vorliegen (siehe die entsprechenden Kapitel).

Ein akuter Beckenschmerz tritt auf z. B. bei Entzündungen, Adnextumoren, Appendicitis, Diverticulitis, HWI/Pyelonephritis und Nephrolithiasis.

Von chronischen Schmerzen sprechen wir dann, wenn die Schmerzen länger als 3 (manche Autoren sagen 6) Monate dauern (Entzündungen, Adnextumore, Divertikulose, Cholezystolithiasis, Nephrolithiasis, Varikositas pelvis, Ileitis, Gleitwirbel, Coxitis, Bandscheibenprotusio).

Unter zyklischem Beckenschmerz verstehen wir Schmerzen, die in Zusammenhang mit dem Zyklus der Frau stehen, wie Dysmenorrhoe (schmerzhafte Regelblutung) und der sog. Mittelschmerz, der durch Platzen des Eibläschens in der Mitte des Zyklus verursacht wird.

Gynäkologische Erkrankungen

a.) Primäre Dysmenorrhoe

Primäre Dysmenorrhoe ist eine schmerzhafte Menstruation ohne pathologischen Befund, mit Beginn typischerweise 1–2 Jahre nach der Menarche. Der Schmerzbeginn ist wenige Stunden vor oder nach Beginn der Menstruationsblutung und dauert bis zu 72 Stunden.

Verantwortlich dafür sind Prostaglandine und Leukotriene, die schmerzhafte uterine Kontraktionen auslösen. Betroffen ist aber auch die glatte Muskulatur von Magen und Darm, weshalb Übelkeit und Erbrechen ebenso auftreten können.

Allgemeine Maßnahmen wie Wärmetherapie, Kräutertherapie, Sport, mentales Training und alternativmedizinische Ansätze sind als Therapie anwendbar. Als medikamentöse Therapie kennen wir NSAR wie Parkemed®. Man kann aber auch orale Kontrazeptiva einsetzen oder eine Hormonspirale legen (keine Regelblutung mehr!).

b.) Sekundäre Dysmenorrhoe

Sekundäre Dysmenorrhoe ist eine schmerzhafte Menstruation mit zugrunde liegender Pathologie. Sie beginnt typischerweise erst einige Jahre nach der Menarche. Der Schmerzbeginn ist meist 1–2 Wochen vor der Menstruationsblutung und dauert bis einige Tage nach Ende der Blutung.

In Frage kommen dafür: Hymenalatresien, Zervikalstenosen, uterine Anomalien, Endometriose, das Asherman Syndrom, Adenomyosis und das Pelvic Congestion Syndrom. Die Therapie richtet sich nach der Diagnose.

Asherman Syndrom

Beim Asherman Syndrom handelt es sich um intrauterine Adhäsionen als Folge von intrauterinen Verletzungen. Meist liegt die Ursache bei zu intensiv ausgeführten Curettagen nach Abortus, Interruptio oder bei Plazentaretention, auch Infektionen können Ursache sein (Tuberkulose). Die gesamte Endometriumschicht wurde bei einer Curettage entfernt oder durch Entzündung zerstört.

Es kommt zu Infertilität, Zyklusunregelmäßigkeiten sowie Abortus habitualis. Nachgewiesen werden kann es durch Hysteroskopie und Hysterosalpingographie.

Therapeutisch stehen nur wenige Möglichkeiten zur Verfügung. Man kann versuchen durch hysteroskopische Adhäsiolyse und durch Östrogen/Progesteron Substitution das Endometrium von einzelnen Endometriuminseln ausgehend wieder zum Wachstum anzuregen.

Pelvic Congestion Syndrom – Varikositas pelvis

Dabei handelt es sich um eine Varikositas der uterinen und ovariellen venösen Plexen.

Die Symptome sind Dyspareunie, chronische UB-Schmerzen sowie Dysmenorrhe.

Es gibt keine evidenzbasierte Therapie. Man kann versuchen Gestagene, GnRH-Analoga, orale Kontrazeptiva einzusetzen. Bei ausgeprägten Formen kann auch eine Embolisation oder Ligatur der Gefäße notwendig sein. Als Ultima Ratio steht die Adnexektomie oder die Hysterektomie nach abgeschlossenem Kinderwunsch zur Diskussion.

Mittelschmerz

Eine weitere Form des zyklischen Schmerzes ist der sog. Mittelschmerz. Etwa 20 % aller Frauen spüren ihre Ovulation, was aber auch als Schmerz gespürt werden kann. Die Dauer des Schmerzes beträgt nur wenige Stunden bis maximal 2 Tage. Der Schmerz variiert von leicht bis stark. Hervorgerufen wird der Schmerz durch das Platzen des Follikels.

Endometriose

Die Endometriose verursacht vor allem Schmerzen um die Menstruation. Die Definition von Endometriose lautet: endometrium-ähnliches Gewebe außerhalb des Cavum uteri. Sie hat eine Inzidenz von 6–8 % in der normalen Bevölkerung; bei Sterilitätspatientinnen kann sie bei etwa 50 % der Frauen beobachtet werden.

Die Pathogenese der Endometriose ist unklar. Es gibt die Theorie der Transplantation und der Metaplasie. Dabei wirkt Östrogen als Stimulus.

Die Entstehung könnte über eine retrograde Menstruationsblutung inklusive Endometriumanteile über die Tuben in das Abdomen sein. Dann kommt es zur Stimulation der Endometrioseherde durch Östrogen und es gibt eine veränderte Immunantwort auf die körpereigenen Endometriumzellen, sodass sie mit Fremdgewebe (z. B. Peritoneum) Kontakt aufnehmen können und in sie einwachsen. Der Verlauf ist oft progredient und kann zu Dysmenorrhoe, Dyspareunie (schmerzhafter Geschlechtsverkehr) und Sterilität führen.

Diagnose

Die Anamnese und die klinische Untersuchung können zu der Verdachtsdiagnose Endometriose führen. Die Bildgebung (vaginaler Ultraschall, CT oder MRI) kann den Verdacht erhärten; der Goldstandard ist jedoch die Laparoskopie mit histologischer Beweissicherung. Der Serummarker CA 125 kann zur Verlaufskontrolle beitragen.

Lokalisation

Die Endometriose ist lokalisiert am Peritoneum, am Uterus, aber auch im Ovar („Schokoladenzyste") und in der Gebärmutterwand (wird als Adenomyosis uteri bezeichnet) sowie die extragenitale Endometriose, die im Bereich des Darms aber auch der Harnblase, Leber, Niere vorkommt.

Makroskopisch handelt es sich um helle Bläschen mit Hyperämie und durch entzündliche Reaktionen kann es zu Narbenbildungen kommen.

Später werden sie dunkel bis schwarz verfärbte Herde (aufgrund der Hämosiderineinlagerungen), die von Narbengewebe umgeben sind.

Therapie

Die Therapie der Endometriose sieht folgendermaßen aus:

Hormontherapie und operative Therapie, meistens durch Laparoskopie; dabei werden sämtliche sichtbare Herde entfernt, Verwachsungen werden gelöst und falls notwendig eine Refertilisierung (d. h. Freilegung der Tuben) durchgeführt.

Als hormonelle Therapie stehen Gestagene, Östrogen-Gestagen-Kombinationen, Danazol sowie GnRH-Analoga zur Verfügung.

Je nachdem welches Therapieziel (Schmerzreduktion oder Kinderwunschbehandlung) im Vordergrund steht, richtet sich die Therapieart:

Bei Schmerzen können adjuvante Hormonbehandlungen, z. B. kontinuierliche Gestagenzufuhr, Einlage einer Hormon-Intrauterinspirale, Implanon®-Applikation, sowie nicht-steroidale Antirheumatika eingesetzt werden.

Bei Kinderwunsch werden durch Laparoskopie möglichst alle Endometrioseherde entfernt und danach sollte der Kinderwunsch (auch durch ivF) möglichst rasch umgesetzt werden, da die Endometriose eine hohe Rezidivwahrscheinlichkeit aufweist.

Näheres siehe Kapitel Endometriose.

Entzündungen

Infektionen der Vagina

Bakterielle Kolpitis

    Fischartig riechender, weißlicher vaginaler Ausfluss

    Therapie: Metronidazol, Clindamycin

Candidiasis

    Typischer, topfiger weißlicher Ausfluss, verursacht Juckreiz und Schmerz

    Therapie: lokal mit Clotrimazol oder Miconazol, oral Fluconazol

Trichomoniasis (Protozoon:Trichomonas vaginalis)

    Gelblich schaumiger Fluor

    Therapie: Metronidazol, Partnerbehandlung!

Infektionen des Uterus

Hauptsächlich handelt es sich hierbei um die Endometritis (Erreger sind Chlamydia trachomatis, Gonokokken, Streptokokken, anaerobe Bakterien). Die Entzündung tritt nach Curettagen oder postpartal auf. Die Klinik ist gekennzeichnet durch Uteruskantenschmerz und Unterbauchschmerzen, Fieber, Zwischenblutungen, Leukozytose sowie CRP-Anstieg.

Therapie: Metronidazol, Clindamycin

Historisches: Ignaz Semmelweis, geb. 1.7.1817 Entdecker der Endometritis puerperalis (Kindbett- oder Wochenbettfieber), „Retter der Mütter", und wie man durch einfache hygienische Maßnahmen (Hände waschen) diese meist tödliche Erkrankung vermeiden kann.

Adnexitis

Die Adnexitis wird durch Anaerobia, Gardnerella, Chlamydien und Gonorrhoe verursacht. Die Klinik ist durch ein- oder beidseitigen Unterbauchschmerz, Portiolüftungsschmerz, Temperaturerhöhung über 38 °C, zervikalen Ausfluss, Labor (Leukozytose und CRP-Anstieg) gekennzeichnet. Die Vaginalsonographie zeigt eine Wandverdickung der Tuben, freie Flüssigkeit und in fortgeschrittenen Fällen kann es zu einem Tuboovarialabszess kommen. Weiters tritt dann eine Peritonitis auf.

Die Therapie sieht Antibiotika und Schmerztherapie vor; zunächst parenterale Therapie (durch 48 Stunden) danach kann man bei Rückgang der Leukozytose und des CRPs auf Oraltherapie (allerdings auf längere Zeit) umstellen. Tritt dabei keine Verbesserung der Klinik ein bzw. bei Verschlechterung oder nicht deutlicher Abnahme der Symptomatik, kann ein Tuboovarialabszess ursächlich sein, der umgehend zu entfernen ist.

Entzündungen der Vulva

Entzündungen der Vulva werden hauptsächlich durch Herpes und Soor hervorgerufen.

Ein Bartholinischer Abszess (Abb. 1) kann einseitig oder beidseitig auftreten und ist besonders schmerzhaft.

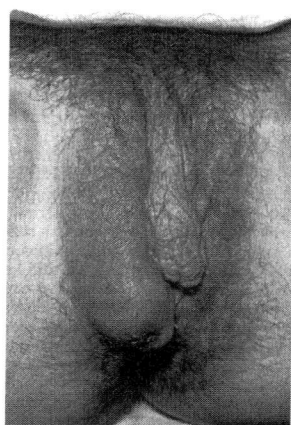

Abb. 1. Bartholinischer Abszess

Sobald der Abszess eingeschmolzen ist, werden eine Inzision, eine Spülung sowie die Einlage einer Lasche durchgeführt. Spontane Perforationen mit Pus-Entleerung können allerdings ebenfalls auftreten.

Chronische Pelveopathie (CPP)

Von chronischer Pelveopathie sprechen wir, wenn ein andauernder, quälender Schmerz im Unterbauch der Frau von mind. 3–6 Monaten zu erheben ist. Risikofaktoren für die Entstehung einer somatoformen Schmerzstörung sind Stresserfahrungen in der Kindheit, emotionale Vernachlässigung, psychische Erkrankung der Eltern, Armut und Gewalterfahrungen. Zusätzlich kennen wir auch noch Hypermenorrhoe, Alkohol- und Drogenmissbrauch sowie Angst und Depression als Risiko.

Mögliche Ursachen sind Endometriose, Adenomyosis uteri, Adhäsionen, Varikositas pelvis, Fehlbildungen, Myome, Malignome, Pelvic Inflammatory Disease, Adhäsionen, St. p. Sectio caesarea, St. p. Aborte und St. p. Strahlentherapie des Beckens. Die Differentialdiagnosen sind gastrointestinal, urogenital, neurologisch, muskuloskeletal und andere.

Mögliche Ursachen der CPP – Urologie

- interstitielle Zystitis
- Blasenfunktionsstörung
- chronischer HWI
- Urolithiasis

Mögliche Ursachen der CPP – Gastrointestinal-Trakt

- Colon irritabile
- chronische Obstipation
- chronisch-entzündliche Darmerkrankung
- maligne intestinale Erkrankung
- Dünn- oder Dickdarmstenosen
- Divertikulitis

Mögliche Ursachen der CPP – sonstiges

- Fibromyalgie
- chronische Rückenschmerzen
- Nervenkompressionssyndrom
- Neuralgien/neuropathische Schmerzen
- Hernien

Diagnose

Interdisziplinärer Zugang zum Ausschluss einer organischen Ursache. Falls sich keine Diagnose stellen lässt, sollte eine diagnostische Laparoskopie ins Auge gefasst werden.

Therapie

Es gibt folgende medikamentöse Therapien: Ovulationshemmer, Gestagene, GNRH-Analoga und Prostaglandinsynthesehemmer. Des Weiteren können Analgetika und Antidepressiva zum Einsatz kommen. Sollte ein psychosomatischer Hintergrund bestehen, wäre ein psychotherapeutisches Konsil empfehlenswert.

Bei der operativen Abklärung durch Laparoskopie kann eine Adhäsiolyse und auch eine uterosacrale Nervenablation (LUNA) oder eine präsacrale Neurektomie als Ultima Ratio durchgeführt werden.

Oft ist die Patientin, wenn bei der Laparoskopie kein pathologischer Befund erhoben wird, danach beruhigt und schmerzfrei.

Harnwegsinfekt

Die Klinik besteht aus Dysurie, Pollakisurie und Hämaturie sowie suprapubischen Schmerzen.

Die Diagnose von Harnwegsinfekten wird gestellt durch einen Streifentest mit positiven Leukozyten, Nitrit und ev. Blut. Unter Umständen sollte ein Uricult (eine Harnkultur) anlegt werden.

Bei aufsteigendem Harnwegsinfekt (Pyelitis) kommt es zu Flankenschmerzen, Leukozytose sowie erhöhtem CRP.

Die Therapie ist eine Antibiose, zusätzlich sollte die Empfehlung gegeben werden viel zu trinken sowie den Harn durch Preiselbeersaft oder Cranberries anzusäuern.

Adnextumore

Adnexprozesse können zwar getastet werden, aber viel besser ist die Abklärung durch einen vaginalen Ultraschall. Dabei lassen sich einfache Zysten (ein- bis max. zweikämmerig, echoleer, ohne Binnenechos, glattwandig und scharf begrenzt) feststellen. Eine ev. Septumbrücke misst weniger als 3 mm im Durchmesser.

Komplexe Zysten sind mehrkämmerig, die Septumdicke beträgt mehr als 3 mm, der Inhalt ist inhomogen und die Binnenstrukturen sind unscharf begrenzt.

Meistens handelt es sich bei den einfachen Zysten um funktionelle Zysten und meist sind sie nach der Menstruation verschwunden, daher Kontrolle nach 1–3 Monaten, unmittelbar nach Ende der Menstruation. Nur bei weiterem Wachstum bzw. Beschwerden kommt eine operative Sanierung in Frage.

Komplexe Zysten sind z. B. Endometriosezysten sowie maligne Neubildungen und müssen unbedingt histologisch abgeklärt werden.

Genitalprolaps

Ein Genitalprolaps (Abb. 2 und 3) verursacht ebenso Schmerzen. Dabei kommt es beim Pressen und beim aufrechten Stand zur Vorverlagerung der Scheide mit dem Uterus vor die Vulva, später kommt es dann auch ohne Pressen zum Austritt der Genitalorgane.

Die Therapie besteht hauptsächlich aus verschiedenen operativen Eingriffen oder durch Anwenden eines Pessars (Abb. 4) bei Kontraindikationen für einen operativen Eingriff.

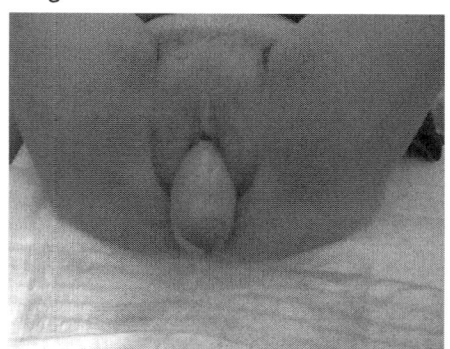 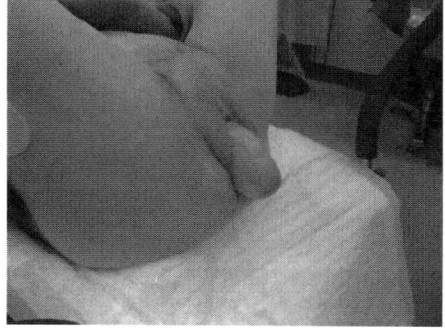

Abb. 2 und 3. Genitalprolaps

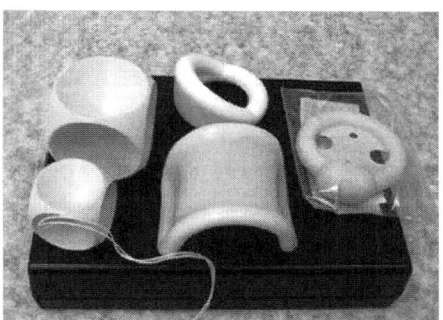

Abb. 4. Pessare

Literatur

Howard FM. Chronic pelvic pain. Obstet Gynecol. 2003 Mar; 101 (3): 594–611.

Gynäkologische Pathologie I
Pathologie benigner Mammatumore und des Mammakarzinoms

Zsuzsanna Bago-Horvath

Übersicht

- wichtigste Formen gutartiger Brustveränderungen
- histologische Klassifizierung, Grading und Staging des Mammakarzinoms
- Grundlagen der histologischen Diagnosestellung beim Mammakarzinom
- Grundlagen der Bestimmung prognostischer und prädiktiver Faktoren beim Mammakarzinom, inklusive multigenomischer Assays

Der hier angeführte Text stellt lediglich einen kurzen Auszug aus den geforderten Lernzielen dar. Zur Vollständigkeit wird auf die entsprechenden Kapitel des empfohlenen Lehrbuches verwiesen (Höfler/Kreipe/Moch: Lehrbuch Pathologie, 6. Aufl., ISBN: 978-3-437-42390-1).

Einleitung

Das Mammakarzinom ist die häufigste maligne Tumorerkrankung der Frau. Obwohl die Inzidenz der Erkrankung in den letzten Jahrzehnten gestiegen ist, zeigt die Mortalität eine eindeutig rückläufige Tendenz. Diese Verbesserung der Lebenserwartung ist einerseits den verbesserten Diagnosemöglichkeiten, andererseits der enormen Weiterentwicklung therapeutischer Interventionsmöglichkeiten zu verdanken. Bei beiden Entwicklungen kommt der pathologischen Diagnostik eine Schlüsselrolle zu. Das Kapitel behandelt auch Empfehlungen zur Diagnostik und Therapie.

Benigne Brustveränderungen

Verdächtige Tastbefunde (Knoten in der Brust) oder suspekte Veränderungen, die durch bildgebende Verfahren entdeckt wurden (z. B. Mikroverkalkungen, Herdbefunde, Architekturstörungen), müssen nach derzeit gültigen Empfehlungen in jedem Fall vor einer Operation mittels Biopsieverfahren und histopathologischer Untersuchung abgeklärt werden, um die erforderliche operative oder medikamentöse Therapie festzustellen. Eine exakte Diagnosestellung ist nur in Kenntnis der klinisch-radiologischen Parameter (Größe, Lokalisation, radiologische Beschreibung der Veränderung) gewährleistet. Die histologische Diagnose beinhaltet neben der Beschreibung die sogenannte B-Klassifikation. Diese Klassifikation bestimmt, ob die diagnostizierte Veränderung mit den klinisch-radiologischen Parametern im Einklang ist und welche weitere diagnostisch-therapeutische Vorgehensweise die

Diagnose erfordert. Eine Zusammenfassung der B-Klassifikation stellt Tabelle 1 dar.

Tab. 1. B-Klassifikation bei Stanzbiopsien von Brustveränderungen

Klassifikation	Definition	Handlungsempfehlung
B1 normal/nicht repräsentativ	normales oder nicht interpretierbares Gewebe	weitere Diagnostik, falls Diskrepanz mit Radiologie
B2 gutartig	benigne Läsionen Fibroadenom, sklerosierende Adenose, kleine intraduktale Papillome, Abszess, Fettgewebsnekrose	Diagnostik abgeschlossen, falls im Einklang mit Radiologie
B3 gutartig, aber mit erhöhtem Risiko für Malignom	Läsionen mit unklarem Malignitätspotenzial ADH, LIN, große/multiple papilläre Läsionen, radiäre Narbe, komplexe sklerosierende Läsion, Phylloides Tumor, Zylinderzellläsionen mit Atypie	weitere diagnostische Biopsie, multidisziplinäres Konsilium, **KEINE SOFORTIGE THERAPIE!**
B4 suspekt	Verdacht auf Malignität z. B. Nachweis einzelner Tumorzellen ohne feingeweblichen Zusammenhang	weitere diagnostische Biopsie erforderlich, **KEINE SOFORTIGE THERAPIE!**
B5 maligne	a. intraduktales Karzinom b. invasives Karzinom c. Invasionsstatus nicht beurteilbar d. anderer maligner Tumor	Therapie erforderlich

Am häufigsten werden folgende gutartige Veränderungen (B2) diagnostiziert:

- entzündliche Veränderungen
- Fibroadenome
- Metaplasien
- intraduktale Epithelproliferation ohne Atypie
- Adenose
- fibrös-zystische Mastopathie

Häufige Läsionen mit erhöhtem Malignitätspotential (B3, Abb. 1):

- atypische intraduktale Epithelproliferation, atypische lobuläre Hyperplasie/ lobuläre Neoplasie
- intraduktale Papillome
- radiäre Narbe
- Phylloides-Tumore

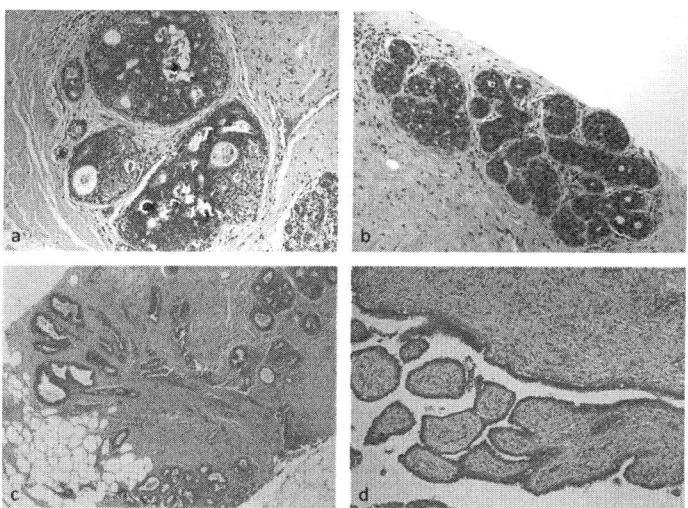

Abb. 1. B3-Läsionen

a. intraduktale Epithelproliferation mit Atypie; **b.** lobuläre Neoplasie;
c. radiäre Narbe; **d.** benigner Phylloides-Tumor

Pathologische Diagnostik des Mammakarzinoms

Im Falle eines bioptisch diagnostizierten Mammakarzinoms erfolgt die Bestimmung folgender pathologischen Parameter am Biopsiematerial:

- ob es sich um ein invasives oder in situ Mammakarzinom handelt
- invasive Karzinome: histologischer Typ (nach WHO); die häufigsten Subtypen sind das invasive (duktale) Karzinom NST (no special type) und das invasive lobuläre Mammakarzinom (Abb. 2)
- Grading: Differenzierungsgrad; getrennt für in situ und invasiven Tumoranteilen
- prognostische und prädiktive Marker für Therapieempfehlung, mittels Immunhistochemie: Östrogen-Rezeptor (ER), Progesteron-Rezeptor (PR), HER2, Proliferationsmarker Ki67

Nach derzeit gültigen Richtlinien sollen HER2-positive und tripel negative (ER-, PR-, HER2-) Mammakarzinome vor einer Operation medikamentös durch Chemotherapie vorbehandelt werden. Aus diesem Grund ist die Bestimmung der oben genannten Faktoren bei der Diagnosestellung unerlässlich.

Nach erfolgter bioptischer Sicherung der Diagnose eines Mammakarzinoms kann die optimale operative Therapie festgelegt werden. Diese beinhaltet beim invasiven Mammakarzinom neben der kompletten Exzision des Tumorgewebes auch die operative Entfernung des Sentinel-Lymphknotens, des ersten axillären Lymphknotens im Abflussgebiet des Tumors. Die Resektionsränder des Tumorgewebes und ein eventueller Tumorbefall des Sentinellymphknotens können intraoperativ mittels

Gefrierschnittuntersuchung bestimmt werden. Früher wurde beim Tumorbefall des Sentinellymphknotens eine zusätzliche axilläre Lymphknotendissektion durchgeführt. Aktuelle Studien zeigen, dass beim Befall 1–3 Sentinellymphknoten führt die Entfernung weiterer axillärer Lymphknoten zu keiner Verbesserung des Überlebens.

Die adjuvante Therapieempfehlung nach erfolgter Operation richtet sich meist nach den pathologischen Parametern, wie Grading, Stage ER-, PR-, HER2-Status und Proliferationsindex (Ki67). Anhand der immunhistochemischer Expression dieser Faktoren können die sogenannten intrinsischen Subtypen des Mammakarzinoms bestimmt werden, obwohl ihre Definition auf molekulargenetische Untersuchungen beruht. Das Ergebnis dieser Untersuchungen wird auch in den aktuellen Empfehlungen zur Stadieneinteilung des invasiven Mammakarzinoms berücksichtigt.

Beim ER-positiven, HER2-negativen invasiven Mammakarzinom kann ein kommerziell verfügbarer, multigenomischer Assay zur adjuvanten Therapieempfehlung herangezogen werden. Diese Assays werden meistens dann empfohlen, wenn anhand der klinisch-pathologischen Parameter alleine keine eindeutige Empfehlung zur Gabe einer adjuvanten Chemotherapie getroffen werden kann. Die am meisten verwendeten Assays sind Oncotype Dx, Mammaprint, Prosigna und Endopredict. Diese Assays sind durch die Analyse des mRNA-Expressionsmusters in der Lage, eine genauere prognostische Aussage bezüglich Rezidivrisiko im Vergleich zu klassischen klinisch-pathologischen Parametern zu liefern. Zwei dieser Tests (Oncotype DX und Mammaprint) wurden auch in prospektiv-randomisierten klinischen Studien bezüglich ihrer prädiktiven Wertigkeit evaluiert.

Nach epidemiologischen Studien sind etwa 5–10 % aller Mammakarzinome durch hereditäre Keimbahnmutationen relevanter Gene verursacht, wobei diesbezüglich es beträchtliche Unterschiede zwischen den einzelnen Subtypen gibt. So konnte gezeigt werden, dass bei tripel-negativen Mammakarzinomen bis zu 20–30 % aller Erkrankungen auf Mutationen der Genen BRCA 1 oder 2 zurückzuführen sind. Andere Gene, deren Mutationen mit einer signifikant erhöhten Mammakarzinomrisiko vergesellschaftet sind, sind PTEN, CDH1, PALB2, CHEK2, STK1, ATM, NBN und BARD1.

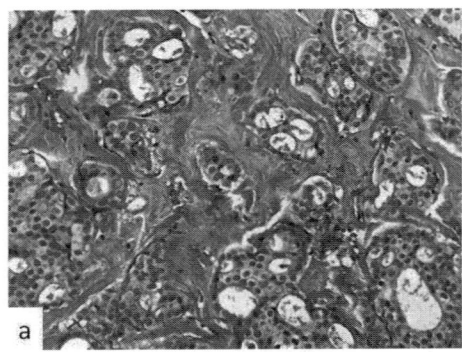 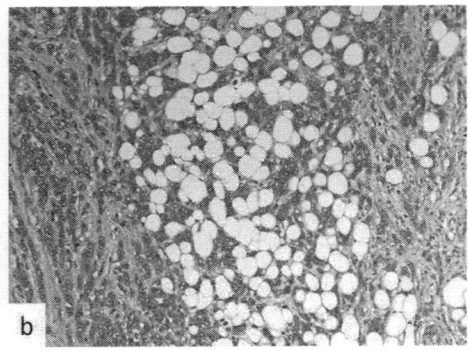

Abb. 2

a. invasives (duktales) Mammakarzinom NST; **b.** invasives lobuläres Mammakarzinom

Literatur

Gerald Höfler, Hans Kreipe, Holger Moch: Lehrbuch Pathologie. 6. Auflage
  ISBN: 9783437423901

James D. Brierley, Mary K. Gospodarowicz, Christian Wittekind. TNM Classification of
  Malignant Tumours, 8th Edition Wiley, ISBN: 978-1-119-26357-9

Lakhani SR, Ellis IO, Schnitt SJ, Tan PH, van de Vijver MJ. WHO Classification of Tumours
  of the Breast 4th Edition Volume 4, ISBN-13: 978-92-832-2433-4

Giuliano AE, Ballman KV, McCall L, Beitsch PD, Brennan MB, Kelemen PR et al. Effect of
  Axillary Dissection vs No Axillary Dissection on 10-Year Overall Survival Among Women
  With Invasive Breast Cancer and Sentinel Node Metastasis: The ACOSOG Z0011
  (Alliance) Randomized Clinical Trial. JAMA. 2017 Sep 12; 318 (10): 918–926.
  doi: 10.1001/jama.2017.11470.

Sparano JA, Gray RJ, Makower DF, Pritchard KI, Albain KS, Hayes DF et al. Adjuvant
  Chemotherapy Guided by a 21-Gene Expression Assay in Breast Cancer. N Engl J Med.
  2018 Jul 12; 379 (2): 111–121. doi: 10.1056/NEJMoa1804710.

Cardoso F, van't Veer LJ, Bogaerts J, Slaets L, Viale G, Delaloge S et al. 70-Gene Signature
  as an Aid to Treatment Decisions in Early-Stage Breast Cancer. N Engl J Med. 2016 Aug
  25; 375 (8): 717–29. doi: 10.1056/NEJMoa1602253.

Gynäkologische Pathologie II
Pathologie der Ovarialtumore und des Ovarialkarzinoms

Zsuzsanna Bago-Horvath

Übersicht

- Klassifizierung der Ovarialtumore nach Herkunft und Differenzierung
- Aufgaben und Grundlagen der histopathologischen Diagnostik
- Grundlagen der histopathologischen Staging
- Charakterisierung epitheliealer Ovarialtumore
- Grundlagen der Diagnostik ovarieller Tumoren bei hereditären Tumorsyndromen
- wichtigste Formen Keimstrang-Stromatumore und Keimzelltumore

Der hier angeführte Text stellt lediglich einen kurzen Auszug aus den geforderten Lernzielen dar. Zur Vollständigkeit wird auf die entsprechenden Kapitel des empfohlenen Lehrbuches verwiesen (Höfler/Kreipe/Moch: Lehrbuch Pathologie, 6. Aufl., ISBN: 978-3-437-42390-1).

Einleitung

Tumore des Ovars sind hinsichtlich ihrer Herkunft, Dignität, klinischen Verlaufs und therapeutischen Möglichkeiten sehr heterogen. Die Rolle der pathologischen Diagnostik ist die genaue Charakterisierung dieser Tumore inklusive exakter Bestimmung der Entität und genaue Ausbreitung der Läsion. Der pathologische Befund bildet die Grundlage für weitere therapeutische Interventionen.

Nach ihrer Herkunft können primäre Ovarialtumore von metastatischen Absiedelungen Tumore anderer Lokalisationen unterschieden werden. Die häufigsten Vertreter der primären ovariellen Tumore sind epitheliale, Keimstrang-Stroma- und Keimzelltumore. Darüber hinaus existieren weitere, seltene primäre Tumore des Ovars, sowie metastatische Absiedlungen Karzinome anderer Lokalisationen. Bei den Metastasen handelt es sich häufig um Absiedlungen primärer gastrointestinaler Tumore (Krukenberg-Metastasen) oder lobulärer Mammakarzinome.

Epitheliale Ovarialtumore

Diese Tumore sind am häufigsten unter den Ovarialtumoren (70–80 %). Sie werden hinsichtlich ihrer Dignität histologischen Differenzierung in 3 Gruppen unterteilt:

- (Zyst-)Adenome (eindeutig benigne)
- Borderline Tumore (morphologische Eigenschaften und klinischer Verlauf intermediär, zelluläre Atypien, Metastasierung möglich, Abb. 1)
- (Zyst-)Adenokarzinome (eindeutig maligne)

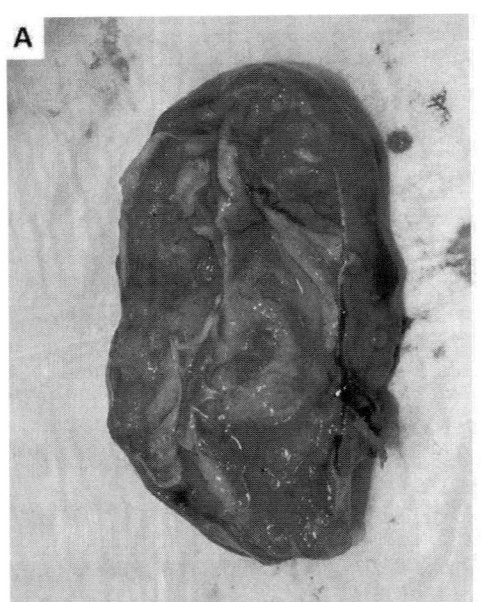 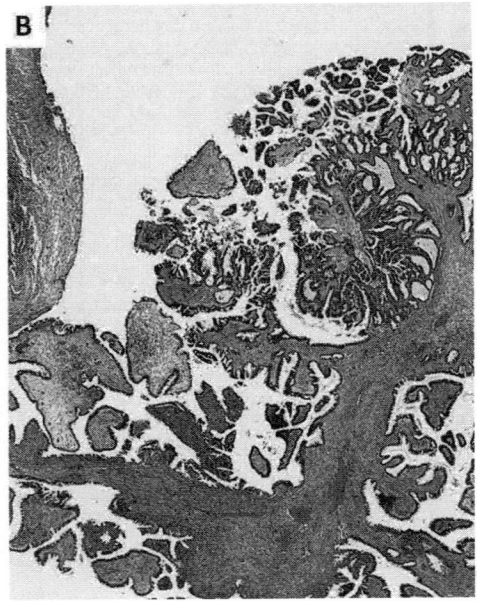

Abb. 1. serös-papillärer Borderline Tumor
A. septierte zystische Raumforderung mit papillären Proliferaten; **B.** histologisch papilläre Tumorformationen mit einem atypischen Epithel, keine Stromainvasion.

Bei Adenokarzinomen können wiederum 2 prognostisch relevante Subgruppen unterschieden werden, die signifikante Unterschiede bezüglich genetischen Alterationen und Morphologie aufweisen. Typ I (low grade) Tumore zeigen einen eher indolenten klinischen Verlauf, sind bei der Diagnose häufig auf das Organ beschränkt und sind durch eine vergleichsweise genetische Stabilität gekennzeichnet. Sie weisen selten Mutationen des TP53 Gens auf, stattdessen enthalten sie häufig Mutationen in den Genen KRAS, BRAF, PTEN, CTNNB1, ERBB2 und PIK3CA. Die genetischen Veränderungen sind charakteristisch für die jeweilige histologische Differenzierung.

Bezüglich ihrer histologischen Differenzierung können Typ I epitheliale Ovarialtumore in folgende Subtypen unterschieden werden:

- serös-papillär (low grade)
- muzinös
- endometroid
- transitional cell (Brenner-Tumor, ähnelt Urothelium)

Typ II Ovarialkarzinome weisen hingegen in über 80 % Mutationen im TP53 Gen auf. Es können folgende Subtypen unterschieden werden:

- serös-papillär (high grade)
- undifferenziert
- Müller'scher Mischtumor (Karzinomsarkom)

Immunhistochemische und genetische Untersuchungen deuten darauf hin, dass diese Tumore, die früher als primäre Ovarialtumore bezeichnet wurden, eher sekundär von anderen Organen auf das Ovar übergreifen. So konnte gezeigt werden, dass serös-papilläre Tumore aus abgeschilferten Tubenepithelzellen entstehen, die bei einer Ovulation aus der Tube sich ins Ovar einnisten können. Endometriode oder klarzellige Tumore entstehen am ehesten aus Endometrioseherden, die abnormale Ansiedelungen von Endometriumschleimhaut außerhalb des Uterus darstellen. Transitionalzell-(Brenner-)Tumore und muzinöse Tumore könnten aus Urothel-ähnlichen Zellnestern am tubomesothelialen Übergang durch metaplastische Prozesse entstehen. Diese Einteilung wird durch die derzeit gültige WHO-Klassifizierung der Ovarialtumore widergespiegelt.

Die Einteilung erfolgt nach derzeit gültigen pTNM/FIGO-Kriterien. Epitheliale Ovarialtumore weisen die höchste Mortalität unter allen gynäkologischen Malignomen auf. Das Gesamtüberleben der Patientinnen ist stark vom Stadium und histologischen Subtyp der Erkrankung abhängig.

Ovarialkarzinome bei hereditären familiären Tumorsyndromen sind für etwa 5–10 % aller Erkrankungen verantwortlich. Sie werden am häufigsten durch Mutationen der BRCA1 und BRCA 2 Gene oder in Genen der HNPCC-Gruppe (MSI, Lynch-Syndrom) verursacht.

Keimstrang-Stroma-Tumore

Diese Tumore leiten sich vom ovariellen Stroma ab und sind für etwa 5–10 % aller Ovarialtumore verantwortlich. Sie können aus Granulosa-, Theca-, Sertoli- oder Leydig-Zellen bestehen und die Tumore werden nach diesen vorherrschenden Zelltypen benannt (Abb. 2). Meistens machen sich diese Tumore durch paraneoplastische endokrine Symptome (verursacht durch Hormonproduktion durch die Tumorzellen) bemerkbar. Immunhistochemisch exprimieren die Tumore meistens alpha-Inhibin und Calretinin.

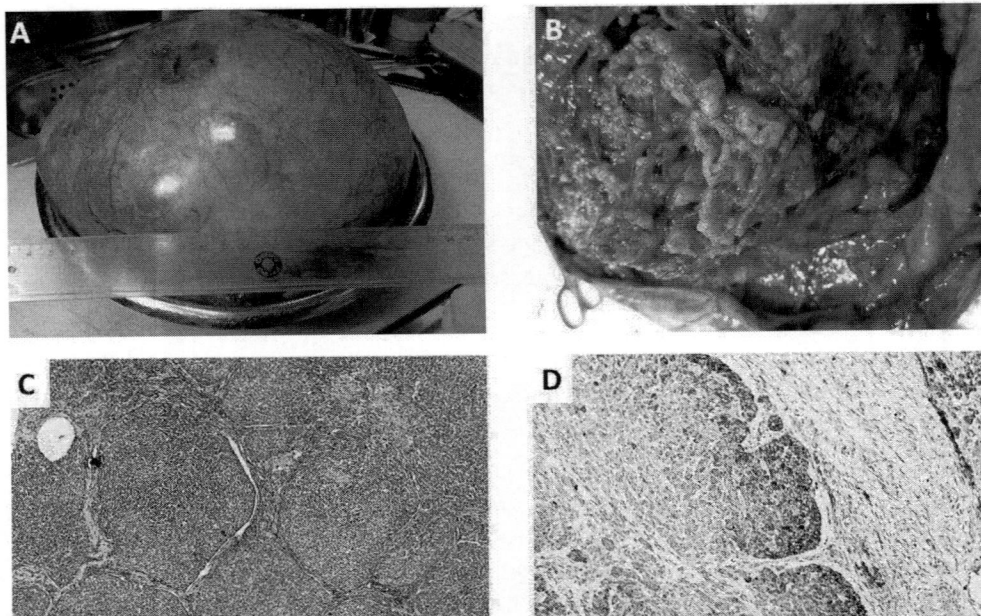

Abb. 2. Granulosazelltumor
A. große, glattwandige zystische Raumforderung (35 cm Durchmesser); **B.** das Granulosazelltumor kann makroskopisch solide oder papilläre Areale ausweisen; **C.** histologisch ist der Tumor durch solide oder rosettenförmige Zellverbände charakterisiert (20 x); **D.** immunhistochemische Expression von alpha-Inhibin (100 x)

Keimzelltumore

Keimzelltumore leiten sich von embryonalen Keimzellen ab. Sie verursachen etwa 10–20 % aller Ovarialtumore. Folgende Entitäten werden unterschieden:

- Teratome
- embryonales Karzinom
- Dysgerminom
- Dottersacktumor
- Chorionkarzinom

In 95 % der Fälle handelt es sich um reife, zystische Teratome. Diese Tumore treten meist im jungen Alter auf und enthalten reife Gewebearten, die aus allen drei Keimblättern entstammen. Die häufigsten Bestandteile dieser Tumore sind:

- Haut und Hautanhangsgebilde
- glatte Muskulatur
- Fettgewebe
- Knorpel- und Knochengewebe
- respiratorisches oder intestinales Epithel
- seltener neuronales Gewebe (meistens Quelle undifferenzierter Tumoranteile)

In seltenen Fällen können reife Teratome einen vorherrschenden Gewebetyp enthalten, z. B. Schilddrüsengewebe (Struma ovarii).

Chorionkarzinome können nach Molenschwangerschaften auftreten. Die schwangerschafts-assoziierten Chorionkarzinome zeigen eine vorteilhaftere Prognose im Vergleich zu sporadisch aufgetretenen Fällen.

Literatur

Gerald Höfler, Hans Kreipe, Holger Moch: Lehrbuch Pathologie. 6. Auflage, ISBN: 9783437423901

James D. Brierley, Mary K. Gospodarowicz, Christian Wittekind. TNM Classification of Malignant Tumours, 8th Edition Wiley, ISBN: 978-1-119-26357-9

Kurman RJ, Carcangiu ML, Herrington CS, Young RH. WHO Classification of Tumours of Female Reproductive Organs 4th Edition Volume 6, ISBN-13: 978-92-832-2435-8

Kurman RJ1, Shih IeM. The origin and pathogenesis of epithelial ovarian cancer: a proposed unifying theory. Am J Surg Pathol. 2010 Mar; 34 (3): 433–43. doi: 10.1097/PAS.0b013e3181cf3d79.

Gynäkologische Pathologie III

Sabine Dekan

Übersicht
Dieses Kapitel beschäftigt sich mit ausgewählten Themen der Gynäkopathologie.

Cervix uteri
- Dysplasie und Karzinom
- Zytologie
- Histologie
- HPV

- Vulva und Vagina

Corpus uteri
- epitheliale Läsionen
- mesenchymale Läsionen
- gestationsbedingte Trophoblasterkrankungen

Pathologie der Cervix uteri

Zytologie
Zytologie ist die Summe der Erkenntnisse über Morphologie und Funktionen der Zellen sowie die Lehre dieser Erkenntnisse.

Zytodiagnostik ist die mikroskopische Beurteilung von aus dem Gewebeverband gelösten Zellen und ein Verfahren um unter Anwendung der Erkenntnisse der Zytologie zu klinisch relevanten Diagnosen zu kommen.

Der Begriff Zytologie wird auch als Synonym für Zytodiagnostik verwendet.

Nomenklatur der gynäkologischen Zytologie
Beurteilbar
- beurteilbar und repräsentativ (geschätzt 8–10.000 gut erhaltene Plattenepithelzellen, Zylinderepithelzellen und/oder Metaplasiezellen)
- beurteilbar, aber:
  - keine Zylinderepithel- und/oder Metaplasiezellen
  - andere Ursachen (Blut, Entzündung etc.)

Nicht beurteilbar

Identifikation des Abstrichpräparates oder Zuordnung zu einer Anweisung nicht möglich.

Zerbrochenes oder nicht vorhandenes (nicht eingelangtes) Abstrichpräparat

Repräsentativitätskriterien und technischen Verarbeitung:

- weniger als geschätzte 5.000 PEZ
- zu schlechte oder keine Fixierung
- Überdeckung von mehr als 75 % der epithelialen Zellkomponente durch: Blut, Entzündung, dicke Zelllagen, Kontamination, Quetschartefakte

Stärken: billig, schnell, nicht traumatisch, spezifisch (80–99 %)

Schwächen: wenig sensibel (50–80 %), Abnahmetechnik essentiell

Tab.1

PAP	Zytologischer Befund
0	nicht beurteilbar
	a) nicht bearbeitet wegen technischer/administrativer Mängel
	b) bearbeitet – aber nicht auswertbar wegen…
I	normales, altersentsprechendes Zellbild in repräsentativen Abstrichen
	leichte Entzündung ohne Epithelalteration
	Metaplasie
II	entzündliche, regenerative, metaplastische oder degenerative Veränderungen
	normale Endometriumzellen (Angabe postmenopausal obligatorisch)
	Hyper- und Parakeratose
	HPV-assoziierte Veränderungen ohne auffällige Kernveränderungen
	Atrophisches Zellbild mit Autolyse
III	Stärker ausgeprägte entzündliche u./od. degenerative u./od. atrophe Veränderungen mit nicht sicher beurteilbarer Dignität (CIN od. invasives Karzinom nicht auszuschließen).
IIID	Zellen einer leichten bis mäßigen Dysplasie (CIN I-II)
IIIG	Auffällige glanduläre Zellen der Endozervix oder des Endometriums (Verdacht auf proliferative oder neoplastische Veränderungen)
IV	Zellen einer mäßigen bis schweren Dysplasie oder eines Plattenepithel- oder Adenokarzinoms in situ (CIN II-III, AIS), kein fassbarer Anhaltspunkt für Invasion.
V	Zellen eines vermutlich invasiven Plattenepithel- oder Adenokarzinoms der Zervix oder anderer maligner Tumoren.

PAP I und II: Normales Zellbild, leichte Entzündung
→ **Kontrolle in 12 Monaten**

PAP III: stärker ausgeprägte entzündliche und/oder degenerative und/oder atrophe Veränderung mit nicht sicher beurteilbarer Dignität
→ **wenn nicht entzündlich HPV-Testung!**

PAP IIID: Zellen einer leicht bis mäßigen Dysplasie (CIN I-II)
→ **Kolposkopie, Biopsie**

PAP IIIG: auffällige glanduläre Zellen der Ektozervix oder des Endometriums (V. a. proliferative od. neoplastische Veränderung)
→ **Kolposkopie, Biopsie, frakt. Curettage**

PAP IV: Zellen einer mäßig bis schweren Dysplasie
→ **Kolposkopie, Biopsie**

PAP V: Zellen eines vermutlich invasiven Karzinoms der Zervix oder anderer maligner Tumoren
→ **Kolposkopie, Biopsie, Tumorabklärung**

HPV

Humane Papilloma Viren (HPV) sind unumhüllte DNA-Viren. Derzeit sind etwa 124 verschiede HPV-Typen charakterisiert und man unterscheidet high risk HPV zu welchen die Virustypen mit 16, 18, 31, 33, 35, 39, 45, 51, 52, 56, 58, 59, 68, 73 und 82 zählen und low risk Virustypen, welche die Typen 6, 11, 42, 43, 44, 54, 61, 70, 72 und 81 mit umfassen. Das Lebenszeitrisiko für eine HPV-Infektion ist 75–90 %. Die high risk HPV-Typen 16, 18, 31, 45 sind für ca. 80 % der Cervix-Karzinome verantwortlich.

Morphologie der HPV-Infektion
Koilozyten, multinucleäre Zellen, Einzelzellverhornung/Dyskeratose, Parakeratose, Akanthose, Papillomatose.

HPV-Nachweis
Der HPV-Nachweis kann mittels HPV-in-situ-Hybridisierung am zytologischen Ausstrich oder histologischen Schnittpräparat erfolgen oder durch HPV-PCR nach DNA-Isolierung aus dem Gewebe.

Immunhistologie p16ink4a

Der immunhistochemische Nachweis von p16inka ist sensitiv (64 %) und sehr spezifisch (98 %) für eine high risk HPV-Infektion; eine Expression von p16 ist stark assoziiert mit einer high risk HPV-Infektion bei Plattenepithelkarzinomen der Cervix uteri. P16 ist eine cyclin dependend Kinase, die im Zellzyklus eine wichtige regulatorische Rolle spielt. Das Genprodukt E7 der high risk HPV führt zu einer Überexpression von p16.

Tab. 2

Zytologie PAP	WHO	Histologie
PAP I und II		normal
PAP IIID	LSIL	CIN I
PAP IIID	HSIL	CIN II
PAP IV	HSIL	CIN III/Ca in situ/AIS
PAP IIIG		CGIN
PAP V		invasives CA

Cervix Dysplasie

Die Cervikale intraepitheliale Neoplasie (CIN) wird folgendermaßen eingeteilt:
  CIN I: leichte Dysplasie, wenn das basale Drittel des Epithels betroffen ist
  CIN II: mittelgradige Dysplasie, wenn bis zu zwei Drittel des Epithels betroffen sind
  CIN III:hochgradige Dysplasie, wenn das gesamte Epithel betroffen ist
Carcinoma in situ wird teils auch synonym für CIN III benutzt.

In der Zytologie werden CIN I und II zu LSIL (low grade squamous intraepithelial lesion) zusammengefasst und CIN III als HSIL (high grade squamous intraepithelial lesion bezeichnet. CGIN (zervikoglanduläre intraepithelale Neoplasie) wird für die Dysplasie des Zylinderepithels der Endozervixdrüsen verwendet.

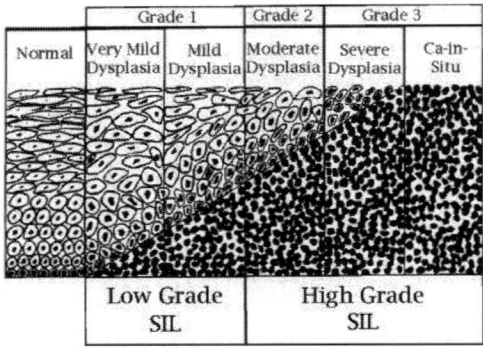

Abb. 1

Der überwiegende Teil der CIN und der Cervixkarzinome ist in der Transformationszone lokalisiert. Diese verschiebt sich mit zunehmendem Alter in den Zervikalkanal hinein. Histologisch sieht man eine Ausreifungsstörung des Epithels und zelluläre Atypien.

CIN I zeigt eine Proliferation atypischer basaloider Zellen im basalen Drittel des Epithels und hat eine hohe Spontanremissionsrate (57 %) und geht nur selten (5 %) in eine CIN III über. CIN II dagegen weist eine Proliferation bis in das mittlere Epitheldrittel auf. Bei einer hochgradigen Dysplasie CIN III reichen die atypischen Proliferationen bis an die Oberfläche. Sie zeigt eine deutlich niedrigere spontane Remission (32 %), gilt als Präkanzerose und geht in mehr als 12 % in ein invasives Karzinom über.

Biologisches Verhalten von CIN

Tab. 3

	Regression	Persistenz	Progression zu Ca in Situ	Progression zu invasivem Tumor
HPV ohne CIN	80 %	15 %	5 %	0 %
CIN I	57 %	32 %	11 %	1 %
CIN II	43 %	35 %	22 %	5 %
CIN III	32 %	< 56 %	–	> 12 %

Quelle: Pathology of the female reproductive tract, Robboy 2nd ed. 2009, p. 212

Prädelektionsalter der Cervixdysplasien und Cervixcarzinomstadien

Tab. 4

CIN I	CIN II	CIN III	CaIS	CA microinvasiv	T1	T2	T3	T4
25	28	35	40	43	48	52	56	58

Quelle: Pathology of the female reproductive tract, Robboy 2nd ed. 2009, p. 214

Cervixkarzinom

Etwa 90 % der Cervixkarzinome sind Plattenepithelkarzinome, der Rest Adenokarzinome und selten auch kleinzellige Karzinome oder andere Karzinome. Das mikroinvasive Karzinom (pT1a) ist nur histologisch-mikroskopisch zu erkennen und wird definiert durch die Invasionstiefe und horizontale Breite der Invasionsfront. Es hat eine sehr gute Prognose. Durch effektive Screeningprogramme und Früherkennung konnte die Inzidenz des invasiven Karzinoms in den letzten 40–50 Jahren deutlich gesenkt werden.

Das Adenokarzinom in situ (AIS) weist atypische Drüsenepithelien in den Endozervixdrüsen auf und gilt als Vorstufe des Adenokarzinoms. In etwa der Hälfte der Fälle liegt gleichzeitig eine CIN vor.

Vulva und Vagina

Dysplasie der Vulva und Vagina

Vulväre intraepitheliale Neoplasie: VIN

Vaginale intraepitheliale Neoplasie: VAIN

Analog auch Anale intraepitheliale Neoplasie: AIN

VIN 1: leichte Dysplasie (Befall des basalen Epithel-Drittels)

VIN 2: mäßige Dysplasie (basales und mittleres Epithel-Drittel)

VIN 3: schwere Dysplasie (einschl. oberes Epithel-Drittel)

Synonyme für VIN 3: Bowenoide Papulose, Morbus Bowen, Erythroplasie Queyrat, M. Paget der Vulva und Carcinoma in situ simplex werden VIN 3 zugerechnet.

Die VIN ist zu 75 % HPV assoziiert und entsteht meist multizentrisch.

Vulvakarzinom

Das Vulvakarzinom ist meist ein verhornendes Plattenepithelkarzinom und entsteht zu 25 % multizentrisch.

Pathologie des Corpus Uteri

WHO-Klassifikation

Die WHO unterteilt die Pathologie des Corpus Uteri in epitheliale Läsionen, ausge-hend vom Drüsenepithel des Endometriums, zu denen Endometriumspolypen, Endemetriumshyperplasie und das Endemetriumskarzinom zählen, sowie in mesenchymale Läsionen, welche vom endometrialen Stroma oder der glatten Muskulatur des Uterus ausgehen können. Weiterhin gibt es in dieser Klassifikation Mischtumoren mit epithelialen und mesenchymalen Anteilen, gestationsbedingte Trophoblasterkrankungen (GTD), lymphoide Tumore und Metastasen.

Das Staging der Tumore des Uterus erfolgt nach UICC TNM-Klassifikation und nach FIGO.

Epitheliale Läsionen des Corpus Uteri

Die Endometriumshyperplasie hat eine Dicke von mehr als 5 mm, diffus oder auch fokal und ist eine Präkanzerose. Sie wird in 3 Hyperplasieformen unterteilt:

* einfache Hyperplasie **(Bild B)**
* komplexe Hyperplasie **(Bild C)** mit dichter gelagerten Drüsen und weniger Stroma dazwischen, das Karzinomrisiko beträgt etwa 5–10 %, wenn keine zellulären Atypien vorhanden sind

- komplexe Hyperplasie mit Atypien **(Bild D)**

Bei der atypischen Hyperplasie (AH) finden sich auch zelluläre Atypien in den Epithelzellen, das Karzinomrisiko beträgt 30 %. Außerdem gibt es eine endometriale intraepitheliale Neoplasie (EIN), die ebenfalls ein 30 %iges Karzinomrisiko hat und von der WHO mit der atypischen Hyperplasie zu AH/EIN zusammengefasst wird.

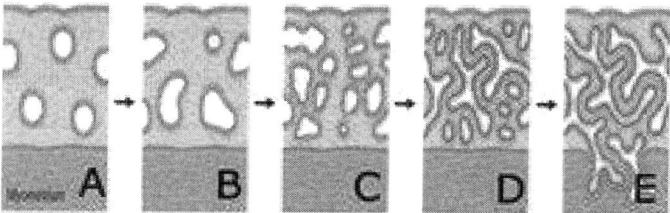

Abb. 2

Quelle: pixgood.com

- Endometriumkarzinom **(Bild E)**

Die WHO listet 7 histologische Typen des Endometriumkarzinoms auf: endometriode, mucinöse, seröse, klarzellige Karzinome, neuroendokrine Tumore, Mischtumore und undifferenzierte Karzinome.

Es werden klinisch 2 Typen des Endometriumkarzinoms unterschieden:

- **Typ I** tritt prä- oder perimenopausal auf, häufig bei adipösen Patientinnen mit Hyperöstrogenismus. Histologisch imponiert es endometroid und exprimiert Hormonrezeptoren und entwickelt sich aus einer atypischen Hyperplasie des Endometriums. Diese Karzinome sind meist höher differenziert und zeigen einen indolenteren Verlauf. Bis zu 90 % der Endometriumkarzinome fallen in diese Gruppe.

- **Typ II** tritt überwiegen postmenopausal auftritt. Histologisch sieht man seröse oder klarzellige Typen mit niedriger Differenzierung ohne Hormonrezeptorexpression, die sich über endometriale intraepitheliale Karzinome entwickeln. Diese Tumoren zeigen einen aggressiveren Verlauf, sind jedoch seltener mit nur 10 % der Endometriumkarzinome.

Prognostisch wichtig sind der Differenzierungsgrad, die Invasiontiefe in das Myometrium und die Tumorausdehnung.

Mesenchymale Läsionen des Uterus

Endometriale Stromatumore umfassen das endometriale Stromasarkom und den endometrialen Stromaknoten.

Zu den Tumoren der glatten Muskulatur des Uterus gehören die Leiomyome und das Leiomyosarkom. Andere seltene mesenchymale Tumore des Uterus sind z. B. Angiosarkome.

Endometriales Stromasarkom

Das endometriale Stromasarkom ist selten und tritt perimenopausal auf. Es wächst infiltrierend in das Myometrium und weist häufig Lymphgefäßeinbrüche auf. Man sieht histologisch zelluläre Atypien und reichlich Mitosen.

Der endometriale Stromaknoten infiltriert nicht, ist relativ monomorph und weist nur spärlich Mitosen auf.

Leiomyome

Leiomyome des Uterus sind die häufigsten Tumore des Uterus, treten meist peri-menopausal auf und finden sich subserös, intramural oder submukös gelegen, häufig multipel (Uterus myomatosus) und werden histologisch in zelluläre, mitotisch aktive, epitheloide und atypische Typen unterschieden. Sie bestehen aus durch-flochtenen Faserbündeln glatter Muskelzellen. Makroskopisch sind die Knoten prall elastisch.

Malignitätskriterien sind Nekrosen, Kernatypien und Mitosen.

Bei der intravaskulären Leiomyomatose finden sich leiomyomartige Proliferate in den Venen des Uterus und können selten auch im rechten Herzen und den Lungen gefunden werden.

Tab. 5. STUMP (smooth muscle tumor of uncertain malignant potiential)

Tumorzell-nekrose	Atypie	Mitose-index	Mitoseindex
vorhanden	diffus mäßig bis schwer	jede Form	Leiomyosarkom
	keine bis geringe	> 10	Leiomyosarkom
		< 10	Leiomyosarkom (Differentialdiagnose: frischer Infarkt eines Leiomyoms z. B. infolge Torsion)
fehlend	diffus mäßig bis schwer	> 10	Leiomyosarkom
		< 10	atypisches Leiomyom mit niedrigem Rezidivrisiko
	keine bis mäßige	< 10	Leiomyom
		> 10	mitotisch aktives Leiomyom
	herdförmig mäßig bis schwer	< 15	Leiomyom mit begrenzter Erfahrung hinsichtlich des Verlaufs
		> 15	STUMP

Quelle: Lax S., Pathologe 2009: 30; 274–283

Leiomyosarkome

Leiomyosarkome sind selten und treten postmenopausal auf. Der Tumor ist weich. Man sieht histologisch zelluläre Atypien und reichlich Mitosen sowie Tumorzellnekrosen. Die Tumore wachsen schnell und metastasieren hämatogen.

Mischtumore

Der Müller'sche Mischtumor geht von den pluripotenten Zellen des Müllerganges aus.

Adenofibrome sind gutartige Knoten mit fibröser Stromakomponente und eine drüsigen Komponente, die als Endometriumspolypen imponieren können.

Adenosarkome sind Tumore mit reichlich entartetem Endometriumsstroma und spärlich gutartigen Drüsen.

Der maligne Müller'sche Mischtumor (MMMT), Syn.: Karzinosarkom, tritt überwiegend postmenopausal auf und hat eine schlechte Prognose. Histologisch sieht man eine maligne epitheliale Komponente und eine maligne mesenchymale Komponente. Man geht davon aus, dass sich die mesenchymale Komponente aus einem entdifferenzierten Karzinom bildet (Konversionstheorie).

Endometriose bezeichnet eine tumorartige Läsion mit Endometriumektopie, die am hormonellen Zyklus teilnimmt. Histologisch sieht man regelrechte Drüsen und zytogenes Stroma sowie häufig auch Blutungsreste. Als Adenomyosis interna bezeichnet man einen Uterus mit Endometrioseherden in der glatten Muskulatur, die zu einer knotigen Myometriumshyperplasie führen.

Gestationsbedingte Trophoblasterkrankungen GTD

Gehen vom Trophoektoderm aus, welches sich am 7. Tag der Embryonalentwicklung vom eigentlichen Embryo löst und für das Wachstum der Plazenta, ihre Verankerung im mütterlichen Gewebe und die Interaktion mit den mütterlichen Blutgefäßen verantwortlich ist. GTD werden von der WHO in villöse Trophoblasterkrankungen, zu denen die Molenschwangerschaften wie Partialmole, Blasenmole und invasive Mole gerechnet werden sowie extravillöse Trophoblasterkrankungen, die benigne Läsionen wie eine hyperplastische Implantationsstelle (exagerated ESP) und Plazentabettknoten (placenta side nodule, PSN), wie auch das Chorionkarzinom, den Plazentabetttumor (placenta side trophoblast tumor, PSTT) und den epitheloiden Trophoblasttumor (ETT) umfassen. Das Tumorstadium kann nach TNM klassifiziert werden. Die Risikoabschätzung kann klinisch mit dem FIGO-Risiko-Score erfolgen, der das Alter der Patientin, Intervall zu vorangegangener Schwangerschaft, HCG-Werte, Tumordurchmesser, Metastasenlokalisation und -anzahl sowie eine eventuell vorangegangene Chemotherapie berücksichtigt.

Das **Chorionkarzinom** hat eine Inzidenz von 1–2/40.000 Schwangerschaften. In 25 % der Fälle geht eine unauffällige Schwangerschaft voraus, in 50 % fand sich zuvor eine Blasenmole, in 22,5 % ein Abort und in 2,5 % eine Tubargravidität.

Der Tumormarker ist ß-HGC im Serum. Histologisch zeigen sich ausgedehnte hämorrhagische Tumornekrosen. Die Metastasierung erfolgt hämatogen in Lunge, Leber und Gehirn.

Die **Blasenmole,** auch komplette Mole, zeigt Zottenblasen und eine überschießende Trophoblastproliferation mit Kernatypien, eine Embryonalanlage fehlt. Genetisch findet sich eine leere mütterliche Eizelle mit doppeltem paternalen Chromosomensatz.

Als invasive Mole wird eine Blasenmole, die destruktiv in die Uteruswand eindringt, bezeichnet.

Die **Partialmole,** genetisch durch eine diparentale Triploidie gekennzeichnet, kann fetales Gewebe enthalten. Histologisch findet man neben Zottenblasen auch kleine fibrosierte Zottenkaliber und eine mäßige Trophoblastproliferation.

Tab. 6

Merkmal	Partialmole	Blasenmole
Makroskopie	einzelne Zottenblasen, große Plazenta	Zottenblasen, reichlich Material
embryofetales Gewebe	ja, mit/ohne Fehlbildungen	fehlt
Mikroskopie		
Stromaödem	gering, fokal	ausgeprägt, diffus
Zottenblasen	Stammzotten	alle/viele Zotten
Trophoblasthyperplasie	fokal, gering	stark, gelegentlich zirkumferent
Trophoblastatypien	keine/gering	stark
P57^{KJP2}/PHLDA2	positiv	negativ
Karyotyp	in der Regel triploid, biparental	Diploid (in der Regel 46, XX), uniparental
Klinik		
Uterusgröße	in der Regel normal	meist vergrößert
Ovar, Thekalutein-Zysten	ungewöhnlich	nicht selten
HCG-Spiegel	meist nicht erhöht	meist deutlich erhöht
persistierende GTD	selten (0,02–5 %)	etwa 25 %

Quelle: Horn et al., Der Pathologe 2009; 30: 313–323

Lymphome/Leukämien

Leukämische Infiltration bei CLL oder auch AML.

Maligne Lymphome sind selten, es gibt primäre genitale Lymphome, meist B-Zell-Lymphome und eine Mitbeteiligung bei Non-Hodgkin-Lymphomen.

Metastatische Erkrankungen

Der Uterus kann lymphogen, hämatogen oder per continuitatem von Tumoren andere Organe infiltriert werden. Man findet häufig eine Mitbeteiligung des Uterus bei Cervixkarzinomen, Ovaraltumoren, Blasenkarzinomen, Rektumkarzinomen per continuitatem und auch Fermetastasen bei Mammakarzinomen, besondes bei lobulären Typen und bei siegelringzelligen Magenkarzinomen.

Literatur

Böcker W, Denk H, Heitz PU, Moch H, Höfler G, Kreipe H. Pathologie. 5. Auflage Urban & Fischer/Elsevier 2012.

Horr LC, Einenkel J, Vogel M. Gestationsbedingte Trophoblasterkrankungen Der Pathologe 2009; 30:313–323. doi: 10.1007/s00292-009-1147-y.

Kurman RJ, Carcanglu ML, Herrington CS, Young RH. WHO Classification of Tumors of the Female Reproductive Organs. 4. Auflage, IARC 2014.

Lax S. Mesenchymale Uterustumoren. Der Pathologe 2009: 30;274–283. doi: 10.1007/s00292-009-1160-1.

Mutter GL, Prat J. Robboy's Pathology of the Femal Reproductive Tract, 3. Auflage, Churchill Livigstone 2014.

Wittekind C, Meyer HJ. TNM: Klassifikation maligner Tumoren, 7. Auflage, Wiley 2010.

Empfohlene Pathologie-Datenbanken online

www.pathologyoutlines.com → Pathologyoutlines bietet Organ-Chapters mit Bildern, Beschreibungen, Differentialdiagnosen und Literaturangaben

alf3.urz.unibas.ch/pathopic/ → Pathopic ist eine englisch und deutschsprachige Pathologie-Bilddatenbank mit Makro- und mikroskopischen Bildern, die englischsprachige Version ist unter Pathorama abrufbar.

Maligne Ovarialtumore

Stefanie Aust

Übersicht

Ziel dieser Lernunterlage ist es, einen Überblick über die aktuelle Datenlage zu Pathogenese, Klinik, Diagnostik und Therapie der epithelialen sowie der nicht-epithelialen Ovarialtumore zu geben.

Epitheliale Ovarialtumore

Das epitheliale Ovarialkarzinom gilt als äußerst heterogene Tumorerkrankung, die klinisch durch einen unspezifischen bzw. auch wenig symptomatischen Verlauf in den Frühstadien gekennzeichnet wird und demnach oft erst in einem fortgeschrittenen Tumorstadium diagnostiziert wird. Die aktuellen Statistiken über Krebserkrankungen zeigen, dass das Ovarialkarzinom (hierunter fallen in Bezug auf das klinische Management auch das Tubenkarzinom und das primäre Peritonealkarzinom) die fünft häufigste Tumor-assoziierte Todesursache von Frauen in der westlichen Welt ist, angeführt von Lungen-, Brust-, Dickdarm- und Pankreaskrebs. In der Literatur wurde lange Zeit der Begriff „silent killer" oder „whispering disease" angeführt: einerseits, um das späte Einsetzen von Symptomen bei Patientinnen mit Ovarialkarzinom zu beschreiben („silent"), andererseits, um auf die hohe 5-Jahres-Mortalität („killer") zu verweisen. Dieser Terminus wird kaum noch verwendet, da eine Vielzahl von Studien aufgezeigt haben, dass bei Ovarialkarzinompatientinnen sehr wohl Symptome auftreten, auch in einem frühen Tumorstadium, wobei diese oft unspezifisch sind:

- Unterbauch-, Beckenschmerzen (36 %)
- Übelkeit, Obstipation, Ileus (25 %)
- Appetitverlust, Völlegefühl (57 %)
- Zunahme des Bauchumfanges (61 %)
- vaginale Blutung, gynäkologische Symptome (13 %)
- Aszites, Pleuraerguss

Aufgrund dieser unspezifischen Symptome, keinem adäquaten Screening und keiner für uns aktuell in der Routine diagnostizierbaren prä-malignen Phase, werden 75 % der Patientinnen in einem bereits fortgeschrittenen Stadium diagnostiziert. Das Ovarialkarzinom breitet sich insbesondere durch intra-peritoneale Aussaat aus, nur selten wird eine Metastasierung über das vaskuläre System beobachtet.

Pathogenese

Die Pathogenese des molekularbiologisch äußerst heterogenen Ovarialkarzinoms ist immer noch Gegenstand der Forschung. Das epitheliale Ovarialkarzinom umfasst mehrere histologische Subtypen (serös, muzinös, endometrioid, klarzellig, oder mixed), wobei die Mehrheit als serös (> 70 %) und wenig differenziert beschrieben wird. Um die Frage nach dem Ursprung des Ovarialkarzinoms zu klären, beschäftigte sich die Forschung primär mit dem Oberflächenepithel (epithelialer Tumor) und mit Einschlusszysten. Insbesondere der inflammatorische Prozess während der Ovulation wurde mit dem Ursprung des epithelialen Ovarialkarzinoms (EOC) assoziiert. Die Akkumulation von neoplastischen Veränderungen aufgrund von repetitiven, mit der Ovulation assoziierten Traumas wird vermutet und schützende Faktoren, die mit einer Reduktion von ovulatorischen Zyklen einhergehen (z. B. Multiparität, Stillen, orale Kontrazeptiva) werden in der Literatur beschrieben.

Aktuell wird der Ursprung des serösen EOC unter anderem im Tubenepithel vermutet. Die ersten Publikationen über das Tubenkarzinom erschienen 1998, wobei das Tubenkarzinom als dem gering differenzierten serösen EOC entsprechend, beschrieben wurde. Insbesondere in BRCA 1- und BRCA 2-Mutationsträgerinnen mit einem erhöhten Lebenszeitrisiko, Brust- und/oder Eierstockkrebs zu entwickeln, wurden vermehrt serous tubal intraepithelial carcinomas („STICs"), die als Ursprung für das EOC bei Mutationsträgerinnen vermutet werden, nach prophylaktischer Oophorektomie gefunden. Das mediane Risiko an Brust/Eierstockkrebs zu erkranken beträgt bei Mutationsträgerinnen:

- BRCA1: 85 %/53 %
- BRCA2: 84 %/27 %

FIGO-Staging beim Ovarialkarzinom

Das Staging ist ein chirurgisches und pathologisches Staging, um Patientinnen in verschiedene Behandlungsarme einzuteilen und eine internationale Vergleichbarkeit zu gewährleisten. Im Jänner 2014 hat die International Federation of Gynecologists and Obstetricians (FIGO) das Ovarialkarzinom-Staging überarbeitet. Die Mehrzahl der Patientinnen wird in einem fortgeschrittenen Tumorstadium diagnostiziert (FIGO IIIC). Das neue FIGO-Staging inkludiert insbesondere eine Überarbeitung des Stadiums FIGO-III, wie in Abbildung 1 unter FIGO IIIA1 angeführt.

Therapie

Die Standardtherapie beinhaltet eine maximale zytoreduktive Chirurgie gefolgt von 6 Zyklen einer adjuvanten Platin/Taxol-haltigen Kombinations-Chemotherapie. Chirurgisch wird ein komplettes Tumordebulking im Rahmen einer Staging/ Debulking-Operation angestrebt, wobei eine R0 Resektion (kein Resttumor) als der wichtigste klinische prognostische Parameter angesehen wird. Patientinnen, die komplett tumorfrei operiert wurden, zeigen demnach ein längeres 5-Jahres-Überleben als Patientinnen, bei denen ein Resttumor belassen werden musste. Vor Planung einer Debulking-Operation mit medianer Laparotomie wird oftmals eine diagnostische Laparoskopie durchgeführt, um die Tumorausdehnung zu beurteilen und die Durchführbarkeit einer R0 Resektion zu prüfen. Falls die Tumorausdehnung so umfassend ist (z. B. weitläufige Darmbeteiligung), dass eine komplette Debulking-Operation nicht möglich scheint, wird primär eine neoadjuvante Chemotherapie (3 Zyklen) durchgeführt. Anschließend wird das Ansprechen durch eine CT–Bildgebung beurteilt und daran anschließend wird – sofern eine R0 Reduktion möglich erscheint – die Debulking-Operation im Sinne eines Intervention-Debulkings durchgeführt und die Chemotherapie komplettiert (insgesamt 6 Zyklen).

Es laufen international eine Vielzahl an Studien, um das optimale Einsatzgebiet einer zusätzlichen Therapie mit Tumor-spezifischen „targeted" Therapeutika zu evaluieren. Eine Überexpression des vascular endothelial growth factor (VEGF) wurde zum Beispiel bei Patientinnen mit Ovarialkarzinom beschrieben und wurde mit erhöhter Platin-Resistenz assoziiert. Bevacizumab ist ein Antikörper, der die biologisch aktive Form des VEGF-A angreift und so zu einer Inhibierung der Angiogenese führt, was zu einer Reduktion des Tumorwachstums und einer Reduktion der metastatischen Aussaat führen soll. Bevacizumab wird aktuell bei Patientinnen mit fortgeschrittenem Ovarialkarzinom in Kombination zur Platin-haltigen Chemotherapie und anschließend in der Erhaltungstherapie bis zu einer Therapiedauer von 15 Monaten angewandt, mit dem Ziel das Therapieansprechen zu verlängern.

Eine Form der Erhaltungstherapie, die beim Ovarialkarzinom beeindruckende Ergebnisse gezeigt hat ist die Therapie mit PARP (Poly-ADP-Ribose-Polymerase)-Inhibitoren. PARP Inhibitoren hemmen PARP Enzyme, die für die Reparatur von Chemotherapie-induzierten Schäden an der DNA notwendig sind, es kommt daher zur Akkumulation von DNA Einzelstrangbrüchen und in Folge zu Doppelstrangbrüchen. In Tumorzellen, in denen zusätzlich eine homologe Rekombinationsdefizienz vorliegt (HRD, z. B. BRCA Mutation) können auch Doppelstrangbrüche nicht repariert werden und es kommt zur Apoptose. Gesunde Zellen, also Zellen mit intakter DNA, sind nicht betroffen, so dass eine selektive Tumortoxizität herbeigeführt werden kann (Konzept der synthetischen Letalität). Diese Form der Erhaltungstherapie ist eine orale Monotherapie, die bei Ansprechen auf eine Platin-haltige Therapie vor allem bei zusätzlicher BRCA Mutation sowohl im Rezidivsetting, als auch im Primärsetting (laufende Studien) bemerkenswerte Ergebnisse gezeigt hat.

Obwohl der Großteil der Patientinnen auf die Primärtherapie anzusprechen scheint, liegt die 5-Jahres-Rezidivrate von Patientinnen mit fortgeschrittenem Ovarialkarzinom immer noch bei circa 70 % → durch den Einsatz der PARP Inhibitoren hat sich jedoch das hierbei gemessene progressionsfreie Intervall vor allem bei BRCA Mutationsträgerinnen bereits deutlich verlängert.

Für das Ovarialkarzinom treffen folgende Rezidiv-Definitionen zu:

Primäre Definition:

- Platin-refraktäres Rezidiv: innerhalb von 6 Monaten nach Ende der adjuvante Chemotherapie
- partiell Platin-sensitives Rezidiv: innerhalb von 12 Monaten nach adj. CHT
- Platin-sensitives Rezidiv: > 12 Monate nach adj. CHT

Die aktuell gültige Definition orientiert sich nicht mehr an diesen Zeitmarken, sondern an einer klinischen Evaluierung → hat es ein klinisches Ansprechen auf eine Platin-haltige Therapie gegeben = (partiell) Platin-sensitives Rezidiv? Dann kann auch im Rezidivsetting eine solche (Kombinations)-Therapie wieder angewendet werden, bei Platin-refraktärem Rezidiv muss eine nicht-platinhaltige Mono-Chemotherapie gewählt werden da hier von einer Platin-Resistenz ausgegangen werden kann.

Zusammengefasst kann aufgrund des bei Erstdiagnose meist fortgeschrittenen Tumorstadiums und der Entwicklung einer gewissen Chemotherapieresistenz ein medianes Überleben von 4,5 Jahren beobachtet werden.

Nicht-epitheliale Ovarialtumore

Als nicht-epitheliale Malignome des Ovars werden die Gruppe der Keimzelltumoren und die Gruppe der Keimstrang-Stroma-Tumoren bezeichnet.

Maligne **Keimzelltumore** (3–5 % aller bösartigen Ovarialtumore insgesamt) treten mit einem Altersgipfel zwischen dem 18. und 25. Lebensjahr auf (80 % aller preadoleszenten Ovarialtumore). Interessanterweise ist die Inzidenz maligner Keimzelltumore bei der Frau niedriger als beim Mann. Der häufigste Typ der **Keimstrang-Stroma-Tumoren** (Granulosazelltumor) wird hingegen häufiger im mittleren Lebensalter und in postmenopausalen Frauen diagnostiziert. Das Staging entspricht dem FIGO Staging der epithelialen Ovarialtumore.

Keimzelltumore

Diese Ovarialtumore werden durch ein relativ schnelles Wachstum charakterisiert. Die klinische Symptomatik die somit oft schon in frühen Stadien auftritt, wird durch die oft großen abdominalen Tumormassen bestimmt, zusätzlich kann z. B. als diagnostisch wegweisend ein positiver Schwangerschaftstest (hCG) oder eine sekundäre Amenorrhö hinzukommen. Bei Verdacht auf das Vorliegen eines Keimzelltumors wird zusätzlich LDH, alpha-Fetoprotein (AFP) und hCG bestimmt.

Die Einteilung erfolgt auf Basis von histogenetischen Grundlagen:

Dysgerminom (Germinom, Ovarial-Seminom, Gonozytom) ist der häufigste **maligne** Keimzelltumor und auch der mit der besten Prognose. Ein Auftreten in jedem Alter ist möglich, über 75 % werden jedoch vor dem 30. Lebensjahr diagnostiziert. Selten zeigt sich eine endokrine Aktivität. Als charakteristisch gilt eine LDH und teilweise eine hCG-Erhöhung. Makroskopisch präsentieren sich Dysgerminome als vorwiegend einseitig und solide, in 20 % treten sie bilateral auf. **Teratome** (die häufigsten – benignen – Keimzelltumore) sind Tumore, die Anteile des Ekto-, Meso- und Entoderms enthalten können und meist unilateral auftreten. Über 99 % sind benigne reife zystische Teratome **(Dermoidzysten).** Das unreife maligne Teratom kommt nur sehr selten vor und wird je nach Anteil der unreifen Komponenten eingeteilt, wobei das Grading prognostisch relevant ist. Der **Dottersacktumor** (Yolk-Syc-Tumor, endomdermaler Sinustumor) gilt als der zweithäufigste maligne Keimzelltumor, der meist vor dem 40. Lebensjahr diagnostiziert wird. Bei Verdacht auf Vorliegen eines Dottersacktumors kann AFP oder LDH zusätzlich wegweisend sein. Diese Tumorentität zeigt zwar die schlechteste Prognose, jedoch ein gutes Ansprechen auf eine Platin-haltige Kombinations-Chemotherapie. Die seltenste, jedoch sehr aggressive Form der malignen Keimzelltumore, in der es früh zu einer hämatogenen Metastasierung kommen kann, stellt das nicht-gestationale **Chorionkarzinom** dar. Bei diesem Tumor ist hCG meist nachweisbar und auch endokrine Symptome, oder Pseudo-pubertas praecox sind oft präsent.

Therapie

Die meisten Keimzelltumore werden in einem frühen Stadium diagnostiziert und haben eine sehr gute Prognose. Dem epithelialen Ovarialkarzinom entsprechend wird primär eine Staging-Operation durchgeführt, jedoch kann hier die Indikation zu einer fertilitätserhaltenden Operation insbesondere bei jungen Patientinnen großzügig gestellt werden. Leider gelten maligne Keimzelltumore als sehr aggressiv wachsende Tumore. Die Polychemotherapie nach dem PEB-Schema (Cisplatin, Etoposid, Bleomycin – cave: pulmonale Toxizität) gilt momentan als die Therapie der Wahl bei allen Keimzelltumoren (insbesondere in fortgeschrittenen Stadien). Dysgerminome gelten als strahlensensibel, dennoch sollte auch diesen Patientinnen, bedingt durch die Strahlentherapie-assoziierte Langzeitmorbidität, eine adjuvante Chemotherapie (Ausnahme: Stadium IA – keine adj. CHT) empfohlen werden. Die Fertilität kann den meisten Patientinnen erhalten werden.

Keimstrang-Stroma-Tumoren

Keimstrang-Stroma-Tumoren enthalten Granulosazellen, Thekazellen, Sertoli-Leydigzellen und Mischformen, wobei über $^2/_3$ der Tumore endokrinologisch aktiv sind und ovarielle Steroidhormone synthetisieren. Diese Ovarialtumore weisen keine ausgeprägte Altersabhängigkeit auf und werden meist in einem frühen Stadium diagnostiziert (60–95 %). Granulosazelltumore werden pathologisch in eine juvenile und eine adulte Form (FOXL2 Expression und Mutation) eingeteilt und sind durch eine gesteigerte Östrogenproduktion (Pseudopubertas praecox bei der juvenilen Form) oft mit Endometriumhyperplasie und in 10 % sogar mit einem Adenokarzinom des Endometriums assoziiert. Thekome (Thekazelltumore) sind überwiegend benigne und können vermehrt Östrogene (auch hier gilt: CAVE Endometrium-Stimulation), jedoch auch Androgene produzieren. Sertoli-Leydigzell-Tumoren produzieren vorwiegend Androgene (auch Östrogene) und aufgrund der frühen Symptomatik (Virilisierung, Zyklusstörungen) werden sie meist in frühen Stadien diagnostiziert. Neoplasmen aus purem ovariellen Stroma sind meist benigne (> 50 % Fibrome).

Therapie

Therapie der Wahl wäre bei abgeschlossener Familienplanung eine Hysterektomie mit Salpingoovarektomie inklusive kompletter Stagingoperation. Bei Wunsch nach Fertilitätserhalt ist (je nach Stadium) meist eine unilaterale Adnexexstirpation inkl. Staging möglich. Wichtig ist immer auch eine Beurteilung des Endometriums (Curettage) bei Östrogen produzierenden Tumoren. Prinzipiell wird eine adj. CHT auf-grund der weitgehenden Diagnose im Frühstadium nach derzeitiger Studienlage nicht empfohlen, eine spezifische Evaluation erfolgt jedoch in fortgeschrittenen Stadien. Die Bedeutung der Strahlentherapie gilt als gering.

Literatur

Aust S, Pils D. Epithelial ovarian cancer – more data, more questions? Wien Med. Wochenschr. 2014 Nov; 164 (21–22): 479–86.

Colombo N, Sessa C, Bois AD, et al.; ESMO–ESGO Ovarian Cancer Consensus Conference Working Group. ESMO-ESGO consensus conference recommendations on ovarian cancer: pathology and molecular biology, early and advanced stages, borderline tumours and recurrent disease. Int J Gynecol Cancer. 2019 May 2

Ray-Coquard I, Morice P, et al.; ESMO Guidelines Committee. Non-epithelial ovarian cancer: ESMO Clinical Practice Guidelines for diagnosis, treatment and follow-up. Ann Oncol. 2018 Oct 1; 29 (Supplement_4): iv1–iv18

Colombo N, Parma G, Zanagnolo V, Insinga A. Management of ovarian stromal cell tumors. J Clin Oncol 2007; 25: 2944–2951.

NCCN Clinical Practice Guidelines Ovarian Cancer, Version 1.2013. Im Internet: http://www.nccn.org/professionals/physician_gls/ pdf/ovarian.pdf; Stand: 2013.

Polterauer S, Grimm C, Kölbl H, Reinthaller A. Seltene maligne Ovarialtumore. Frauenheilkunde up2date 3; 2013.

Sørensen R, Schnack T, Karlsen M, Høgdall C. Serous ovarian, fallopian tube and primary peritoneal cancers: a common disease or separate entities - a systematic review. Gynecol Oncol. 2015 Mar; 136 (3): 571–81.

George A, Stan Kaye & Susana Banerjee. Delivering widespread BRCA testing and PARP inhibition to patients with ovarian cancer. Nature Reviews Clinical Oncology volume 14, pages 284–296 (2017)

Tab. 1. Alte und neue FIGO-Stadieneinteilung (Änderungen in grau/kursiv hervorgehoben)

STAGE I: Tumor confined to ovaries			
OLD		**NEW**	
IA	Tumor limited to one ovary, capsule intact, no tumor on surface, negative washings/ascites	IA	Tumor limited to one ovary, capsule intact, no tumor on surface, negative washings
IB	Tumor involves both ovaries otherwise like IA	IB	Tumor involves both ovaries otherwise like IA
IC	Tumor involves one or both ovaries with any of the following: capsule rupture, tumor on surface, positive washings/ascites	*IC Tumor limited to one or both ovaries*	
		IC1	*Surgical spill*
		IC2	*Capsule rupture before surgery or tumor on ovarian surface*
		IC3	*Malignant cells in the ascites or peritoneal washings*

STAGE II: Tumor involves one or both ovaries with pelvic extension or primary peritoneal cancer			
IIA	Extension and/or implant on uterus and/or Fallopian tubes	IIA	Extension and/or implant on uterus and/or Fallopian tubes
IIB	Extension to other pelvic intraperitoneal tissues	IIB	Extension to other pelvic intraperitoneal tissues * Old stage IIC has been eliminated.
IIC*	IIA or IIB with positive washings/ascites		

STAGE III: Tumor involves one or both ovaries with cytologically or histologically confirmed spread to the peritoneum outside the pelvis and/or metastasis to the retroperitoneal lymph nodes				
IIIA	Microscopic metastasis beyond the pelvis	*IIIA (Positive retroperitoneal lymph nodes and/or microscopic metastasis beyond the pelvis*		
		IIIA1	*Positive retroperitoneal lymph nodes only*	
			IIIA1(i)	*Metastasis ≤ 10 mm*
			IIIA1(ii)	*Metastasis > 10 mm*
		IIIA2	*Microscopic, extrapelvic (above the brim) peritoneal involvement ± positive retroperitoneal lymph nodes*	
IIIB	Macroscopic, extrapelvic, peritoneal metastasis ≤ 2 cm in greatest dimension	*IIIB*	*Macroscopic, extrapelvic, peritoneal metastasis ≤ 2 cm ± positive retroperitoneal lymph nodes; includes extension to capsule of liver/spleen*	
IIIC	Macroscopic, extrapelvic, peritoneal metastasis > 2 cm in greatest dimension and/or regional lymph node metastasis	*IIIC*	*Macroscopic, extrapelvic, peritoneal metastasis > 2 cm ± positive retroperitoneal lymph nodes; includes extension to capsule of liver/spleen*	

STAGE IV: Distant metastasis excluding peritoneal metastasis			
IV	Distant metastasis excluding peritoneal metastasis; includes hepatic parenchymal metastasis.	*IVA*	*Pleural effusion with positive cytology*
		IVB	Hepatic and/or *splenic parenchymal* metastasis, metastasis to extra-abdominal organs (including inguinal lymph nodes and lymph nodes outside of the abdominal cavity)

Erkrankungen des Corpus uteri
Endometriumkarzinom

Sepp Leodolter

Übersicht

Das **Endometriumkarzinom** ist eine **bösartige Erkrankung der Uterusschleim-
haut** (= Endometrium). Es ist das häufigste Genitalkarzinom der Frau (900 Neu-
erkrankungen/150 Todesfälle/Jahr in Österreich).

mittleres Erkrankungsalter ~ 65. LJ

Histologie

Typ I: Östrogen-abhängig, rel. gute Prognose (85 %)

Typ II: nicht Östrogen-abhängig, schlechte Prognose (10 %)

Risikofaktoren (RF)

Typ I: „unopposed estrogens"

Typ II: keine RF bekannt

Vorsorge und Früherkennung

Typ I: keine Screeningmethode mit ausreichender Sensitivität und Spezifität, jedoch
    Frühsymptomatik: atyp., uterine Blutung → Curettage und Hysteroskopie

Typ II: 0

Therapie

bevorzugt Operation mit intraoperativem Staging

Prognose

Tumortyp (I od. II), Grading, Lymphknotenstatus, Invasionstiefe ins Myometrium

Epidemiologie, Inzidenz und Mortalität

Das Endometriumkarzinom ist das häufigste Malignom des weiblichen Genitaltraktes
in Österreich, mit etwa 900 Neuerkrankungen und ca. 150 Todesfällen jährlich; die
altersstandardisierte Inzidenz liegt bei 12,0/100.000 Frauen/Jahr. Es ist ein Karzinom
der älteren Frau (mittleres Erkrankungsalter ~ 65. Lebensjahr), allerdings treten
20 % der Endometriumkarzinome bereits in der Prämenopause auf und bei 5 %
der Patientinnen schon vor dem 40. Lebensjahr. Das kumulative Risiko, bis zum
75. Lebensjahr an einem Endometriumkarzinom zu erkranken, wird mit bis zu
1,7 % angegeben. Bei über 70 % der neu diagnostizierten Fälle findet sich ein
FIGO-Stadium I, bei weiteren 10 % ein FIGO-Stadium II; das mittlere 5-Jahres-
Überleben liegt bei 70 %.

Histologische Klassifizierung

Bei der überwiegenden Mehrzahl der Fälle (etwa 85 %) handelt es sich histologisch um endometroide Adenokarzinome, diese sind Östrogen-abhängig (Typ I), sie treten eher bei jüngeren Frauen auf; als Präkanzerose gelten Endometriumhyperplasien. Es ist zwischen verschiedenen Formen von Endometriumhyperplasien zu unterscheiden, wobei sich der Bogen von der einfachen Hyperplasie mit einem Karzinomrisiko von unter 1 % bis zur komplexen, atypischen Hyperplasie mit einem Karzinomrisiko von bis zu 30 % spannt.

Prototypen des nicht Östrogen-abhängigen Endometriumkarzinoms sind seröse und klarzellige Karzinome (Typ II), diese betreffen eher ältere Patientinnen und weisen einen deutlich höheren Malignitätsgrad auf; ihr Anteil an der Gesamtinzidenz der Endometriumkarzinome liegt bei etwa 10 %.

Weitere Tumortypen sind das muzinöse Adenokarzinom, das primäre Plattenepithelkarzinom sowie undifferenzierte Karzinome und Mischtypen.

Ergänzend sind noch die familiären Endometriumkarzinome zu nennen, die unter anderem im Rahmen des Lynch-II-Syndroms (heriditäres, nonpolypöses kolorektales Karzinom = HNPCC) auftreten; bei Patientinnen mit HNPCC-Syndrom liegt das Lebenszeitrisiko an einem Endometriumkarzinom zu erkranken zwischen 40 und 60 %.

Risikofaktoren und Vorsorge

Als endogene Risikofaktoren für den Hormon-sensiblen Karzinom-Typ I gelten das metabolische Syndrom mit Adipositas (BMI > 25 kg/m2), Diab. mellitus, PCO-Syndrom, niedrige Parität (Nulliparität), Mammakarzinom in der Eigenanamnese, sowie ganz generell Zyklusstörungen (mit Anovulation). Allen diesen Risikofaktoren gemeinsam ist das Prinzip einer langen Östrogen-bedingten, proliferativen Wirkung auf das Endometrium, bei gleichzeitig insuffizienter Progesteron-Aktivität („unopposed estrogens"). Als wichtiger exogener Risikofaktor gilt die Monotherapie mit Östrogenen bei Frauen in der Peri- und Postmenopause – also ohne intermittierende bzw. kontinuierliche Gestagenmedikation – sowie eine Tamoxifentherapie (adjuvante Therapie nach Mammakarzinom); hingegen senken Multiparität, sowie die Einnahme von Ovulationshemmern (insbes. Einphasenpillen) das Risiko für die Entstehung eines Typ-I-Endometriumkarzinoms.

Beim Typ II (nicht Östrogen-abhängig) ist keine Assoziation zu persönlichen Merkmalen bzw. zu exogenen Risikofaktoren bekannt.

Im Unterschied zum Gebärmutterhalskrebs steht für das Gebärmutterkörperkkrebs kein effektives Screening zur Verfügung. Die vaginal-zytologischen Befunde zeigen nur in etwa 20 % der Fälle mit Endometriumpathologien suspekte Veränderungen (PAP IIIG), die transvaginale Sonographie (TVS) ist, aufgrund niedriger Sensitivität und vor allem Spezifizität, für ein generelles Screening (also bei der asymptomatischen Patientin) ungeeignet.

Bei etwa 80 % der Patientinnen ist das Auftreten einer atypischen uterinen Blutung, so vor allem einer Blutung nach der Menopause (PMPB), erster Hinweis auf das Vorliegen einer Endometriumpathologie; umgekehrt ist in 10–15 % ein Endometriumkarzinom Ursache einer PMPB. In diesen Fällen ist die Indikation zur TVS als weiterführende Untersuchung gegeben, wobei eine Endometriumdicke von über 5 mm als suspekt gilt. Da Blutungsstörungen schon bei frühen Stadien von Endometriumkarzinomen auftreten (bzw. bereits bei Vorstadien), ist die Prognose in den meisten Fällen entsprechend gut.

Stadieneinteilung

Stadien nach TNM-Klassifikation und FIGO (Fédération Internationale de Gynécologie et d´Obstétrique):

Tab. 1

TNM	FIGO	Kriterien
TX		Primärtumor kann nicht beurteilt werden
T0		kein Anhalt für Primärtumor
Tis		Carcinoma in situ
T1	I	Tumor begrenzt auf den Gebärmutterkörper
1a	IA	Tumor begrenzt auf das Endometrium oder infiltriert weniger als die Hälfte des Myometriums
1b	IB	Tumor infiltriert die Hälfte oder mehr des Myometriums
T2	II	Tumor infiltriert das Stroma der Cervix uteri, breitet sich aber nicht jenseits des Uterus aus
T3 und/oder N1	III	lokale und/oder regionale Ausbreitung
3a	IIIA	Tumor befällt die Serosa des Corpus uteri und/oder die Adnexen (direkte Ausbreitung oder Metastasen)
3b	IIIB	Vaginalbefall und/oder Befall der Parametrien (direkte Ausbreitung oder Metastasen)
3c oder N1	IIIC	Metastasen in Becken- und/oder paraaortalen Lymphknoten
3c1	IIIC1	Metastasen in Beckenlymphknoten
3c2	IIIC2	Metastasen in paraaortalen Lymphknoten mit/ohne Metastasen in Beckenlymphkoten

T4	IV	Tumor infiltriert Blasen- und/oder Darmschleimhaut
Nx		Es kann keine Aussage zu regionären Lymphknotenmetastasen getroffen werden
N0		keine Metastasen in den regionären Lymphknoten
N1		Metastasen in den regionären Lymphknoten
M0		keine Fernmetastasen nachweisbar
M1		Der Tumor hat Fernmetastasen gebildet (ausgenommen Vagina, Beckenserosa, Adnexe; einschließlich inguinale und andere abdominale Lymphknoten als paraaortale und/oder Beckenlymphknoten)

Fraktionierte Curettage und Hysteroskopie

Eine PMPB stellt prinzipiell die Indikation zur histologischen Abklärung mittels fraktionierter Curettage und diagnostischer Hysteroskopie dar; die Vornahme der Hysteroskopie ist obligat, einerseits, um unter Sicht eine Gewebeabnahme durchzuführen, andererseits, um eine Differenzierung zwischen FIGO-Stadium I (auf Corpus uteri beschränkt) bzw. II (Cervixmitbeteiligung) vornehmen zu können.

Die Entnahme von Endometrium mit verschiedenen invasiven Abnahmetechniken (Pipelle, Strichcurettage etc.) kann im Regelfall eine histologische Abklärung mittels fraktionierter Curettage) nicht ersetzen.

Im Rahmen der histologischen Diagnostik des Abrasionsmaterials (Curettagematerials) ist eine histologische Klassifizierung mit Einteilung in Typ-I- und Typ-II-Karzinome zu treffen bzw. bei Vorliegen einer Endometriumhyperplasie eine entsprechende Risikoevaluierung betreffend möglicher Progression zum Karzinom (Tab. 2), mit entsprechender abgestufter, therapeutischer Konsequenz.

Tab. 2

HISTOLOGISCHER BEFUND DES CURETTAGEMATERIALS	
bei Hyperplasie:	Einteilung nach WHO
bei Karzinom:	- Tumorart, histologische Entität (WHO)
	- Grading (WHO)
	- Tumortyp (I, II)
	- allfällige Infiltration endozervikaer Drüsen oder endozervikalen Stromas

Risikobeurteilung in Bezug auf Lymphknotenbefall und Rezidiv-Wahrscheinlichkeit:

Auf Basis des histologischen Befundes des Curettagematerials und der präoperativen klinischen Diagnostik, ergänzt durch Laboruntersuchungen und bildgebende Verfahren, ist bereits eine vorläufige Einschätzung und Einteilung in eine von drei Risikogruppen zur entsprechenden Operationsplanung möglich (Low-Risk-, Intermediate-Risk-, High-Risk-Tumoren). Diese Klassifizierung muss allerdings intraoperativ durch die klinische und histologische Beurteilung überprüft werden.

Low-Risk-Karzinome: Diese haben nur ein minimales Risiko für einen Lymphgefäßbefall (bis 3 %) bzw. für ein Rezidiv.
Kriterien:
- ausschließlich Typ-I-Karzinome
- Grading 1 (G1)
- Stadium pT1 a
- kein Lymphgefäß- oder Venenbefall
- tumorfreie Wanddicke des Myometriums ≥ 10 mm
- maximaler Tumordurchmesser 2 cm

Intermediate-Risk-Karzinome: Das Risiko für Befall der Lymphknoten liegt bei bis zu 15 %, das Rezidivrisiko ist deutlich höher als bei Low-Risk-Karzinomen.
Kriterien:
- ausschließlich Typ-I-Karzinome
- Stadium pT1a, G3
- Stadium pT1b, G1, G2
- kein nachweisbarer Lymph- oder Venenbefall
- wie Low-Risk, aber Tumordurchmesser über 2 cm
- wie Low-Risk, aber tumorfreie Wanddicke des Myometriums < 10 mm

High-Risk-Karzinome: Diese haben ein Risiko für einen Befall der Lymphknoten von > 30 %) und ein hohes Rezidivrisiko.
Kriterien:
- alle Karzinome, die nicht in die Gruppe Low- oder Intermediate-Risk fallen
- alle Typ-II-Karzinome, unabhängig vom Stadium

Operation und intra-operatives Staging

Seit dem Jahre 1988 gilt entsprechend der FIGO ein operatives Staging als verbindlich, dieses setzt eine Exploration des Abdomens mit Entnahme von Flüssigkeit aus dem Douglas zur zytologischen Befundung, weiters eine Hysterektomie und beidseitige Adnexexstirpation sowie, bei intermediate- und high-risk Karzinomen, die pelvine und paraortale Lymphadenektomie, voraus; mit intraoperativer histologischer Beurteilung der Operationspräparate. Ziel ist es, nach Möglichkeit eine Differenzierung zwischen low-risk-, intermediate-risk- und high-risk-Karzinomen zu treffen bzw. das Karzinomstadium zu beurteilen, um die Indikationsstellung zu einem allfälligen erweiterten operativen Vorgehen vornehmen zu können. Allerdings sind der intraoperativen Diagnostik Grenzen gesetzt, wobei insbesondere die Beurteilung des Lymphknotenstatus einen Unsicherheitsfaktor darstellt. Ein wichtiger Stellenwert kommt der Beurteilung der Invasionstiefe, d. h. bzgl. Einwachsens des Karzinoms in die Uteruswand zu (Tab. 3).

Eine besondere Herausforderung ergibt sich bei der jüngeren Patientin mit frühem Endometriumkarzinom und Kinderwunsch, bei der unter Berücksichtigung strenger Kriterien eine Fertilitäts-erhaltende Therapie anzudenken ist.

Tab. 3

INTRAOPERATIVE HISTOLOGISCHE UNTERSUCHUNG
• Dicke des Myometriums an der Stelle der maximalen Infiltration in mm
• maximale Invasionstiefe in mm
• minimaler Abstand zur Serosa in mm
• Befall des unteren Uterinsegments?
• Befall von Lymphgefäßen, Venen?
• Grading (1, 2, 3)
• Befall der Adnexe?

Beim Endometriumkarzinom-Typ-II ist in Analogie zum Ovarialkarzinom eine zytoreduktive Therapie Ziel des operativen Vorgehens.

Abschließende Beurteilung und histologische Klassifikation

Sämtliche Operationspräparate sind postoperativ in üblicher Weise histologisch aufzuarbeiten, um eine abschließende Klassifikation erstellen zu können (Tab. 4).

Tab. 4

Hysterektomiepräparat	Lymphadenektomiepräparate

• Tumortyp (WHO)
• Grading (WHO)
• Stadium (pTNM; FIGO)
• Infiltrationstiefe (Anteil am Gesamt-
  myometrium, mm)
• Dicke des Restmyometriums in mm
• Tumorgröße
• Nachweis einer endometrialen
  Hyperplasie
• R-Klassifikation (UICC)
• Lymph- oder Blutgefäßinvasion
  (L-, V-Status)
	• Zahl der entnommenen und
	  histologisch untersuchten Lymphknoten
	• Zahl befallener Lymphknoten
	• Lokalisation der befallenen
	  Lymphknoten
	• größter Durchmesser der größten
	  Lymphknotenmetastase
	• Kapseldurchbruch

Zusammenfassend ist festzuhalten, dass für alle Stadien des Endometriumkarzinoms primär die Indikation zur operativen Therapie gegeben ist. Auf diese Weise ist ein Risiko-adaptiertes Vorgehen möglich, das bessere Resultate erbringt als die primäre Radiotherapie. Im Stadium FIGO IVa ist zusätzlich eine partielle oder komplette Exenteratio pelvis zu erwägen, im Stadium IVb, – auf das Abdomen beschränkt –, kann ein optimales Debulking die Prognose deutlich verbessern. Während der Operation selbst ist ein systematisches Vorgehen ratsam, um die onkologisch geforderten Kriterien einhalten zu können.

Strahlentherapie/Chemotherapie

Bei inoperablen Patientinnen besteht die Indikation zur primären Strahlentherapie in Form einer kombinierten, perkutanen (Tele-) und intrakavitären (Brachy-)Therapie. Die primäre zytostatische Chemotherapie (CHT) ist dem Stadium IVb vorbehalten, wobei es sich im Allgemeinen um eine palliative Situation handelt. Bei Fällen mit intermediate-risk bzw. high-risk Tumoren sind eine adjuvante Brachy- und Teletherapie sowie eine CHT zu diskutieren.
Bei den Stadien FIGO III und IV ist die adjuvante CHT obligat.

Prognosefaktoren

Die Überlebens- und Heilungsraten hängen im Wesentlichen vom Tumortyp, dem Grading, der Lymph- und Blutgefäßinvasion, der Invasionstiefe in das Myometrium, einer ev. Zervixinfiltration sowie vom Lymphknotenstatus ab.

Nachsorge

Die Nachsorge dient der Früherkennung allfälliger, zu diesem Zeitpunkt noch symptomloser bzw. symptomarmer Rezidive. Rezidive treten zumeist in den ersten beiden Jahren nach der Primärtherapie auf. Vaginale Rezidive (17 % der Rezidive) sind einer kurativen Therapie zugänglich (zumeist Kombination Operation/Brachytherapie), bei frühzeitigem Erkennen liegt die 5-Jahres-Überlebensrate bei 50 %. Bei Beckenwandrezidiv besteht in den meisten Fällen die Indikation zur Strahlentherapie.

Zu beachten ist nicht zuletzt, dass in 10 % der Fälle von Endometriumkarzinom zusätzlich Zweitmalignome, insbesondere Mamma-, aber auch Ovarialkarzinome vorliegen.

Literatur

Manual der Gyn. Onkologie, www.ago-manual.at

AWMF online – Leitlinie Onkologie/Gynäkologie: Endometriumkarzinom (DGGG/DKG)

Wikipedia – Endometriumkarzinom

UpToDate – Endometrial carcinoma

Erkrankungen der Vulva und Vagina

Christine Sam, Richard Schwameis

Übersicht
- Vaginalkarzinom
- vulväre intraepitheliale Neoplasie
- Lichen sclerosus
- Vulvakarzinom
- Condylomata acuminata
- Bartholinitis

Dieses Kapitel behandelt das Vaginalkarzinom, das Vulvakarzinom mit seinen Vorstufen, vulväre intraepitheliale Neoplasien und den Lichen sclerosus. Ergänzend beschreibt es die Bartholinitis und Condylomata accuminata.

Vaginalkarzinom

Als isolierte Erkrankung tritt das Vaginalkarzinom sehr selten auf (1–2 %). Das Vaginalkarzinom entsteht vielmehr durch das Übergreifen anderer genitaler Karzinome auf das Vaginalepithel (80–90 %). Das Vaginalkarzinom ist in 85 % der Fälle ein Plattenepithelkarzinom und nur in 15 % ein Adenokarzinom. Der Altersgipfel für das Plattenepithelkarzinom der Vagina liegt zwischen dem 60. und 70. Lebensjahr, das Adenokarzinom tritt bei jüngeren Frauen auf.

Ätiologie
Das Vaginalkarzinom wird wie das Zervixkarzinom überwiegend durch eine persistierende HPV-Besiedelung der Scheide verursacht. An der Entstehung des Vaginalkarzinoms sind vor allem die HPV-high-risk-Typen 16 und 18 beteiligt. In Analogie zum Zervix Karzinom stellt die vaginale intraepitheliale Neoplasie (VAIN) die Präkanzerose für das Vaginalkarzinom dar.

Symptome
Die VAIN sowie die frühe Form des Vaginalkarzinoms verlaufen in aller Regel symptomfrei. Bei fortgeschrittenen Stadien des invasiven Karzinoms steht die vaginale Blutung im Vordergrund. Darüber hinaus kann übelriechender Fluor auftreten. Erst wenn das Karzinom soweit fortgeschritten ist, dass es benachbarte Organe infiltriert (vor allem die Harnblase), treten Schmerzen auf.

Diagnostik

Durchführung einer gynäkologischen Untersuchung mit Abnahme des PAP-Abstriches. Bei Auffälligkeiten der Vaginalwand soll eine Kolposkopie mit Essigprobe, eine Jodprobe (diese ist bei Vaginalkarzinomen besonders wichtig) und eine Biopsie durchgeführt werden.

Stadieneinteilung

Tab. 1. FIGO Stadien Einteilung des Vaginalkarzinoms

FIGO I	Tumor beschränkt auf Vagina
FIGO II	Infiltration des Tumors in das benachbarte Gewebe (Parakolpium) jedoch ohne Erreichen der Beckenwand
FIGO III	Infiltration des Tumors bis zur Beckenwand und/oder Lymphknotenmetastasen
FIGO IV	Der Tumor breitet sich direkt über das Becken hinaus aus oder infiltriert die Mukosa der Harnblase oder des Rektums.
FIGO IVA	Der Tumor infiltriert die Blasen- und/oder Rektummukosa und/oder breitet sich direkt über das Becken aus.
FIGO IVB	Fernmetastasen in Lunge, Leber, Knochen oder anderen Organen

Therapie

Die VAIN I muss nicht behandelt, aber kontrolliert werden. Falls die Patientin eine Behandlung wünscht, kann die VAIN I sowie die VAIN II mittels Laservaporisation behandelt werden. VAIN III wird mittels lokaler weiter Exzision behandelt.

Kleine Tumoren des FIGO I Stadiums, die im proximalen Drittel der Scheide gelegen sind, können mittels Wertheimscher Radikaloperation entfernt werden. Kleine Tumore des distalen Drittels können in Analogie zum Vulvakarzinom lokal exzidiert werden. In allen anderen Fällen ist die primäre Strahlentherapie die Therapie der Wahl.

Vulväre Intraepitheliale Neoplasie (VIN)

Die VIN ist eine Erkrankung des Plattenepithels der Vulva. Die Bandbreite der Erkrankung reichte bis vor kurzem von einer leichten Dysplasie (VIN I) wie z. B. einem Condylom über eine mäßige Dysplasie (VIN II) bis zur schweren Dysplasie bzw. Carcinoma in situ (VIN III). Die VIN I wurde aus dieser Definition entfernt, da sie keine Präkanzerose darstellt.

Unabhängig vom Schweregrad der Dysplasie unterscheidet man einen differenzierten, unifokalen Typ (5 %), der HPV negativ ist, von einem undifferenzierten Typ (95 %) der häufig multifokal auf Basis einer Infektion mit HPV-Typen 16, 18 und 33 entsteht. Die Inzidenz der VIN ist weltweit im Steigen begriffen. Die Inzidenz für VIN 3 wird mit 2,86 Erkrankungen pro 100.000 Frauen angegeben. Sonderformen sind Bowenoide Papulose, der Morbus Bowen, die Erythroplasie Queyrat und das Carcinoma in situ simplex die der VIN 3 zugerechnet werden.

Ätiologie

Undifferenzierter Typ: HPV-Infektion mit HPV-Typen 16, 18, 33
Differenzierter Typ: auf Basis eines Lichen sclerosus

Symptomatik

Etwa 50 % aller Patientinnen sind asymptomatisch. Die häufigsten Symptome der VIN sind Juckreiz, Dyspareunie, eine störende palpable Läsion, perinealer Schmerz sowie Brennen und Dysurie.

Diagnostik

Die Diagnose der VIN wird bioptisch gestellt. Hierzu wird eine Vulvoskopie zuerst nativ und anschließend nach Essigprobe eventuell Toluidinblau-Probe durchgeführt. Anschließend wird eine Biopsie mit einer 4 mm-Hautstanze in Lokalanästhesie entnommen. In 20 % der Fälle besteht Multifokalität, daher sollte jede einzelne auffällige Läsion extra im Sinne eines sog. „vulvären Mappings" biopsiert werden.

Therapie

Leichte wie auch mäßige Dysplasien (VIN I-II) können entweder mittels Laservaporisation oder lokaler Exzision entfernt werden. Hochgradige Dysplasien (VIN III) müssen durch eine weite lokale Exzision mit Sicherheitsabstand entfernt werden. Hierbei ist zu betonen dass der Sicherheitsabstand eine wesentliche Rolle spielt, da die Rate an okkulten Karzinomen, selbst bei präoperativ mittels Biopsie abgeklärten VIN III, bis zu 15 % beträgt. Eine Lasertherapie ist bei VIN III nicht indiziert.

Lichen sclerosus

Der Lichen sclerosus ist eine chronisch entzündliche Erkrankung der Postmenopause, wenngleich diese Erkrankung selten auch bei jungen Patientinnen auftritt. Die Inzidenz wird mit etwa 1,5 % aller Frauen angegeben.

Ätiologie

Die Ätiologie des Lichen sclerosus ist weitestgehend unbekannt, jedoch wird eine autoimmune Genese vermutet. Möglicherweise spielen auch endokrine oder genetische Faktoren eine Rolle.

Symptomatik

Die Symptome des beginnenden Lichen sclerosus sind unspezifisch. Im Vordergrund stehen vor allem Juckreiz und Dyspareunie. Dies führt dazu, dass viele Patientinnen unter der Verdachtsdiagnose Vulvitis lange Zeit falsch behandelt werden. Wird der Lichen sclerosus über längere Zeit nicht entsprechend therapiert, kommt es in weiterer Folge zur Ausdünnung des subkutanen Fettgewebes, zur Atrophie der Haut, Sklerosierung der Subkutis zur Stenosierung des Introitus vaginae und zur völligen Destruktion der Vulvaarchitektur.

Diagnostik

Die Verdachtsdiagnose wird durch eine Vulvoskopie gestellt, die endgültige Diagnose wird bioptisch verifiziert.

Therapie

Der Lichen sclerosus wird mit lokaler Glucocorticoidtherapie (Clobetasol-Creme) behandelt. Diese Therapie kann das Fortschreiten der Erkrankung stoppen, einen ggf. schon eingetretenen Verlust der Vulvaarchitektur jedoch nicht entgegenwirken.

Vulvakarzinom

Das Vulvakarzinom ist mit einer Inzidenz von 2–3 Neuerkrankungen pro 100.000 Frauen pro Jahr ein seltenes Karzinom. Die Inzidenz des Vulvakarzinoms steigt mit dem Alter, besonders nach dem 60. Lebensjahr, stetig an, wobei die Rate an Vulvakarzinomen besonders bei jüngeren Frauen vor dem 50. Lebensjahr innerhalb der letzten 10 Jahre deutlich zugenommen hat. Der Altersgipfel der Erkrankung hat sich innerhalb der letzten 20 Jahre von 65 Jahren auf 57 Jahre verjüngt. 80–90 % der Vulvakarzinome sind Plattenepithelkarzinome. Es wird der keratinisierende Typ, der mit vulvären Dystrophien assoziiert ist, vom warzigen, bowenoiden Typ, der mit einer HPV-Infektion vergesellschaftet ist, unterschieden. Sehr viel seltener treten Adenokarzinome (8 %), Melanome (5 %), Basalzellkarzinome (2–9 %) und Karzinome der bartholinischen Drüse auf.

Ätiologie

Die Vulvären Intraepithelialen Neoplasien (VIN) werden als Präkanzerosen für das invasive Vulvakarzinom verstanden. Neben der VIN und der damit in Zusammenhang stehenden Infektion mit HP-Viren Typ 16, 18 und 33 gelten Nikotinabusus, Alkoholkonsum, Lichen sclerosus, chronische genitale Infektionen, Immunsuppression und ein vorangegangenes Zervixkarzinom als Risikofaktoren für das Vulvakarzinom.

Symptomatik

In der frühen Phase des Vulvakarzinoms haben die Patientinnen unspezifische Symptome. Die Patientinnen klagen über Schmerzen, Jucken, Wundgefühl, leichte Blutungen und Dyspareunie. Bei weiter fortgeschrittenen Karzinomen zeigen sich Knoten, Ulzera, exophytisch wachsende Tumore, Abklatschmetastasen und Dysurie bzw. Hämaturie bei Urethra- oder Blasenbefall und vergrößerte Lymphknoten in der Leistengegend.

Diagnostik

Jede verdächtige Veränderung im Bereich des äußeren Genitales muss histologisch abgeklärt werden. Für die exakte Beurteilung der Ausdehnung sowie des Punctum maximum einer Läsion ist die Durchführung einer Vulvoskopie hilfreich. Die Applikation von 3–5 %iger Essigsäure und/oder eine Toluidinblau-Probe (Collins-Test) erleichtern die Visualisierung von prä- oder mikroinvasiven Läsionen. Für die Biopsie am besten geeignet ist eine 4 mm-Hautstanze. Diese wird in Lokalanästhesie durchgeführt. In 20 % der Fälle besteht Multifokalität, daher sollte jede einzelne auffällige Läsion extra im Sinne eines sog. „vulvären Mappings" biopsiert werden.

Bei bioptisch gesichertem Vulvakarzinom ist ein MRT des kleinen Beckens sowie die Durchführung eines CT Thorax Abdomen (eventuell PET-CT) indiziert.

Stadieneinteilung

Tab. 2. FIGO Stadien Einteilung des Vulvakarzinoms

FIGO I	Tumor auf Vulva begrenzt
Ia	Tumor-Durchmesser < 2 cm, auf Vulva oder Perineum begrenzt, Stromainvasion < 1 mm, keine Lymphknotenmetastasen
Ib	Tumor-Durchmesser > 2 cm, auf Vulva oder Perineum begrenzt, Stromainvasion > 1 mm, negative Lymphknoten
FIGO II	Tumor irgendeiner Größe mit Ausbreitung auf angrenzende perineale Strukturen (distales ⅓ der Urethra, distales ⅓ der Vagina, Anus) negative Lymphknoten
FIGO III	Tumor irgendeiner Größe mit oder ohne Befall angrenzender perinealer Strukturen (distales ⅓ der Urethra, distales ⅓ der Vagina, Anus) mit positiven inguino-femoralen Lymphknoten
IIIa	(i) 1 Lymphknotenmetastase > 5 mm oder (ii) 1–2 Lymphknotenmetastasen < 5 mm
IIIb	(i) > 2 Lymphknotenmetastase > 5 mm oder (ii) > 3 Lymphknotenmetastasen < 5 mm
IIIc	positive Lymphknoten mit extrakapsulärer Ausbreitung

FIGO IVa	Tumor mit Infiltration von:
	(i) oberen ⅔ der Urethra und/oder oberen ⅔ der Vagina, Schleimhautbefall von Harnblase, Rektum bzw. Fixation des Tumors an die Beckenknochen oder
	(ii) fixierte oder ulzerierte inguino-femorale Lymphknoten
IVb	Fernmetastasen einschließlich Befall pelviner Lymphknoten

Therapie

Die Therapie des Vulvakarzinoms wird Stadien adaptiert durchgeführt. Prinzipiell ist die chirurgische Entfernung des lokalen Tumors sowie die chirurgische Evaluierung der regionären, d. h. inguinofemoralen Lymphknoten die Therapie der Wahl. Bei kleinen Vulvakarzinomen (Figo Ia) ist die lokale Exzision mit mindestens 10 mm breitem Sicherheitsabstand Therapie der Wahl. Auf eine inguinofemorale Lymphadenektomie kann in diesem Stadium verzichtet werden. Bei Karzinomen des Stadiums Figo Ib und 2 wird eine radikale lokale Exzision mit inguinofemoraler Lymphadenektomie durchgeführt. Hierbei kann in Analogie zum Mammakarzinom die Sentinellymphknoten Methode eingesetzt werden. Adjuvant kann bei Vorliegen zusätzlicher Risikofaktoren eine Irradiatio der Leistenlymphkonten durchgeführt werden. Bei Vorliegen von Lymphknotenmetastasen (FIGO III) ist eine adjuvante Strahlentherapie auf jeden Fall indiziert. In den Stadien FIGO IVa und IVb wird ein individualisiertes multimodales Vorgehen empfohlen.

Condylomata acuminata

Etwa 1 % aller jungen, sexuell aktiven Menschen leiden an Kondylomen (auch Feig- oder Spitzwarzen).

Ätiologie

Infektion mit div. HPV-Typen vor allem 6, 11, aber auch 16, 18, 31, 33, 35
Übertragung: hauptsächlich über Sexualkontakt, seltener durch Hautkontakt, gemeinsamer Gebrauch von Handtüchern etc.

Symptomatik

Das klinische Bild ist sehr variabel und reicht von kranzförmig angeordneten, kleinen spitzen bis großen (blumenkohlartigen) Kondylomen. Die HP-Viren brauchen Eintrittsstellen in den Organismus, zum Beispiel kleine Haut- bzw. Schleimhautläsionen. Daher sind Prädilektionsstellen für Kondylome die hintere Kommissur sowie der Perianalbereich.

Diagnostik

Klinisch, eine bioptische Verifizierung ist jedoch anzustreben.

Therapie

Prinzipiell ist keine Therapie zwingend nötig und vor dem Hintergrund hoher Rezidivraten von bis zu 60 % (unabhängig der Therapiemethode) nicht immer sinnvoll. Lokale Therapien mit Podophyllotoxin, Imiquimod oder Trichloressigsäure sind bei eingeschränktem Befall möglich. Sofern ein intravaginaler Befall besteht bzw. konservative Methoden ausgeschöpft wurden (Rezidiv), kann eine operative Sanierung durch Laservaporisation durchgeführt werden. Die Laservaporisation ist auch die Therapie der Wahl in der Schwangerschaft. In der Schwangerschaft sollten Kondylome allerdings nur entfernt werden, wenn Sie ein wesentliches Geburtshindernis darstellen.

Bartholinitis

Die Bartholinitis ist eine Entzündung des Ausführungsganges der apokrinen Bartholin-Drüse. Der Ausführungsgang mündet etwa 3 cm über der hinteren Kommissur zwischen kleinem Labium und Hymenalsaum in das Vestibulum vaginae. Die Entzündung führt zu einem Verschluss des Ausführungsganges. Die damit verbundene Obstruktion führt zu einem schmerzhaften Sekretstau.

Ätiologie

Die anatomische Lage des Ausführungsganges der Bartholinischen Drüse bedingt eine erhöhte Kontamination mit Darm- und Vaginalbakterien. Typische Erreger sind: E. coli, Staphylokokken, Streptokokken, Chlamydien und Gonokokken.
Symptomatik Initial: Rötung, danach zunehmend Schwellung und Schmerz

Diagnostik

Die Diagnose wird klinisch während der gynäkologischen Untersuchung gestellt. Bei Spontanruptur oder Inzision sollte eine bakterielle Kultur abgenommen werden.

Therapie

Die Therapie richtet sich nach dem Stadium der Erkrankung. Im Frühstadium kann eine konservative Therapie mit einem Antibiotikum versucht werden. Ist der eitrige Herd bereits abgekapselt, so ist die Inzision mit Spülung und Drainageeinlage die Therapie der Wahl. Anschließend können Sitzbäder mit Betaisodona oder Kamillenextrakten verordnet werden. Bei rezidivierenden Bartholinitiden oder Bartholini Zysten sollte eine Marsupialisation durchgeführt werden.

Literatur

http://www.ago-manual.at/inhalt/viii-vaginalkarzinom/
http://www.ago-manual.at/inhalt/ix-vulvakarzinom/

Erkrankungen der Cervix uteri

Christine Sam, Richard Schwameis

Cervicale intraepitheliale Neoplasie (CIN)

Die CIN ist eine obligate Vorstufe des Zervixkarzinoms und wird in CIN I (leichte Dysplasie), CIN II (mäßige Dysplasie) und CIN III (schwere Dysplasie) eingeteilt. Diese Veränderungen sind einem natürlichen Verlauf unterlegen. Der Verlauf – das bedeutet, ob eine Dysplasie weiter fortschreitet (Progredienz) oder selbstständig zurückgeht (Regredienz) – ist von diversen Einflussfaktoren abhängig. Im Allgemeinen gehen 80 % der CIN I, 50 % der CIN II und etwa 20 % der CIN III in eine spontane Regredienz.

Ätiologie und Risikofaktoren

Ursache für die Entstehung einer CIN ist eine Entzündung mit einem HP-Virus vom high-risk-Typ (Typ 16,18, 45). Die HP-Viren infizieren Zellen der Transformationszone am Übergang von Plattenepithel der Vagina zum Zylinderepithel der Endozervix. Auf Basis der HPV-Infektion entsteht eine CIN. Die Entwicklung beginnend mit der HPV-Infektion bis zum invasiven Karzinom dauert etwa 10 Jahre. Im Gegensatz dazu, kommen schnellere Verläufe nur vereinzelt vor.

Risikofaktoren für das Entstehen einer CIN bzw. für eine Progression zu einem invasiven Zervixkarzinom sind: 1. Infektion mit HPV, 2. Nikotinabusus, 3. Immunsuppression, 4. HIV-Infektion, 5. frühe sexuelle Aktivität, 6. Promiskuität, 7. sexuell übertragbare Erkrankungen, 8. Multiparität und 9. das Patientinnenalter.

Diagnostik

Vor der eigentlichen Diagnostik steht das Screening mittels PAP (Papanicolaou-) Abstrich im Vordergrund. Um valide Ergebnisse zu erhalten, ist die korrekte Abnahme des Abstriches, das bedeutet, direkt an der Transformationszone der Zervix mittels geeigneter Bürste, wesentlich. Der PAP-Abstrich ist jedoch kein diagnostischer Test, daher sollte jede Patientin mit auffälligem PAP-Abstrich (das bedeutet PAP III oder höher) weiterführend mittels Kolposkopie und eventuell HPV-Test untersucht werden.

Die Kolposkopie ist eine Form der Auflichtmikroskopie. Die Zervix wird hierbei zuerst korrekt eingestellt, von Verunreinigungen befreit und nativ begutachtet. Anschließend wird 3–5 %ige Essigsäure auf die Zervix aufgebracht. Durch die Essigsäure färben sich dysplastische Areale weißlich (Eiweißfällung). Diese Areale zeigen häufig Gefäßmosaike, atypische Gefäßzeichnungen und Punktierungen. Zusätzlich kann eine Schiller'sche Jodprobe durchgeführt werden, wobei sich Dysplasien weniger mit Jod anfärben als normales Epithel (Glykogen in Plattenepithelzellen). Falls eine Dysplasie vorhanden ist, sollten zumindest zwei Biopsien (erhöht wesentlich die Sensitivität im Vergleich zu nur einer Biopsie) von dieser mittels Biopsie-Zange entnommen werden. Falls kein dysplastisches Areal entdeckt werden kann, sollte eine Endocervikale Curettage durchgeführt werden.

Therapie

Aufgrund des natürlichen Verlaufs der Erkrankung und vor dem Hintergrund der langen Latenz zwischen Erstmanifestation der Infektion und invasivem Karzinom werden leichte bzw. mäßige Dysplasien (CIN I bzw. CIN II) für 2 bzw. 1 Jahr(e), mittels sequenziellen Biopsien alle 6 Monate kontrolliert. Falls sich in dieser Zeit keine Regredienz einstellt, werden diese Läsionen wie eine CIN III behandelt. Die Standardtherapie der schweren Dysplasie (CIN III) ist die Elektroschlingenkonisation (LLETZ, large loop excision of the transformation zone). Alternative Therapiemöglichkeiten sind derzeit ausschließlich innerhalb von klinischen Studien möglich.

Tab. 1. Österreichische gynäkologische Zytologie-Nomenklatur 2017 mit Bethesda-Äquivalent

PAP-Gruppe	Textliche Befundwiedergabe Zervixzytologie	Äquivalent: Bethesda-System 2015
0	nicht beurteilbar a) nicht bearbeitet wegen technischer und/oder administrativer Mängel … (Ursache angeben)	unsatisfactory for evaluation a) rejected specimen (not processed) because … (specimen not labelled, slide broken etc.)
	b) bearbeitet – aber nicht auswertbar wegen … (Ursache angeben – siehe Abstrichqualitätskriterien)	b) fully evaluated, unsatisfactory specimen: specimen processed and examined, but unsatisfactory for evaluation of epithelial abnormality because of … (obscuring blood etc.)
I	normales, altersentsprechendes Zellbild (inkl. Plattenepithelmetaplasie) in gut beurteilbaren und repräsentativen Abstrichen; vermehrt Entzündungszellen ohne Epithelalteration; Atrophie ohne Zytolyse in repräsentativen Abstrichen	negative for intraepithelial lesion or malignancy (NILM)

II	entzündliche (wenn möglich Organismus angeben: Pilze, Trichomonaden, HSV, bakterielle Mischflora etc.), relativ/reparative oder degenerative Veränderungen; Hyper- und Parakeratose; tubare Metaplasie; schwangerschaftsassoziierte Zellen; normale Endometriumzellen (nur bei klinischer Angabe postmenopausal oder Frau > 45 Jahre); bestrahlungsassoziierte Zellverän-derungen; atrophes Zellbild mit Zytolyse	negative for intraepithelial lesion or malignancy/other (NILM)
	normales, altersentsprechendes Zellbild, allerdings mit eingeschränkter Abstrichqualität	
III	stärker ausgeprägte entzündlich-regenerative und/oder degenerative und/oder atrophe Veränderungen mit nicht sicher beurteilbarer Dignität (SIL oder invasives Karzinom nicht auszuschließen)	atypical squamous cells – undetermined significance (ASC-US)
	stärker ausgeprägte entzündlich-regenerative und/oder degenerative und/oder atrophe Veränderungen mit nicht sicher beurteilbarer Dignität; atypische unreife Metaplasie; HSIL oder invasives Karzinom nicht auszuschließen	atypical squamous cells – cannot exclude a high-grade squamous intraepithelial lesion (ASC-H)
IIID	HPV-assoziierte Zellveränderungen (Koilozyten, Dyskeratozyten)	low-grade squamous intraepi-thelial lesion (LSIL)
	Zellen einer niedriggradigen squamösen intraepithelialen Läsion/Neoplasie (LSIL); optional: entspricht vormals einer CIN I oder geringgradigen Dysplasie	
IIIG	atypische glanduläre Zellen (wenn möglich angeben: endozervikal oder endometrial oder nicht näher zuordenbar) eher proliferativ, reaktiv	atypical endocervical or endo-metrial or glandular cells (NOS or specify in comment) (AGC)
	atypische glanduläre Zellen (wenn möglich angeben: endozervikal oder endometrial) mit Verdacht auf neopastische Veränderungen	atypical endocervical or glandu-lar cells, favor neoplastic (AGC)

IV	Zellen einer hochgradigen squamösen intraepithelialen Läsion/Neoplasie (HSIL); optional: entspricht vormals einer CIN II/III oder mäßiggradigen bis hochgradigen Dysplasie	high-grade squamous intraepithelial lesion (HSIL)
	Zellen eines endozervikalen Adenocarcinoma in situ (AIS)	endocervical adenocarcinoma in situ (AIS)
V	Zellen eines (vermutlich) invasiven Plattenepithelkarzinoms	squamous cell carcinoma
	Zellen eines Adenokarzinoms (wenn möglich spezifizieren: endozervikal oder endometrial oder extrauterin)	adenocarcinoma (endocervical, endometrial, extrauterine, NOS)
	Zellen anderer maligner Tumoren (wenn möglich Tumorzelltyp gemäß aktueller WHO-Klassifikation angeben)	other malignant neoplasms (specify)

Zervixkarzinom

Die Häufigkeit des Zervixkarzinoms beträgt ca. 10–20/100.000 Frauen/Jahr. Das typische Erkrankungsalter liegt um das 35.–40. Lebensjahr, während es einen zweiten Erkrankungsgipfel zwischen dem 60. und 70. Lebensjahr gibt. Etwa 80 % der Zervixkarzinome sind Plattenepithel-, 25 % Adeno- und etwa 5 % andere Karzinome (z. B. Neuroendokrine Tumore). Wie seine Vorstufen, ist das Zervixkarzinom bis zu einem weit fortgeschrittenen Stadium meist asymptomatisch. Auftretende Symptome sind vaginale Blutung, Fluor, Schmerzen, Defäkation- und Miktionsstörungen.

Diagnostik

Zusätzlich zu der Diagnostik der CIN werden eine erweiterte gynäkologische Untersuchung inkl. rektaler Palpation, ein MRT des kleinen Beckens, ein CT Thorax Abdomen (eventuell PET-CT) und bei Verdacht auf Blasen- oder Darminfiltration eine Zysto- bzw. Rektoskopie durchgeführt. Das Zervixkarzinom wird nach den FIGO-Kriterien eingeteilt. CAVE: Obwohl während der Diagnostik bildgebende Verfahren eingesetzt werden, wird das FIGO-Staging des Zervixkarzinoms rein klinisch durchgeführt (siehe Tab. 2).

Stadieneinteilung

Tab. 2. FIGO Stadieneinteilung des Zervixkarzinoms

FIGO I	Befall der Zervix
Ial	mikroskopische Diagnose, horizontal < 7 mm Tiefe < 3 mm
Ia2	mikroskopische Diagnose horizontal < 7 mm, Tiefe 3–5 mm
Ibl	klinisch sichtbares Karzinom < 4 cm, größer als Ia2
Ib2	klinisch sichtbares Karzinom > 4 cm
FIGO II	Ausdehnung jenseits des Uterus, aber nicht bis zur Beckenwand und nicht auf das untere Drittel der Vagina
IIa	Befall des oberen oder mittleren Drittels der Vagina
IIa1	Karzinom < 4 cm
IIa2	Karzinom > 4 cm
IIb	Befall des Parametriums, jedoch nicht bis zur Beckenwand
FIGO III	Befall des Parameriums bis zur Beckenwand und/oder des distalen Drittels der Vagina
IIIa	Befall des distalen Drittels der Vagina
IIIb	Befall des Parametriums bis zur Beckenwand bzw. Hydronephrose/ stumme Niere
FIGO IV	Infiltration der Schleimhaut von Harnblase bzw. Rektum oder Ausdehnung jenseits des kleinen Beckens (inkl. paraaortale Lymphknotenmetastasen)
IVa	Infiltration der Schleimhaut der Harnblase und/oder des Rektums (ein bullöses Schleimhautödem ist nicht ausreichend)
IVb	Fernmetastasen jenseits des kleinen Beckens, regionale (pelvine) Lymphknotenmetastasen

Therapie

Die Therapie des Zervixkarzinoms wird stadienadaptiert durchgeführt (siehe Tab. 3).

Tab. 3. stadiengerechte Therapie des Zervixkarzinoms

FIGO IAI	Konisation in sano
FIGO IA2	einfache extrafasziale Hysterektomie + pelvines LK-Staging
FIGO IB–IIA	radikale Wertheim-Operation
ab FIGO IIB	pelvines LK-Staging und primäre Chemoirradiatio

Literatur

http://www.ago-manual.at/inhalt/vii-zervixkarzinom/

http://www.cancer.gov/cancertopics/pdq/treatment/cervical/HealthProfessional/page3

Abklärung und Therapie der weiblichen Inkontinenz und Descensus

Engelbert Hanzal

Übersicht

- historische Streiflichter
- wichtige Krankheiten
- Basisdiagnostik der Harninkontinenz
- spezialisierte Abklärung
- konservative und medikamentöse Therapie
- Inkontinenzoperationen
- Beckenorganprolaps
- Abklärung mittels POPQ Schema
- Pessartherapie
- Operationen bei Beckenorganprolaps

Einleitung

Die Urogynäkologie ist eine Subspezialisierung im Gesamtfach Gynäkologie und Geburtshilfe und beschäftigt sich mit den Krankheitsbildern Harn- und Stuhlinkontinenz, Beckenorganprolaps, Blasen- und Stuhlentleerungsstörungen, chronischen Becken- und Blasenschmerzen, Sexualstörungen und Harnwegsinfekten. Dabei überlappen sich die Zuständigkeiten mit jenen anderer Fächer, z. B. Urologie, Chirurgie, Physikalische Medizin, Neurologie, Geriatrie, Anästhesie und vielen anderen. Um die Expertise aus den verschiedenen Fachbereichen optimal zu bündeln, entstehen zunehmend multidisziplinäre und auch berufsgruppenübergreifende Kontinenz- und Beckenbodenzentren. Hier soll ein kurzer Überblick über die Abklärung und Therapie der weiblichen Harninkontinenz und des Beckenorganprolaps gegeben werden. Der Text folgt dabei einer Präsentation mit zahlreichen erklärenden Abbildungen und Videos, die im Rahmen der Tertialvorlesung gegeben wird und unter folgender Internetadresse abrufbar ist:

http://prezi.com/-veryrvjetfu/?utm_campaign=share&utm_medium=copy&rc=ex0share

Historische Streiflichter

Eine der ersten operativen Entfernungen der Gebärmutter fand um das Jahr 100 n. Chr. statt. Der Operateur war Soranos von Ephesos und die Indikation für den Eingriff soll eine lebensgefährliche Nekrose gewesen sein, die durch einen Totalprolaps des Uterus hervorgerufen wurde. Soranos war auf Frauenkrankheiten spezialisiert und hat auch ein Lehrbuch der Gynäkologie und Geburtshilfe geschrieben. Das war in der Antike – im Mittelalter ging dieses Wissen zum Teil verloren. Die Geschichte der modernen Gynäkologie beginnt mit einem Inkontinenzproblem.

James Marion Sims

Bei verzögerten Geburten kann es zur Einklemmung der Blase und der Scheide zwischen dem kindlichen Kopf und dem Schambein kommen. Es entsteht eine Drucknekrose, das Gewebe geht zugrunde und es resultiert eine Verbindung zwischen Scheide und Blase, die zu einer totalen Inkontinenz führt. Dieses Problem tritt überall dort auf, wo keine oder eine unzureichende Geburtshilfe besteht und die nicht auf die Vermeidung protrahierter Geburten achtet. Dieser Zustand existiert leider auch heute noch (2014) in manchen Entwicklungsländern, wo geburtshilfliche Fisteln ein großes Problem mit hunderttausenden betroffenen jungen Frauen sind. Mitte des 19. Jahrhunderts war das auch noch in den USA stark verbreitet, ganz besonders bei schwarzafrikanischen Sklavinnen. James Marion Sims (Abb. 1) entwickelte eine chirurgische Methode zum Fistelverschluss mittels Silberdraht, beschäftigte sich fortan ausschließlich mit Frauenkrankheiten und gründete in New York 1855 die erste Frauenklinik.

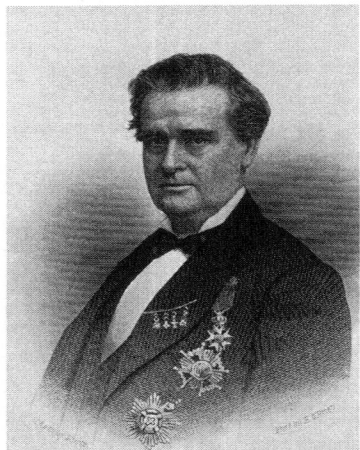

Abb. 1. James Marion Sims engraved by R. O'Brien
(Quelle: http://ihm.nlm.nih.gov/images/B23841. Licensed under Public Domain via Wikimedia Commons - http://commons.wikimedia.org/wiki/

File:James_Marion_Sims.jpg#/media/File:James_Marion_Sims.jpg)

Kelly und McDonald

Durch Schwangerschaften und Geburten kann der Halt der Beckenorgane leiden – sie senken sich und können aus dem Scheideneingang heraustreten, was oft mit Funktionsstörungen wie Blasen- oder Stuhlentleerungsstörungen einhergeht. Der berühmte amerikanische Gynäkologie Howard Atwood Kelly von der John Hopkins Universität entwickelte 1913 eine operative Behandlungsmethode, bei der das Bindegewebe zwischen Scheide und Blase grafft und damit der Prolaps behoben wird. Allerdings wurde dieses Verfahren bereits 1888 von Archibald McDonald in Manchester durchgeführt, da dieser aber seinen Eingriff nie publizierte, war dies kaum bekannt. Erst durch Arbeiten seines Schülers Fothergill, kam ihm die Methode viel später als "Manchester-Operation" zu ehren. Nicht umsonst heißt es im englischsprachigen Raum "publish or perish". Man lernt daraus wie wichtig nicht nur die Pionierleistung, sondern auch deren Publikation ist.

Welche Krankheiten sind wichtig?

Eigentlich nur zwei: die gefährlichen und die häufigen. In der Urogynäkologie gibt es, bis auf wenige Ausnahmen, kaum gefährliche Erkrankungen. An einer Inkontinenz stirbt man nicht. Dafür ist die Beeinträchtigung der Lebensqualität mitunter beträchtlich und die Häufigkeit von weiblichen Beckenbodenerkrankungen liegt laut populationsbezogenen Studien bei bis zu 25 %. Die Prävalenzen der Harn- und Stuhlinkontinenz, sowie des Beckenorganprolaps liegen bei 15 %, 9 %, bzw. 3 % [Nygaard 2008]. Diese Daten sind für die Planung von Gesundheitssystemen von großer Bedeutung, aber auch für alle Gesundheitsberufe, da diese Art von Erkrankungen auch in modernen Gesellschaften mit einem gewissen Tabu verbunden ist. Betroffene sprechen beim Arztbesuch über alles Mögliche, schweigen aber über ihre Kontinenz- und Beckenbodenprobleme.

Basisdiagnostik der Harninkontinenz

Bei aller Ungefährlichkeit muss man jedoch bedenken, dass Kontinenzprobleme mitunter auch das Symptom schwerer Erkrankungen sein können. Die Basisdiagnostik (Tab. 1), die so konzipiert ist, dass sie in jeder Ordination oder Ambulanz und ohne aufwändige Apparate durchgeführt werden kann, dient nicht nur zur Überprüfung des Ausmaßes, Leidensdruckes und der Inkontinenzform, sondern auch zum Ausschluss schwerwiegender Ursachen, z. B. Becken- und Blasentumoren oder neurologische Erkrankungen.

Tab. 1. Basisdiagnostik der Harninkontinenz

Anamnese	• Stress-, Drang- oder Mischinkontinenz?
	• Inkontinenzepisodenfrequenz?
	• Belastung/Therapiewunsch?
	• Inkontinenzfördernde Medikamente?
	• Risikofaktoren?
Klinik	• Beckentumor?
	• Beckenorganprolaps?
	• klinischer Stresstest?
	• Urethra?
	• Beckenbodenmuskulatur?
Harntest	• Erythrozyten?
	• Infektion?
Restharnmessung	• Einmalkatheter
	• Ultraschall
	• im Notfall: Palpation
Blasentagebuch	• Uhrzeit, Trinkmenge, Harnmenge, Inkontinenz

Grob unterscheidet man bei der Harninkontinenz (A) Stress- (oder Belastungs-) Inkontinenz (Harnverlust bei körperlicher Belastung z. B. Husten, aufgrund eines zu schwachen Harnröhrenverschlussmechanismus), (B) Dranginkontinenz (Harnverlust im Zusammenhang mit einem nicht unterdrückbaren, oft gehäuften Harndrang) und (C) Mischinkontinenz (einer Kombination aus A und B). Ein gehäufter, schwer verschiebbarer Harndrang kann aber auch ohne Harnverlust zu einer starken Beeinträchtigung der Lebensqualität führen. Man fasst diese Störung daher gemeinsam mit der Dranginkontinenz zum Syndrom der überaktiven Blase (engl. overactive bladder syndrome – OABS) zusammen und unterteilt dieses entsprechend in „wet" oder „dry". Es gibt nicht viele andere Inkontinenzformen (z. B. Überlaufinkontinenz bei Verengung des Blasenauslasses, neurogene Inkontinenzformen und Fisteln), die hier näher erklärten sind jedoch bei der Frau bei weitem am häufigsten.

Spezialisierte Abklärung

Werden im Rahmen der Basisdiagnostik

- Restharn
- ein Beckentumor
- eine Hämaturie
- oder chronisch rezidivierende Harnwegsinfekte

aufgedeckt, oder besteht

- ein Zustand nach Beckenmalignom
- ein Zustand nach Bestrahlung
- ein Rezidiv einer Harninkontinenz nach operativer Therapie,

dann sollte eine spezialisierte Abklärung erfolgen. Solche werden zumeist in Kliniken (zunehmend in multidisziplinären Zentren) oder großen Ordinationen oder Ambulatorien angeboten. Dort besteht die Möglichkeit von urodynamischen Untersuchungen (Blasen- und Harnröhrendruck und -flussmessungen), Zystoskopie (Blasenspiegelung, etwa zum Ausschluss eines Blasentumors), Spezialultraschall, Magnetresonanztomographie und anderen aufwändigen diagnostischen Verfahren.

Konservative und medikamentöse Therapie

Führt die Basisdiagnostik – wie in den meisten Fällen – zu einem Ausschluss der Kriterien für die spezialisierte Abklärung, kann mit einer konservativen (d. h. nicht-operativen und nicht-medikamentösen) Behandlung begonnen werden. Diese kann grob in Verhaltensmaßnahmen, Physiotherapie und Kontinenztraining unterteilt werden (Tab. 2).

Tab. 2. konservative Inkontinenztherapie

Verhaltensmaßnahmen	<ul><li>Gewichtsreduktion</li><li>Anpassung der Trinkmenge</li><li>ev. Rauchentwöhnung</li></ul>
Physiotherapie	<ul><li>Beckenbodentraining (Abb. 2)</li><li>Biofeedback</li><li>Elektrotherapie</li></ul>
Kontinenztraining	<ul><li>Blasentraining</li><li>Toilettentraining</li></ul>

Die wahrscheinlich wichtigste Therapieform bei Problemen des weiblichen Beckenbodens, ist wahrscheinlich das Beckenbodentraining. Diese Methode wurde von Arnold Kegel in den 1940er Jahren erstmals unter Studienbedingungen untersucht und durch ihre guten Ergebnisse populär. Im englischen Sprachraum hört man für diese Methode bis heute den Begriff „Kegel-Excercises" (Abb. 2). Das

Problem ist dabei, dass die regelrechte Aktivierung der Muskulatur nicht wie beispielsweise beim Liegestütz einwandfrei gesehen werden kann. Vielmehr ist die Beurteilung des Beckenbodens erst durch eine Tastuntersuchung (bzw. intravaginale oder rektale Druckmessverfahren, oder elektromyographische Untersuchungen) möglich. Der Tastuntersuchung des Beckenbodens wird in letzter Zeit vermehrt in der Aus- und Fortbildung medizinischer Berufsgruppen Rechnung getragen, womit sich die Qualität des Therapieangebotes in Zukunft verbessern sollte [Hanzal 2015].

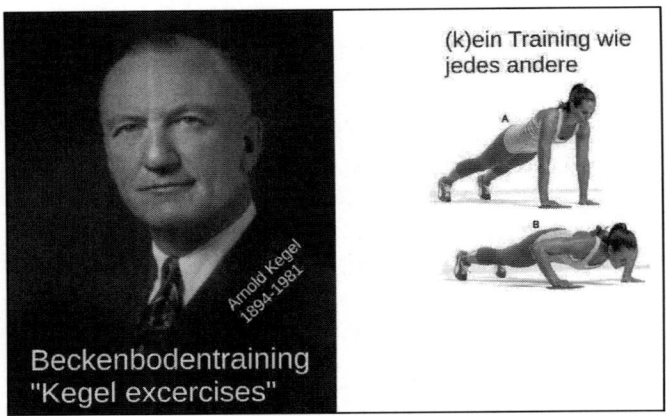

Abb. 2. Beim Beckenbodentraining kann die Muskelaktivität nicht direkt beurteilt werden. Vaginale Druckmessmethoden oder die Beckenbodenpalpation sind notwendig, um ein effektives Training zu ermöglichen [Hanzal 2015].

Hilft die konservative Therapie nicht, so steht eine Reihe von medikamentösen Optionen zur Verfügung. Die eleganteste Möglichkeit einer Pharmakotherapie, besteht im Absetzen inkontinenzfördernder Substanzen, so dies vertretbar erscheint. Zu den wichtigsten Kandidaten gehören hier manche Antihypertensiva, Diuretica, Psychopharmaka und Anticholinergica. Nicht immer können Medikamente problemlos weggelassen oder umgestellt werden, einen Versuch ist es jedoch wert. Beim OABS steht eine Vielzahl an verschiedenen Antimuskarinica mit unterschiedlicher Pharmakodynamik zur Verfügung, neuerdings auch ein ß3-Adrenoceptor Antagonist. Diese Medikamente wirken auf den M. detrusor vesicae entspannend und führen zu einer erhöhten Blasenkapazität und selteneren Blasenentleerungen. Für die Behandlung der Stressinkontinenz steht ein Serotonin- und Noradrenalin Wiederaufnahmehemmer zur Verfügung, der über Stimulation des Onuf'schen Kernes im Rückenmark zu einer erhöhten Kontraktilität des Harnröhrenschließmuskels beiträgt.

Inkontinenzoperationen

Versagen konservative und medikamentöse Therapieoptionen, so stehen für alle Inkontinenzformen operative Verfahren zur Verfügung. Am häufigsten werden chirurgische Eingriffe bei der Stressinkontinenz durchgeführt. Der momentane Standard ist dabei die spannungsfreie synthetische midurethrale Schlingenoperation. Dabei wird über einen 15 mm langen Schnitt im Bereich der vorderen Vaginalwand eine Schlinge aus einem Polypropylennetz unter das mittlere Drittel der Harnröhre eingezogen, die bewirkt, dass bei Druckanstieg im Bauchraum (z. B. Husten, Lachen, Niesen, Sport) die Blase und der blasennahe Urethraabschnitt um die Schlinge abknickt (= „dynamic kinking"). Durch diese Knickbildung wird die Harnröhre für die Dauer der Belastung abgedichtet (Abb. 3). Die Erfolgsrate dieses Eingriffes liegt bei um die 80 %. Auch bei der Dranginkontinenz, bzw. Überaktiven Blase gibt es operative Verfahren. So kann in den Blasenmuskel über ein Zystoskop Botulinumtoxin eingespritzt werden, was zu einer teilweisen Lähmung des M. detrusor führt, die etwa 5 Monate anhält und hohe Erfolgsraten bei OABS zeigt. Bei Drang- (und bei speziellen Formen der Stuhl-) Inkontinenz können auch Elektrostimulationsgeräte in den Körper implantiert werden (sakrale Neurostimulation), die ähnlich einem Herzschrittmacher, verschiedene Organfunktionen modulieren können.

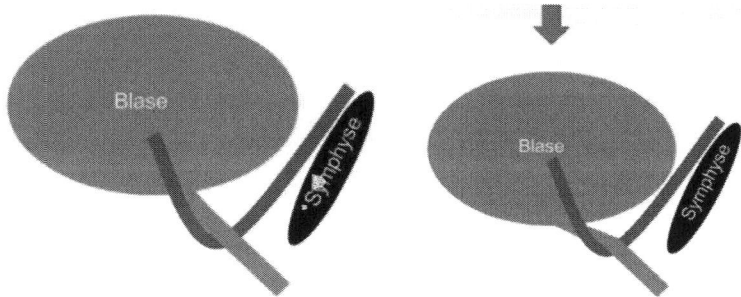

Abb. 3. nach einer Schlingenoperation knickt die Harnröhre bei intraabdominellem Druckanstieg (Pfeil) nur für die Dauer der Druckbelastung ab (dynamische Knickbildung)

Beckenorganprolaps

Prädisponiert durch den aufrechten Gang des Menschen, wirkt die Schwerkraft anders als beim Vierbeiner direkt auf den Beckenboden. Die Organe des Bauchraumes und des Becken, hängen also die meiste Zeit Richtung caudal und sollen sie nicht durch das nach unten offene Becken herausfallen, müssen sie verankert und unterstützt werden. Es ist dafür ein vor allem im Beckenbereich äußerst kräftiges Bindegewebe vorhanden, das über eine Vielzahl an kollagenen Fasern, die sich netzartig außerhalb des Peritoneums ausbreiten und sich an manchen Stellen zu ligamentartigen Strukturen verdichten (z. B. Lig. sacrouterinum). Dieser Halteapparat, wird nach unten zu durch die Beckenbodenmuskulatur (M. levator ani) komplementiert. Der Levator hat aber das Problem, dass die Öffnungen der Ausscheidungsorgane (Urethra und Anus), sowie bei der Frau zusätzlich noch die Scheide durch die Muskelplatte durchtreten. Diese Öffnungen stellen Bruchpforten dar und wenn es zu einer Muskelschwäche oder Strukturänderung durch Traumata (meistens Geburtstraumata) kommt, können sich die Beckenorgane trotz guter bindegewebiger Stabilisierung senken und im Extremfall führt dies zu einer kompletten Ausstülpung der Scheide durch den vaginalen Introitus (uterovaginaler Totalprolaps, Abb. 4) oder des Rektums durch den Analkanal (Rektumprolaps).

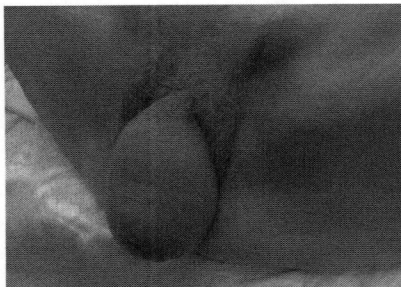

Abb. 4. uterovaginaler Totalprolaps

Abklärung mittels POPQ Schema

Die Ausprägung der Senkung (auch als Deszensus bezeichnet) ist unterschiedlich und auch die betroffenen anatomischen Regionen – in diesem Zusammenhang oft als "Kompartments" bezeichnet. Bei der klinischen Untersuchung steht nach der Anamnese, in der Symptomatik, Lebensqualität, Risikofaktoren und Behandlungswunsch erfragt werden, vor allem eine standardisierte Inspektion und Spekulumuntersuchung, sowie die Tastuntersuchung inklusive. Die Beurteilung des Zustandes der Beckenbodenmuskulatur steht im Vordergrund. Bei dieser Untersuchung wird die Patientin zum Pressen aufgefordert und je drei Punkte entlang der vorderen und hinteren Vaginalwand in Bezug auf den Hymenalsaum (eine klar definierte ringförmige Struktur am Scheideneingag, auch bei Frauen, die geboren haben) vermessen und die Zahlenwerte in Zentimetern angegeben (negativ bei Position innerhalb, positiv bei Lage außerhalb des Körpers). Daneben werden der Abstand von der Harnröhrenöffnung bis zur hinteren Kommissur (genitaler Hiatus), jener von der hinteren Kommissur bis zum Anus (Perinealkörper) und die Scheidenlänge gemessen (Abb. 5).

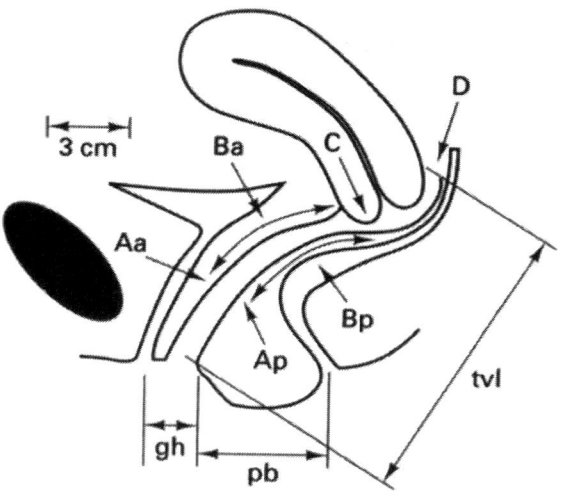

Abb. 5. quantitative Prolapsdiagnostik (ICS-POPQ) [Bump 1996]

Das standardisierte Schema zur Beschreibung des Beckenorganprolaps, das 1996 von der International Continence Society vorgeschlagen wurde, bedeutet einen wichtigen Schritt in der Evaluierung der Patientinnen vor und nach der Behandlung ihres Prolaps Bump [1996]. Auch für die Beurteilung der Beckenbodenfunktion gibt es ein standardisiertes Schema für die digitale Palpation, das nach einem Akronym für die Beurteilung der Muskelleistung in den Domänen Kraft (Power), Ausdauer (Endurance), Wiederholungen (Repetitions) und schnellen Kontraktionen (fast contractions) das PERFect Schema genannt wird. Dazu gibt es ein Schulungsvideo, das unter dem Internet Kurzlink goo.gl/CEMOy zu erreichen ist.

Pessartherapie

Pessare sind Medizinprodukte unterschiedlicher Form und Größe aus Kunststoff oder Kautschuk, die als Stützpessare (z. B. Ringpessare) oder Füllpessare (z. B. Würfelpessare) angeboten werden. Nach entsprechender Untersuchung und Aufklärung wird ein geeignetes Produkt so ausgewählt, dass nach Einlage in die Scheide, der Prolaps ausreichend reduziert ist, ohne dass ein Druckgefühl entsteht und andererseits das Pessar nicht zu klein ist und herausfällt. Pessare wurden schon in der Antike verwendet, damals verwendete man Steine oder Früchte wie z. B. den Granatapfel. Während früher bei den Patientinnen der Pessar routinemäßig 6–8 Wochen belassen wurde und dann gewechselt wurde, werden heute die Betroffenen zum Selbstwechsel eingeschult. Wenn das Pessar jede Nacht entfernt wird, kommt es so kaum zu Fremdkörperreaktionen, Entzündungen und Druckstellen. Die nicht-operative Therapie des Beckenorganprolaps umfasst auch das Beckenbodentraining. Es kann mit Pessaren kombiniert werden, ist aber auch alleine erfolgreich, vor allem in leichteren Fällen.

Operationen bei Beckenorganprolaps

Das Ziel einer operativen Behandlung des Beckenorganprolaps ist die (Rück-) Verlagerung der gesenkten Organe und damit Beseitigung der Senkungsbeschwerden und Verbesserung der Organfunktion. Für die Planung eines solchen Eingriffes ist die genaue Kenntnis des anatomischen Defektes naturgemäß von besonderer Bedeutung. Grob vereinfacht lässt sich sagen, dass Senkungen die jeweils das untere bis mittlere Drittel der vorderen oder hinteren Vaginalwand betreffen, durch Raffung des zwischen Scheidenwand und Blase bzw. Rektum liegenden Bindegewebes versorgt werden können. Liegt eine Senkung des oberen Scheidendrittels bzw. des Uterus vor, so muss eine Fixationsoperation erfolgen. Dazu gibt es die Möglichkeit der Fixierung am Lig. sacrospinale (Vaginaefixatio sacrospinalis) oder an den Ligg. sacrotuterina (Uterosacrale Ligamentfixation). Die objektive Heilungsrate der Senkungsoperationen (= gebessertes Ergebnis beim ICS-POPQ) liegt bei ca. 75 %. Von den verbleibenden 25 % haben aber nur wenige Patientinnen so starke Probleme, dass ein neuerlicher Eingriff erfolgen muss. Im Fall von Rezidiven können auch Implantate aus synthetischen Polypropylen Netzen eingesetzt werden, dabei hat die Technik der laparoskopischen Sacrokolpopexie derzeit die besten Ergebnisse.

Literatur

Bump RC, Mattiasson A, Bø K, Brubaker LP, DeLancey JO, Klarskov P, Shull BL, Smith AR. The standardization of terminology of female pelvic organ prolaps and pelvic floor dysfunction. Am J Obstet Gynecol. 1996 Jul; 175 (1): 10–7.

Hanzal E, Bartosch B, Stelzhammer C, Udier E. Palpation für das Beckenbodentraining. DeGruyter, Berlin 2015, ISBN 978-3-11-024611-7.

Nygaard I1, Barber MD, Burgio KL, Kenton K, Meikle S, Schaffer J, Spino C, Whitehead WE, Wu J, Brody DJ.; Pelvic Floor Disorders Network. Prevalence of symptomatic pelvic floor disorders in US women. JAMA. 2008 Sep 17; 300 (11): 1311–6.

Tubaria

Samir Helmy-Bader

Extrauteringravidität

Eine extrauterine Gravidität liegt vor, wenn nach der Befruchtung die Nidation nicht im Cavum uteri erfolgt.

In über 90 % der Extrauteringraviditäten liegt eine Tubargravidität vor. Meist kommt es zur Implantation des Trophoblasten in der Pars ampullaris (73,3 %), seltener in der Pars isthmica (12,5 %), am Fibrierende (11,6 %) oder in der Pars interstitialis (2,6 %) der Tuba uterina. Bei ampullären Tubargraviditäten kommt es nicht selten zu einem Tubarabort, wobei Trophoblastgewebe ins Abdomen gelangt und dort meist zu einer peritonealen Reizung führt. Von der Stelle des Aborts erfolgt eine Einblutung in die Tube; in der Folge kann ein Hämatom entstehen, wodurch die Blutung sekundär gestoppt werden kann. Gelegentlich verursacht der peritoneale Reiz auch Fieber.

Die Häufigkeit der Extrauteringravidität ist in den letzten 30 Jahren gestiegen: Wurden vor 30 Jahren nur etwa 0,5 % beobachtet, so liegt die Inzidenz heute bei etwa 1–2 %.

Als stärkste Risikofaktoren für das Entstehen einer Tubargravidität zählen einerseits vorangegangene Operationen an den Tuben (Saktosalpinx, Sterilisation, bereits stattgehabte Tubargravidität), die Verwendung von Intrauterinpessaren sowie die bereits bei einer Voroperation dokumentierte Tubenpathologie.

Als mittlere Risikofaktoren zählen Infertilität, Infektionen mit Chlamydien, Gonokokken und seltener Tuberkulose sowie der häufige Partnerwechsel. Als geringere Risikofaktoren zählen Zigarettenrauchen und jugendliches Alter beim ersten Geschlechtsverkehr (< 18 Jahre).

Aszendierende Infektionen mit Chlamydien, Staphylokokken und Gonokokken (seltener Tuberkulose) können subklinische Infektionen auslösen, die u. U. zur Schädigung der Tubenschleimhaut führen. Es wird nicht nur die Oberfläche der Tubenmukosa zerstört, sondern durch narbige Abheilung kann sekundär auch die

Motilität der Tube und damit der Eitransport beeinträchtigt werden. Die Gestagen-minipille dürfte ein weiterer Risikofaktor für die Entstehung einer Tubargravidität sein. Hier dürfte ebenso eine hormonelle Beeinflussung der Tubenmotilität eine Rolle spielen.

Die Mortalität ist im Gegensatz zur Inzidenz der Tubargravidität mehr als deutlich zurückgegangen. Lag sie zu Beginn der 1970er-Jahre bei etwa 1,7 %, so fiel sie Mitte der 1980er-Jahre auf 0,3 %. Trotzdem bleibt die Extrauteringravidität mit 0,004 ‰ (bezogen auf alle Schwangerschaften) die häufigste Ursache der mütterlichen Mortalität im 1. Trimenon.

Bei der Anamnese jeder Schwangerschaft ist die sekundäre Amenorrhoe wichtig, wobei das Datieren der exakten Amenorrhoedauer mit dem 1. Tag der letzten Regelblutung beginnt. Zwischenzeitlich auftretende leichte Metrorrhagien, die gelegentlich mit der nächsten zu erwartenden Menstruationsblutung zusammenfallen, können die exakte Bestimmung der Amenorrhoedauer manchmal verfälschen.

Patientinnen mit Tubargravidität können ein klinisches Bild von völliger Unauffälligkeit bis hin zum massiven hämorrhagischen Schock nach einer Tubarruptur bieten. Diesbezüglich wichtig sind die Abklärung und Beobachtung von Schmerzen im Unterbauch: diffuse Unterbauchschmerzen werden häufig auf die Seite der Tubargravidität lokalisiert. Es können aber auch wehenartige Schmerzen auftreten, die sich den tubaren Kontraktionen zuordnen lassen. Bereits bei der nichtrupturierten Tubargravidität können peritoneale Schmerzen auftreten, die durch die Auftreibung und Dehnung der Tubenwand entstehen. Wenn es zu einer Blutung in die freie Bauchhöhle gekommen ist, kann eine Peritonitis, v. a. aber auch die Symptomatik eines akuten Abdomens, entstehen.

Zunächst wird die Schwangerschaft verifiziert, wobei die schnellste und einfachste Methode der Nachweis von β-HCG im Urin ist. Die derzeitig im Handel erhältlichen Schnelltests haben eine Nachweisgrenze von etwa 20–25 mIU/ml β-HCG und sind damit meist als verlässlich einzustufen. Für das weitere Vorgehen ist vielfach die Klinik der Patientin entscheidend.

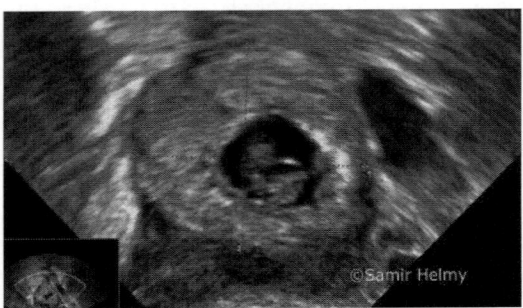

Abb. 1. Tubaria mit Embryonalanlage in 7. SSW

Außer der Anamnese, sind die gynäkologische Routineuntersuchung und die Vaginosonographie obligat. Evaluiert werden sollten Hinweise auf Blutungen aus dem Zervikalkanal, Veränderungen des Muttermundes in Bezug auf mögliche stattgehabte Aborte sowie Druckschmerzhaftigkeit im Adnexbereich. Eine Tubargravidität kann als derbe Resistenz imponieren, die sich, falls nicht bereits spontane Schmerzen bestehen, bei der Tastuntersuchung bzw. Vaginosonographie als schmerzhaft erweist. Der schmerzhafte Tastbefund kann allerdings auch auf der kontralateralen Seite der Tubargravidität liegen.

Bei Serum-β-HCG-Werten um 1500 mIU/ml sollte bei einer intakten intrauterinen Schwangerschaft zumindest ein u. U. noch wenige Millimeter im Durchmesser haltender Gestationssack darstellbar sein.

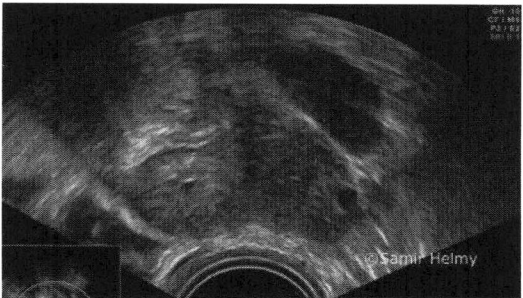

Abb. 2. Tubaria (links) adhärent zum Ovar (rechts) in 6. SSW

Das Fehlen eines intrauterinen Gestationssackes bei Serum-β-HCG-Werten ≥ 1000 mIU/ml kann also bereits einen ersten Hinweis auf das Vorliegen einer Extrauteringravidität geben. Bei völlig asymptomatischen Patientinnen und nicht eindeutigem vaginosonographischem Befund sollte aber aus Sicherheitsgründen eine Serum-β-HCG-Kontrolle nach etwa 48 h durchgeführt und dann die Vaginosonographie wiederholt werden.

Im Adnexbereich ist eines der pathognomonischen Zeichen für eine Extrauteringravidität der Embryo mit positiver Herzaktion (laut Literatur kommt dies allerdings nur in etwa 8–26 % der Fälle vor). Häufiger, d. h. in etwa 40–60 % der Fälle, ist ein Ringecho i. d. R. mit echoreichem Randsaum im Bereich der Tube mit oder ohne Embryonalanlage darstellbar. Am häufigsten stellt sich jedoch eine unspezifische Raumforderung im Bereich der Adnexe in Form eines inhomogenen Konglomerates dar. Wichtig ist es, dabei zu verifizieren, ob dieses Konglomerat bzw. Ringecho sich vom Ovar separieren lässt, um so eine Zyste (wie z. B. eine hämorrhagische Corpus-luteum-Zyste) auszuschließen. Dazu wird das „sliding organs sign" benutzt. Dabei wird durch leichten Druck auf die Vaginalsonde bei gleichzeitigem Palpieren des Abdomens eine freie Bewegung zwischen Ovar und dem Konglomerat dargestellt.

Eine Corpus-luteum-Zyste findet sich in knapp 80 % der Fälle ipsilateral und sollte immer bei der Diagnose einer Tubargravidität verifiziert werden. Als Differenzialdiagnose für Raumforderungen in der Adnexe muss an Adhäsionen, gestielte sub-seröse Myome, Endometriosezysten, Hydrosalpinx oder auch an eine statische Darmschlinge gedacht werden.

Die Therapiestrategien sind abhängig von der hämodynamischen Situation der Patientin und der klinischen Symptomatik.

Die laparoskopische Salpingotomie und Salpingektomie haben die Laparotomie im klinischen Alltag fast vollständig abgelöst. Neben der operativen Therapie haben sich in der letzten Dekade konservative Therapiealternativen, wie die systemische Gabe von Methotrexat, etabliert und bewährt. Methotrexat wird einmalig in einer Dosierung von 50 mg/m2 Körperoberfläche intraglutäal appliziert.

Das rein abwartende Verhalten, bei dem auf eine eventuelle Spontanresorption gewartet wird, ist eine weitere Therapiealternative, die zunehmend an Bedeutung gewinnt. Bisher publizierte Studien zeigen, dass 30 % aller Tubargraviditäten abwartend konservativ behandelt werden können. Als Grenzwert gilt jedoch ein Serum β-HCG Wert von 1500 mIU/ml.

Abklärung und Therapie weiblicher Infektionen

Ljubomir Petricevic

Einleitung

Infektionen zählen zu den häufigsten weiblichen Genitalerkrankungen. Meist liegt ein aszendierender (aufsteigender) Infektionsweg vor.

Vulvitis

Bei der Vulvitis handelt es sich um eine Dermatitis des äußeren weiblichen Genitalbereiches und des Scheideneingangs. Man unterscheidet die primäre Vulvitis (Entzündung auf die Vulva beschränkt) von der sekundären Vulvitis, bei der die Entzündung der Vulva aus einer Infektion des Ano- und/oder Urogenitaltraktes oder einer dermatologischen oder Allgemeinerkrankung resultiert.

Klinik und Diagnostik

Patientinnen mit einer Vulvitis berichten über unspezifische Symptome wie quälenden Juckreiz (Pruritus), Schwellung, brennende Schmerzen, Rötung des Vestibulums (Erythem), Schmerzen beim Geschlechtsverkehr (Dyspareunie) sowie Flucr. Gelegentlich tastet man vergrößerte, druckdolente regionale Lymphknoten.

Diagnostik
- Anamnese (insbesondere Veränderungen des vaginalen Fluors erfragen)
- Abstrichentnahme (auch aus dem hinteren Scheidengewölbe) und mikroskopische Beurteilung des Nativpräparates
- Anlage von Erregerkulturen auf Abstrichmedium
- Nativpräparat nach Donne (Trichomonaden)
- Klinik + PAP (HPV)

Erreger und Pathogenese

Tab. 1

häufig	Pilzinfektion (Vulvovaginale Candidose) – meist verursacht durch Candida albicans in 85–90 % (weißliche Beläge, krümeliger Fluor)
	Humanes Papillomavirus (Feigwarzen – Condylomata acuminata)
	Herpes Simplex Virus (herpetiforme Bläschen mit Ulzerationen und Verkrustungen)
selten	A-Streptokokken (meist einseitige Schwellung der Vulva)
	Staphylokokkus aureus (Entzündung eines Haarbalgs im Vulvabereich)
	Trichomonas (schaumiger, übelriechender, gelb-grünlicher Fluor)
	Treponema pallidum – Lues (Ulcus durum, Condylomata lata)

Therapie

Die Therapie richtet sich nach der Erkrankungsursache:

Tab. 2

Erreger	Therapie
Vulvovaginale Candidose (VVC)	Empirische Therapie: • Fluconazol (Single Shot) • Itrakonazol (Eintagestherapie) ***In der Schwangerschaft ist eine systemische Therapie mit Antimykotika derzeit kontraindiziert!*** Alternativ: Lokalbehandlung mit diversen Cremen und Ovula durch sechs Tage (Clotrimazol, Miconazol, Isoconazol, Econazol, Tioconazol)
Rezidivierende vulvovaginale Candidose (RVC) (Definition: Auftreten von mind. vier Episoden im Jahr)	• Fluconazol (Single Shot) • Itrakonazol (Eintagestherapie) BIS SECHS MONATE!
Herpesinfektion	Erstinfektion: • Aciclovir (Zovirax) für 7–10 Tage Rezidiv: • Aciclovir lokal od. systemisch ***Therapie in der Schwangerschaft:*** ***Erstinfektion:*** *elektive Sectio kurz vor dem Termin oder bei beginnender Wehentätigkeit unter begleitender i. v. Aciclovir Gabe (HSV Übertragung bei vaginaler Geburt 30–50 %!)* ***Rezidiv:*** *nur bei floriden Läsionen Sectio indiziert* *(Risiko der Transmission 3 %)*

Condylomata acuminata (HPV Typ 6 und 11)	Medikamentöse Therapie: Topische Applikation von • Imiquimod oder • destruierende Lösungen bzw. Salben wie Trichlor-essigsäure, 5-Flourouracil, Podophyllotoxin oder • Silbernitrat ***In der Schwangerschaft ist nur eine chirurgische Therapie zulässig!*** Chirurgische Therapie: • CO_2-Laser-Therapie oder • operative Abtragung
Trichomonaden	• Metronidazol (Single Shot od. durch 7 Tage) • Tinidazole (Single Shot) Cave: Partnerbehandlung!
Syphilis (Treponema pallidum)	Therapie hängt vom Stadium ab Frühsyphillis: • Benzathin-Penicillin (Single Shot) • Ceftriaxon für 10 Tage; Tetracyclin für 4 Tage Spätsyphillis: Frühe latente Syphillis: Benzathin-Penicillin G Single-Dose Späte latente Syphillis: Benzathin-Penicillin G i. m. verteilt über 1 Woche Cave: Partnerbehandlung! ***Schwangerschaft: Benzathin-Penizillin (Wirkung auf den Fetus gesichert), alternativ: Rocephin***
Follikulitis (Staphylococcus aureus)	Sitzbäder, Zugsalben, ggf. Inzision

Vaginitis/Kolpitis

Bei einer Vaginitis bzw. Kolpitis handelt es sich um eine entzündlich bedingte Ver-änderung der Scheide. Das unverhornte Plattenepithel der Vagina in prämenopau-salen Frauen ist reich an Glykogen, welches für die Lactobazillen als Substrat für die Produktion von unter anderem Milchsäure, zur Senkung des Scheiden pHs auf 4,0–4,5, dient. Bei Rückgang der säurebildenden Stäbchen und der daraus folgen-den Erhöhung des pH-Wertes kommt es meist zu einer Infektion.

Klinik und Diagnostik

siehe Vulvitis

Erreger

Die vulvovaginale Pilzinfektion ist zusammen mit der bakteriellen Vaginose und der Trichomoniasis am häufigsten als Ursache einer Kolpitis anzutreffen.

In seltenen Fällen sind A-Streptokokken, Staphylococcus aureus, HPV, HSV und Treponema pallidum ursächlich.

Therapie

Die Therapie richtet sich nach der Erkrankungsursache (siehe Therapie Vulvitis). Die bakterielle Vaginose (BV) wird über sieben Tage mit Metronidazol 500 mg 2 x 1 oder Clindamycin 300 mg 2 x 1 therapiert. Nach Beendigung der Antibiotika-Therapie sollte mittels eines Lactobazillen-Präperat die Keimflora wieder aufgebaut werden. Da BV, Candidose und Trichomoniasis ein potenzielles Risiko für Frühgeburt darstellen, ist die Therapie dieser Erkrankungen in der Schwangerschaft empfohlen.

Zervizitis

Die Zervix stellt eine wichtige physiologische Barriere gegen aszendierende Infektionen dar (anatomische Engstellung, lokale humorale Immunität mit IgA, Zervixschleim). Bei Aszension der Keime kann es zu einer Endometritis, Salpingitis oder Pelveoperitonitis kommen.

Klinik

Das Leitsymptom einer Zervizitis ist der mukupurulente endozervikale Fluor mit dem Ursprung im Zervikalkanal. Weiters können endozervikale Blutungen, ein Ödem im Bereich von Ektopien und eine Dysurie bei Ureterbeteiligung auftreten.

Erreger, Diagnose und Therapie

Tab. 3

Erreger	Diagnose und Therapie
Neisseria gonorrhoeae (Gonorrhö) *Cave: Meldepflichtig und Partner-behandlung!*	Diagnose: • PCR (Abstrich im speziellen Transportmedium) • Kultur (modif. Thayer-Martin Medium) • Amplifikationstest (v. a. Urindiagnostik) Therapie: Ceftriaxon Single Shot, Cefixim als Single Shot, Azithromycin p. o. als Single Shot mit Cephalosporin Single Shot i. v., Doxycyclin durch 7 Tage ***Schwangerschaft: kein Gyrasehemmer, ansonsten dieselbe Therapie***
Chlamydia trachomatis („erdbeerfarbene" Entzündung der Portio)	Diagnose: • Ligase Chain Reaction (LCR) (höchste Sensitivität und Spezifität) • PCR • Kultur auf Spezialagar Therapie: Azithromycin Single Shot, Doxycyclin G durch 7 Tage Partnerbehandlung!: Doxycyclin für 14 Tage – kein GV Schwangerschaft: Josamycin durch 14 Tage, sonst beim früh-vorzeitigem Blasensprung Azithromycin Single Shot

Endometritis

Die Entzündung der Schleimhaut des Corpus uteri entsteht meist durch Keimaszension, nur in seltenen Fällen wird sie durch Keimdeszension (z. B. Salpingitis) oder hämatogen (z. B. Tuberkulose) verursacht. Die Zervix (innerer Muttermund) und das Corpusepithel stellen eine Barriere für Infektionen dar, die jedoch durch physiologische Vorgänge wie die Geburt oder Menstruation, transzervikale Eingriffe (z. B. Curettage) oder durch Fremdkörper (z. B. Einlage eines Intrauterinpessars) gestört werden kann. Am häufigsten wird die Endometritis im Wochenbett verzeichnet (nach Spontangeburt bis 3 %, primäre Sectio bis 15 %, sekundäre Sectio bis 30 %).

Klinik und Diagnostik

Die Endometritis zeigt sich vorrangig durch diverse Blutungsstörungen wie z. B. Schmierblutungen, Metrorrhagie, Menorrhagie und einem Uterus-Kantenschmerz. Greift die Infektion auch auf das Myometrium über so können zusätzlich Fieber und

Unterbauchschmerzen auftreten. Im schlimmsten Fall kommt es bei zusätzlichem Verschluss des Zervikalkanals (durch ein Endometirumkarzinom) zu einer Pyometra. Die Diagnostik erfolgt mittels Anamneseerhebung, Labor (erhöhte Seruminfektionsparameter) und dem Nachweis von leukozytärem Fluor im Nativpräparat.

Erreger und Therapie
Für eine Endometritis können folgende Erreger verantwortlich sein: Neisseria gonorrhoeae, Chlamydia trachomatis, A-Streptokokken oder Anaerobier. Therapie siehe Tab. 3. Die Behandlung bei Infektion mit Anaerobier besteht aus einem i. v. Therapieschema mit einem Breitbandantibiotikum, wie einem Clindamycin kombiniert mit einem Gentamycin. Zusätzlich kann eine hormonelle Abrasio zur Abstoßung der Zona funktionalis des Endometriums durchgeführt werden.

Adnexitis (Pelvic inflammatory disease)

Unter Adnexitis versteht man die kombinierte Entzündung der Tuba uterina (Salpingitis) und dem Ovar (Oophoritis) und dem umgebenden Gewebe. Die akute Adnexitis tritt häufig bei jungen, geschlechtsreifen, sexuell aktiven Frauen auf. Der Altersgipfel liegt zwischen 16–24 Jahren. Während der Menstruation ist das Risiko, aufgrund der offenen Zervix, zusätzlich erhöht.

Klinik und Diagnostik
Das Krankheitsbild ist durch einseitige Druckdolenz im Adnexbereich, abdominellen Schmerzen, erhöhte Temperatur, Portioschiebeschmerz, Zeichen der peritonealen Reizung (Nausea/Emesis) und Fluor gekennzeichnet. Die Andnexitis kann jedoch auch ohne jegliche Beschwerdesymptomatik, wie z. B. bei Chlamydien-Infektion, ablaufen (Silent PID). Es ist immer an eine Ausbreitung (Tuben-Ovarien-Peritoneum – bei v. a. Gonokokken oder Chlamydien auch Ausbreitung auf Appendix oder Leber möglich) oder Chronifizierung der Adnexitis zu denken, was zu Verklebungen und Verwachsungen führen und auch eine Extrauteringravidität begünstigen kann. Die Diagnostik erfolgt durch Anamnese, gynäkologische Untersuchung, Abstrichentnahme (nativ und für Keimnachweis), Untersuchung des Abdomens (Abwehrspannung), Labor (Seruminfektionsparameter, ßHCG – Ausschluss EUG), Sonografie (freie Flüssigkeit, Tubenverdickung, Abzesse, Sekretstau in den Tuben). Eine Adnexitis ohne positive Vaginalabstrich ist selten (< 20 %).

Erreger und Therapie
Es können folgende Erreger für eine Adnexitis verantwortlich sein: verschiedene Anaerobier (Prevotella, Peptostreptokokkus, Gadnerella vaginalis), Chlamydia trachomatis, Neisseria gonorrhoeae und in seltenen Fällen A-Streptokokken sowie E. coli.

Die ambulante Therapie erfolgt mit einem Gyrasehemmer oder Tetracycline kombiniert mit Clindamycin/Metronidazol über 14 Tage. Zusätzlich sollte die Gabe einer antiphlogistischen Therapie (+ Magenschutz) erfolgen. Die stationäre Therapie erfolgt intravenös mit einem Cephalosporin kombiniert mit einem Doxycyclin oder einem Clindamycin kombiniert mit einem Gentamycin. Tritt nach 72 Stunden keine klinische Besserung ein, sollte die Therapie umgestellt werden. CAVE: Partnerbehandlung!

Harnwegsinfektion, Zystitis

Harnwegsinfekte werden je nach Topografie in untere Harnwegsinfekte, wie die Urethritis und Zystitis und obere Harnwegsinfekte, wie Ureteritis und Pyelonephritis unterteilt. Weiters können Harnwegsinfekte in primäre unkomplizierte Infekte (Infektion bei normalem anatomischen und funktionellen Zustand) und sekundäre komplizierte Infekte, denen ein urologisches Grundleiden zugrunde liegt, eingeteilt werden. Bei asymptomatischen Harnwegsinfekten besteht eine Bakteriurie ohne Beschwerdesymptomatik. Die Entstehung eines Harnwegsinfektes kann durch vielerlei Faktoren gefördert werden. Dazu zählen Ureter- und Nierensteine, Schwangerschaft, Stoffwechselstörungen (z. B. Diabetes) und Analgetikaabusus.
In der Schwangerschaft ist jeder Harnwegsinfekt als komplizierter Harnwegsinfekt zu sehen (Gefahr der Auslösung von Wehen).

Klinik und Diagnostik
Bei einem Harnwegsinfekt kommt es zu folgender Symptomatik: Algurie, Pruritus, imperativer Harndrang, suprapubische Schmerzen, Pollakisurie, Mikrohämaturie, Flankenschmerzen + Fieber + Erbrechen (bei Nierenbeteiligung). Die Diagnostik erfolgt durch einen Harnstreifentest (z. B. Combur) und gegebenenfalls mit einer Harnkultur – in der SS indiziert (unbedingt vor Beginn der Antibiose Urinprobe entnehmen!). Weiters sollte ein Labor mit Bestimmung der Entzündungsparameter abgenommen werden.

Erreger und Therapie
Der häufigste Erreger eines Harnwegsinfektes ist E. coli, gefolgt von Proteus mirabilis, Klebsiella, Enterobacter, Pseudomonas aeruginosa, Staphylococcus saprophyticus, Enterokokken und Candida albicans. Weiters kann eine Infektion der Harnwege auch durch Chlamydien, Myco- und Ureaplasmen sowie Gonokokken hervorgerufen werden.

Therapie

- (empirisch) Amoxicillin durch 3 Tage
- Urethritis: Azithromycin, Doxycyclin, Erythromycin, Levofloxacin, Ofloxacin
- rezidivierende Urethritis: Metronidazole, Tinidazole, Azithromycin
- Schwangerschaft und Stillzeit: Amoxicillin, Cephalosporine, zugelassene Makrolide

Literatur

Nugent et al., J Clin Microbiol 1991, 29: 297–301

Spiegel et al., J Clin Microbiol 1983, 18: 170–177

Amsel et al., Am J Med 1983, 74: 1–22

Eiko E. Petersen, „Infektionen in Gynäkologie und Geburtshilfe", Thieme Verlag, 5. Auflage (2010)

CDC STD Guidelines MMWR Recomm Rep 2015; 64

Uterusmyome

Christian Dadak

Übersicht
- Hypermenorrhoe
- Dysmenorrhoe
- Sarkom
- Myom in der Schwangerschaft

Ätiologie

Für das Wachstum von Myomen sind Östrogene sowie Wachstumshormone wie Insulin-like growth factor und epidermale Wachstumsfaktoren verantwortlich. Auch spontane Chromosomenveränderungen scheinen ursächlich für die Entstehung der Myome verantwortlich zu sein. Die Auslöser könnten winzige Verletzungen im Bereich des Myometriums sein, die die Produktion von Wachstumsfaktoren induzieren, die zu zellulärer Proliferation und verringerter Apoptose führen. Eine verstärkte Angiogenese wirkt sich dann auf stärkere Regelblutungen aus.

Inzidenz

Die Hälfte der Frauen im Alter von 35–49 Jahren in den Vereinigten Staaten haben Leiomyome.

Histologie

Histologisch handelt es sich um Leiomyome oder Adenomyome. Letztere bestehen aus glatten Muskelzellen sowie Endometriumzellen. Myosarkome sind äußerst selten (0,5 % aller operierten Myome); die Unterscheidung von Myomen kann nur histologisch aufgrund der mitotischen Aktivitäten gestellt werden.

Lage

Man unterscheidet bei den Myomen je nach Lage unter:

subseröses Myom	interligamentäres Myom
intramurales Myom	Zervixmyom
submucöses Myom	gestieltes Myom

Eine Besonderheit stellt jenes gestielte Myom dar, welches man als Myoma in status nascendi bezeichnet, d. h. dieses Myom wird durch den Zervikalkanal in die Scheide ausgestoßen.

Diagnose

Die Diagnose ist relativ einfach durch Palpation im Unterbauch (manchmal auch von außen schon zu ertasten) sowie Ultraschall, Magnetresonanz und Hysteroskopie zu stellen. Es gibt jedoch einige Differentialdiagnosen:

Schwangerschaft

Fibrome und andere Tumore, die vom Eierstock ausgehen

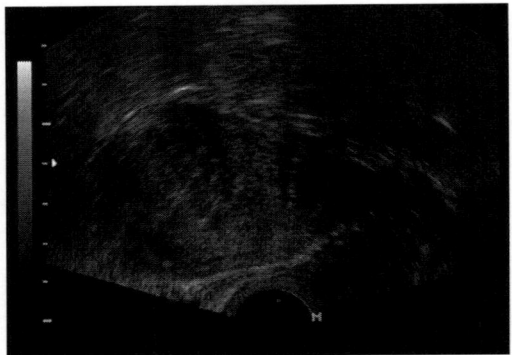

Abb. 1. Myom im Ultraschall

Risikofaktoren

Risikofaktoren sind:

Familienanamnese   frühe Menarche

Übergewicht   Nulliparität

Alter   Hypertonie

Rasse (afrikanische Ethnizität)

Um das Risiko zu reduzieren, sind einige Möglichkeiten gegeben, z. B. niedrig dosierte orale Kontrazeptiva.

Klinik

Die Symptome sind abnorme, starke, lang andauernde Blutungen. Sie können auch aufgrund der Wandspannung Schmerzen verursachen, sowie Drucksymptome auf Harnblase und Darm auslösen. Die starken Blutungen führen oft zu

Anämien. Die Lebensqualität ist durch diese starken und lang anhaltenden Blutungen deutlich herabgesetzt und machen oftmalige Arztbesuche und Krankenstände notwendig. Jedoch müssen nicht alle Myome symptomatisch sein.

Nur etwa 25 % der Myome sind symptomatisch, neben den oben schon erwähnten Symptomen sind noch folgende möglich: Dyspareunie, Inkontinenz bzw. Blasenentleerungsstörung. Sie können auch Infertilität verursachen. Grund für die Infertilität sind auf der einen Seite räumliche Probleme, wenn die Myome submucös zum Liegen kommen, aber auch lokale Entzündungsreize, die sich negativ auf die Spermien und Embryonen auswirken. Auf der anderen Seite können eine gestörte Durchblutung der Myometriumschicht, aber auch der Endometriumschicht und abnorme Kontraktionen nach Befruchtung ursächlich sein.

Komplikationen sind Subfertilität (5 %–10 % der Frauen mit Unfruchtbarkeit), aber auch in der Schwangerschaft können Myome Probleme machen, wie Einstellungsanomalien des Feten, vorzeitige Plazentalösung, Frühgeburt, Kaiserschnitt und andere perinatale Komplikationen.

Beim Symptom Blutung ist zunächst der Eisenspiegel sinkend, es kommt zu einer Anämie und oft werden die Patientinnen vom Allgemeinmediziner oder Internist zugewiesen. Das Symptom Schmerz ist verursacht durch Degeneration und/oder durch Stieldrehung, wobei die Gefäßversorgung dann abgedreht wird und eine Nekrose entsteht.

Intraligamentäre Myome (siehe Abb. 2) können auf den Ureter drücken und zu einer Hydronephrose führen. Stuhlprobleme werden durch Druck auf den Darm verursacht und können auch zu Sub-Ileus- und Ileusproblemen führen.

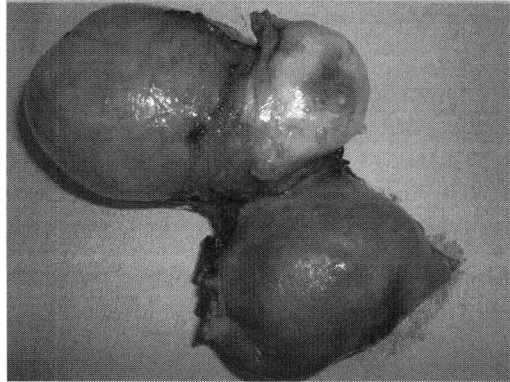

Abb. 2. intraligamentäre Myome

Therapie

Therapeutische Ziele sind die Blutungsabnahme (Intensität; als auch die Dauer der Blutung) und eine Größenabnahme der Myome. Die Therapie ist entweder medikamentös oder chirurgisch und auch kombiniert. Die Art der Therapie ist vom Alter, den Symptomen sowie den Wünschen der Patientin abhängig, vor allem, wenn sie uteruserhaltend behandelt werden möchte, um ihre Fertilität aufrecht zu erhalten oder wenn die Frau aus persönlichen Gründen, die Gebärmutter nicht verlieren möchte.

An operativen Maßnahmen (Uterus-erhaltend) stehen die Myomektomie (sog. Konservative Myomoperation) durch Laparoskopie, Hysteroskopie aber auch durch abdominale Schnittführung zur Verfügung. Eine weitere Möglichkeit stellt die Embolisation des zuführenden Gefäßes dar und als letzte Alternative auch die Hysterektomie.

Noch vor etwa 20–30 Jahren hat sich in Amerika jede dritte Frau bis zum Alter von 60 Jahren einer Hysterektomie unterzogen. Für Europa liegen zwar keine Angaben vor, die Operationsindikations-Stellungen dürften aber ebenso häufig gewesen sein.

Frauen, die sich einer konservativen Myomektomie unterziehen, müssen aber über das Risiko eines Rezidivs aufgeklärt werden. Bei der endoskopischen Operation von Myomen wird dann das Myom morcelliert, d. h. auf sehr kleine Stückchen zerkleinert, sodass sie durch den Trokar abgesaugt werden können (siehe Abb. 3). Diese Methode hat die FDA nun wegen der Möglichkeit eines Sarkoms (die Diagnose ist vor der histologischen Untersuchung nicht möglich; es könnte zu Tumorverschleppungen kommen) in den USA verboten.

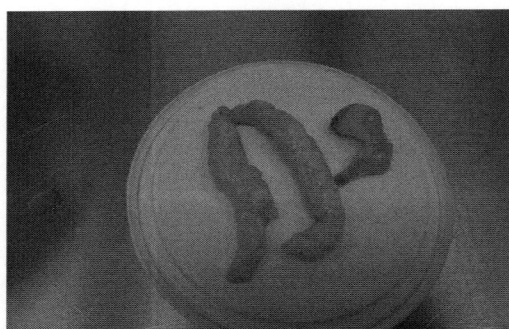

Abb. 3. morcelliertes Myom

Die medikamentöse Therapie sieht entweder hormonelle Kontrazeptiva vor oder Danazol, GnRH-Analoga sowie Ulipristolacetat (SPRM-Selektiver Progesteron-Rezeptor Modulator). SPRM wirkt sowohl auf die Hypophyse als auch auf das

Endometrium und Uterusgewebe und kann so das Myomvolumen verkleinern als auch die Schleimhautproliferation reduzieren.

In einer Studie entwickelte eine Mehrzahl der Patientinnen unter dieser Therapie eine Amenorrhoe und 80 % der Frauen eine Myomvolumensreduktion. Allerdings soll dieses Medikament nur zwei Mal drei Monate eingenommen werden. Danach wäre vorgesehen, Myome unter Erhaltung des Uterus, zu operieren.

Ohne Operation ist am Ende der medikamentösen Therapie mit einem neuerlichen Myomwachstum zu rechnen.

Literatur

Vilos GA, Allaire C, Laberge PY, Leyland N, Special Contributors, Vilos AG, Murji A, Chen I. The management of uterine leiomyomas. J Obstet Gynaecol Can. 2015 Feb; 37 (2): 157–81.

Sexualprobleme bei onkologischen Patientinnen

Christian Dadak

Übersicht
- Diagnostik
- Therapie

Die Diagnose Krebs führt zunächst zu Lebensbedrohung und Angstzuständen bei der Betroffenen. Sie führt auch zu sozialen Beeinträchtigungen. Freunde, Nachbarn und auch Partner ziehen sich zurück und können mit der Diagnose oft nicht umgehen. Es kommt bei den Betroffenen zu einer massiven Beeinträchtigung der Lebensführung sowohl durch die Erkrankung selbst als auch durch die Therapie (Operation, Chemo-, Strahlen-, Antihormontherapie). Manchmal schon während der Therapie, bei der Chemotherapie und vor allem am Ende der Therapie wird die Frage nach Sexualität wieder aktuell. Nach einer amerikanischen Studie fühlen sich 80 % der Patientinnen bei sexuellen Fragen von ihren Ärzten im Stich gelassen. Der Bereich Sexualität wird aber meist weder von den Patientinnen noch von den Ärzten vor Therapiebeginn oder in der Nachsorge thematisiert. Viele Patientinnen wollen aber auch nicht mit ihren Ärzten über Sexualität sprechen, weil sie das Gefühl haben, Ärzte seien nur für somatische Therapien zuständig, und sie vertrauen sich anderem medizinischen Personal an.

Organische Ursachen sexueller Störungen bei Karzinompatientinnen sind sowohl durch die lokale Therapie (Operation, Strahlentherapie) an den Genitalorganen als auch durch allgemeine Therapiemaßnahmen (Chemo-, Antihormontherapie) verursacht: Narbenschmerzen, Scheidenverengung, Scheidenverkürzung, Bewegungseinschränkung (Brust- und Achselbereich nach Mammakarzinom), Vaginalatrophie, Inkontinenz von Harn und Stuhl, Müdigkeit und Schwäche.

Die psychischen Ursachen sexueller Störungen bei Karzinompatientinnen sind durch eine Verminderung des Selbstwertgefühls, mangelnde Attraktivität als Partner (echt oder nur vermeintlich), Scham, Ekel, Depressionen, Versagensängste und Angst vor Ansteckung (HPV) gekennzeichnet.

Es gibt fünf natürliche Reaktionsphasen bei Krebspatientinnen:

1. Phase: nicht-wahrhaben-Wollen, Verdrängen und Isolation
2. Phase: Zorn
3. Phase: Handeln, Veränderung der Lebensweise, gute oder zwanghafte Vorsätze, emotionales Zurückgehen auf kindliche Stufe, irrationale Ängste, verdrängte Schuldgefühle, Selbstbestrafungswünsche
4. Phase: Depression
5. Phase: Annehmen und Akzeptanz der Erkrankung

Jede Krebsart kann ein individuelles Reaktionsmuster bewirken. Sexuelle Probleme nach der Krebstherapie bei der Frau werden vor allem bei Vulva-, Uterus-, Ovarial- und Mammakarzinom und auch bei Colon- und Rektumkarzinom beobachtet. Aber auch eine Leukämie führt zur Beeinträchtigung in der Lebensführung und damit auch im Sexualbereich.

Diagnostik

Die Diagnose kann nach ausführlicher Allgemein-, spezieller gynäkologischer oder andrologischer Anamnese und Untersuchung gestellt werden. Manchmal können auch ein Hormonstatus sowie diverse Blutparameter nützlich sein. Gegebenenfalls sollte eine psychologische, psychotherapeutische Evaluierung der Probleme diskutiert werden.

Therapie

Die Therapie von Sexualproblemen bei gynäkologischen Karzinomen richtet sich nach der Art des Problems. Bei Atrophie der Vaginalhaut oder Narben im Vulva- bereich kann man eine Lokalbehandlung mit Östrogenen (falls keine Kontraindikation vorliegt) oder Gleitgel versuchen. Auch die Verwendung von Hyaluronsäure- präparaten (supp) erwies sich als hilfreich. Hyaluronsäure speichert Wasser und kann somit ein feuchteres Klima in der Scheide erzeugen. Bei Inkontinenzproblemen ist rechtzeitige vorherige Blasenentleerung ein geeignetes Mittel. In manchen Fällen kann auch systemische Hormontherapie eingesetzt werden. Eine Hormontherapie ist bei Brust-, Endometrium- und bei manchen Formen von Ovarialkarzinomen jedoch kontraindiziert.

Beim Darmkarzinom können die Folgen nicht nur Schmerzen beim Geschlechtsverkehr sein, sondern auch Scham und Ekel bei Stomaträgern bzw. deren Partnern verursachen. Schmerzen bei sexuellem Verkehr werden von 51 % der Stomaträgerinnen angegeben, vermindertes sexuelles Verlangen von 38 % und Orgasmusstörungen von 31 %. Sexualtherapeutische Option beim Colonkarzinom wäre eine Psychotherapie. Zum Verdecken eines Stomas können ein Korsett oder Dessous, T-Shirt, Bluse oder Hemd usw. dienen.

Die Brust steht als Symbol der Weiblichkeit. Die Gesamtentfernung der Brust (Ablatio mammae) stellt für viele Frauen einen Verlust ihrer Weiblichkeit (Erinnerungen an Adoleszenz, sexuelle Stimulation, Stillen) dar. Die Folgen der Erkrankung liegen sowohl im psychischen als auch im organischen Bereich (Auswirkungen der Chemotherapie und/oder Antihormontherapie). Sie stellen die Patientin vor eine große Herausforderung, aber auch den Arzt oder den Psychotherapeuten. Die Sexualtherapieoptionen sind sowohl die Verdeckung von Narben oder Beeinträchtigungen der Form der Brust durch geeignete Dessous. Auch kosmetische Korrekturperationen oder Rekonstruktionsoperationen sind möglich und unterstützen bei der Wiederfindung der Attraktivität. Manche Frauen verstecken ihre Ablationsnarbe ganz bewusst nicht, sondern versehen sie noch mit Tattoos und verstärken so ihr Selbstwertgefühl.

Die Folgen der Chemo- und Antihormontherapie auf die Vulva und Vaginalhaut (Atrophie) können durch Gleitgel auf Wasserbasis, oder noch besser auf Silikonbasis, verbessert werden. Ätherische Öle können problematisch sein (Reizung der Haut).

Frauen empfinden manchmal Scham und Furcht, vom Partner nicht mehr angenommen zu werden. Männer reagieren auf Karzinome ihrer Partnerinnen oft übervorsichtig, abwartend, was zu Missverständnissen und Vermeidung von sexuellen Begegnungen führen kann. Daher ist eine der ersten Therapieoptionen die Initiierung der Kommunikation zwischen Arzt und Patientin, aber auch unter den Partnern. Das Zurückgewinnen des Selbstvertrauens und das gemeinsame Sprechen über das Thema sind wichtige Ziele der Sexualtherapie.

Es besteht aber auch die Chance, dass durch die Krebserkrankung negative Beziehungsmuster einer Partnerschaft in positive umgewandelt werden können, indem das Leben, nicht die Krankheit als Chance für ein gemeinsames Weiterleben gesehen wird. Die Erkrankung ist aber auch eine Chance über Sexualität zu sprechen, diese zu evaluieren und evtl. eingefahrene Wege zu verlassen und zu neuer Sexualität zu gelangen. Vor dem ersten neuen Sexualkontakt nach einer Therapie kann es hilfreich sein, selbst auszuprobieren, wie es um die sexuelle Empfindungsfähigkeit steht und ob es schmerzhafte Stellen im Genitalbereich gibt. Dies kann dann dem Partner auch über den Arzt in einem Vorgespräch vermittelt werden. Je größer das sexuelle Wissen (von ÄrztInnen und Patientinnen sowie deren Angehörigen) ist, umso höher ist die Chance Problemlösungen zu finden.
Sexualberatung, auch bei Karzinompatientinnen, beinhaltet möglichst eine gleiche gemeinsame sexuelle Sprache, Information über biologische und psychische Einflussfaktoren, Modifikation sexueller Vorurteile und Fehlvorstellungen sowie Empfehlungen für eventuell notwendige Verhaltensänderungen und Gewohnheiten.

Brusterkrankungen

Benigne Brustdrüsenerkrankungen

Georg Pfeiler, Christian Dadak

Entzündungen

Es wird unterschieden zwischen puerperaler und non-puerperaler Mastitis. Des Weiteren gilt es die infektiöse und non-infektiöse Mastitis zu unterscheiden.

Mastitis puerperalis und Milchstau

Üblicherweise kommt es bei etwa 20 % der stillenden Mütter zu einer Mastitis. Zumeist in den ersten 12 Wochen aufgrund von mangelnder Hygiene bzw. auch durch Milchstau. Häufig ist der Staphylococcus aureus die Ursache der Infektion; ebenso der Staphylococcus albus sowie E. coli und Streptococcus.

Milchstau per se ist nicht bakteriell kontaminiert. Die Ursache des Milchstaus liegt meistens in ungenügender Erfahrung mit dem Stillen und kann durch vermehrtes „Training" durch Hebammen bzw. Säuglingsschwestern oder Stillberaterinnen vermieden werden. Bei länger andauerndem Milchstau kann es zu hohem Fieber und zu klassischen lokalen Entzündungszeichen (Rubor-Calor-Dolor-Tumor) und auch eine Lymphknotenschwellung kommen. Die Diagnostik ist relativ einfach durch Inspektion und Palpation. Ausstreichen der Milch oder häufigeres Anlegen können helfen. Ebenso ist es in manchen Fällen notwendig ein Stillhütchen zum besseren Saugen des Kindes zu verwenden. In seltenen Fällen müssen Vakuumgeräte zum Leerpumpen der Brustdrüse eingesetzt werden. Die Pflege der Brustwarze ist essentiell. Eine bakterielle Mastitis oder Mammaabszess ist durch Milchstau begünstigt. Eine Mamma-Sonographie sollte auf alle Fälle durchgeführt werden.

Bei einer Mastitis puerperalis und auch einem puerperalen Mammaabszess empfiehlt sich am besten – falls notwendig – penicillasefestes Penicillin oder Cephalosporine. Im Fall von Allergien kann auch Clindamycin über 7–10 Tage eingesetzt werden. Differentialdiagnostisch ist an ein inflammatorisches Mammakarzinom zu denken.

Bei Bildung eines Abszesses ist es oftmals notwendig diesen entweder zu punktieren oder – falls dieser sich dennoch rezidivierend füllt – eine Inzision des Abszesses durchzuführen. Es sollte zusätzlich auch eine analgetische Medikation verabreicht werden, wie Ibuprofen oder Paracetamol. Ein Abstillen ist in keinem dieser Fälle indiziert oder hilfreich.

Non-puerperale Mastitis

Bei der non-puerperalen Mastitis handelt es sich meistens um Mischinfektionen aus Staphylococcus aureus und Anaerobien. Es kommt dabei zu lokalen Entzündungszeichen mit Temperaturerhöhung und Fieber. Rauchen, Piercings sowie andere kleine Verletzungen sind wesentliche Risikofaktoren für eine Mastitis non-puerperalis. Die Diagnostik besteht aus Inspektion, Sonographie und Laboruntersuchungen. Dabei kann auch ein Abszess diagnostiziert werden. Die Therapie besteht in der systemischen Antibiotika-Gabe (Penicillin, Cephalosporine, Clindamycin).

Als Komplikation kann bei der Punktion eine Abszessbildung auftreten. Falls diese nicht erfolgreich ist, sollte eine Inzision durchgeführt werden. Differentialdiagnostisch ist an ein inflammatorisches Mammakarzinom zu denken. Falls die antibiotische Therapie keine Verbesserung bringt sollte zur weiteren Abklärung eine Hautstanze durchgeführt werden, und falls es sich um ein inflammatorische Karzinom handelt, muss mit einer Chemotherapie unmittelbar begonnen werden.

Mastopathie

Die Mastopathie stellt mit rund 50 % die häufigste Brustdrüsenerkrankung der Frau dar. Die Ursachen sind nicht völlig geklärt, jedoch dürfte eine hormonelle Dysbalance zwischen Östrogen und Gestagen dafür verantwortlich sein (Östrogendominanz).

Ebenfalls könnten eine Hyperprolaktinämie oder Schilddrüsenerkrankungen verantwortlich sein. Man unterscheidet histopathologisch nach Prechtel:

Grad 1 (einfache Mastopathie ohne Epithelproliferation)

Grad 2 (einfache Mastopathie mit Epithelproliferation)

Grad 3 (Epithelproliferation mit Atypien; diese können durchaus in ein Karzinom übergehen)

Die Klinik der Mastopathie sind typische, zyklusabhängige Schmerzen mit Schwellung der Brustdrüse.

Benigne Tumore der Brust

Intraduktales Papillom

Das intraduktale Papillom ist ein intraduktal wachsender gutartiger Tumor der typischerweise retroammillär auftritt. Das Papillom kann zu Mamillensekretion (bräunlich, grünlich oder gelblich) führen, was sich oft als erstes Symptom zeigt.

Die Diagnostik besteht aus Mammographie, Sonographie, selten MRT der Brust oder Galaktographie (Kontrastmittel wird in einen Drüsenausführgang eingespritzt). Sichtbar wird dann ein Stopp im Gangsystem. Eine Entfernung des Papilloms ist sinnvoll, da es mit einem erhöhten Karzinomrisiko assoziiert ist.

Fibroadenom

Der häufigste, gutartige Brusttumor ist das Fibroadenom. Besonders oft sind junge Frauen (< 25 a) davon betroffen.

Die Pathogenese ist eine meist erhöhte Empfindlichkeit der Brustdrüsenzellen auf Östrogen. Im Ultraschall sind diese Knoten sehr gut darstellbar; sie sind homogen und scharf abgegrenzt. Bei schnellem Wachstum sowie anderen Verdachtsmomenten sollten sie mittels Stanzbiopsie histologisch abgeklärt werden. Die Entfernung des Fibroadenoms ist vor allem bei Schmerzen oder aus kosmetischen Gründen sinnvoll.

Zysten

Zysten sind flüssigkeitsgefüllte Hohlräume, die mit Drüsenepithel ausgekleidet sind. Vor der Menstruation sind sie meist größer und schmerzhaft. Bei der Tastuntersuchung fallen sie durch oberflächlich glatte Beschaffenheit und gute Beweglichkeit auf. Im Ultraschall sind gut erkennbar und können unter Ultraschallsicht gut punktiert werden. Die Flüssigkeit wird dann zur zytologischen Befundung eingeschickt.

Phylloidtumor

Der Phylloidtumor ist ein seltener Tumor der Brust, der jedoch rasch wachsen kann. Histologisch handelt es um Drüsenparenchym und Bindegewebe. Die Mitoserate ist durchaus unterschiedlich, sodass der Tumor manchmal auch zu einem malignen Tumor entarten kann, auch Rezidive sind sehr häufig. Die Therapie ist die vollständige Entfernung des Tumors. Regelmäßige Nachkontrollen mittels Sonographie sollten durchgeführt werden.

Mastalgie/Mastodynie

Bei Mastalgie oder Mastodynie handelt es sich um Schmerzen in der Brust, die diffus oder fokal sowie zyklisch oder nicht-zyklisch auftreten können. Meist strahlen sie in die Achsel, die Armregion und auch auf den Brustkorb aus.

Die Ursachen liegen ebenfalls in hormonellen Veränderungen (hoher Östrogenspiegel/niederer Progesteronspiegel, hoher Prolaktinwert, Schilddrüsenhormonschwankungen), aber auch in Elektrolytschwankungen.

Die Inzidenz beträgt rund 60 %, davon leiden 10–20 % an schweren Formen.

Nicht-zyklische Mastalgie kann durch Frühschwangerschaft, Mastitis, Zysten oder gutartige Tumore verursacht sein. Dazu assoziierte Bedingungen sind posttraumatische Belastungsstörungen, Depression, Essstörung, Alkohol- und Drogenmissbrauch sowie Fibromyalgie und Reizdarmsyndrom. Differentialdiagnostisch sind mehrere Erkrankungen, die auch Schmerzen im Brustbereich verursachen können wie Angina pectoris, Perikarditis, Lungenembolie, Rippenfellentzündung, Herpes zoster, gastroösophageale Refluxkrankheit, Magengeschwüre, Gallenblasenentzündung oder Gallensteine, Sichelzellenanämie aber auch Somatisierung.

Therapeutisch kann man folgende Substanzen einsetzen: Danazol, Tamoxifen, Goserelin und Cabergolin. Manchmal können auch Vitamin E und Mönchspfeffer-Extrakte die Schmerzen der Mastalgie lindern. Lokal kann man nicht-steroidale anti-rheumatische Salben oder Gels auftragen. Falls die Schmerzen zyklusbedingt sind, kann hormonell eingegriffen werden (Pille, Mirena etc.).

Literatur

Santen RJ, Mansel R. Benign breast disorders, N Engl J Med. 2005 Jul 21; 353 (3): 275–85.

Maligne Brustdrüsenerkrankungen

Leo Auerbach, Christian Dadak

Übersicht

- Risikofaktoren
- Diagnostik
- Therapie
- Prognose
- Gravidität und Mammakarzinom

Einleitung

Das Mammakarzinom ist das häufigste Karzinom der Frau, kann aber auch Männer (etwa 50–70 Fälle/Jahr) treffen. Der Altersgipfel liegt zwischen 50 und 70 Jahren.

In Österreich erkranken jährlich etwa 5.300 Frauen an einem Mammakarzinom. Die Lebenszeitinzidenz beträgt etwa 1:8. Man unterscheidet invasive Mammakarzinome, die die Gänge und Läppchen überschritten haben und nicht-invasive Karzinome, wie:

- DCIS (duktales Mammakarzinom in situ, intraductales Mammakarzinom)
- LCIS (lobuläres Mammkarzionom in situ, intralobuläres Mammakarzinom)

Wir kennen mehrere Risikofaktoren:

	Relatives Risiko
familiäre Belastung (Verwandtschaft ersten Grades)	1,4–13,6
Alter (> 50 Jahre vs < 50 Jahre)	6,5
gutartige Brusterkrankung: atypische Hyperplasie	4,0–4,4
Alter bei erster Lebendgeburt (> 30 Jahre vs < 20 Jahre)	1,3–2,2
Alter bei Menopause (> 55 Jahre vs < 55 Jahre)	1,5–2,0
familiäre Belastung (Verwandtschaft zweiten Grades)	1,5–1,8
gutartige Brusterkrankung: Biopsie (mit jedem histologischen Befund)	1,5–1,8
Alter bei Menarche (< 12 Jahre vs > 14 Jahre)	1,2–1,5
Hormonersatztherapie (HET)	1,0–1,5

Wir kennen auch genetische Ursachen für Brust- und Eierstockkrebs (meist nach familiärer Anamnese untersucht). Bisher wurden zwei Brustkrebsgene identifiziert: BRCA 1 (auf Chromosom 17 q) und BRCA 2 (auf Chromosom 13 q), an denen Mutationen erkannt werden können. Diese Frauen (Männer) erkranken mit einer

Häufigkeit von bis zu 60–80 % bis zum 70. Lebensjahr an Brustkrebs und meist in jüngeren Jahren.

Diagnostik

Die Diagnostik besteht aus Selbstuntersuchung, ärztlicher Tastuntersuchung, Mammographie, Ultraschall der Brust und Magnetresonanztomographie und der Diagnosesicherung durch eine Biopsie.

Bei der Inspektion ist auf Größe, Form und Seitendifferenz sowie Einziehungen und ekzematöse Veränderungen der Brustwarze zu achten.

Der Goldstandard der Diagnostik eines Mammakarzinoms ist die Mammographie. Sie sollte ab dem 45. Lebensjahr alle 2 Jahre regelmäßig stattfinden. Bei Frauen bis 40 Jahren sollte primär an einem Brustultraschall gedacht werden. Die beste Zeit für eine Mammographie ist knapp nach der Menstruation. Je dichter die Brust ist, umso geringer ist die Sensitivität der Mammographie. In diesem Fall soll ein US und/oder die Magnetresonanz der Brust (inkl. Kontrastmittel) zur Diagnose herangezogen werden.

Die Radiologen bedienen sich zur Beurteilung der MG, US und MRI der Brust einer sog. BIRADS-Klassifikation (Breast Imaging Reporting and Data System, American College of Radiology), die sechs Kategorien aufweist.

BIRADS Kategorie	Bewertung
0	nicht beurteilbar
1	negativ
2	gutartiger Befund
3	wahrscheinlich gutartiger Befund (Fibroadenome, Zysten, …)
4A–C	unklar/suspekt, Biopsie empfohlen
5	hochgradiger Verdacht auf Bösartigkeit, Biopsie
6	histologisch verifiziertes Karzinom

Screening

In Österreich wurde kürzlich ein Mammographie-Screening eingeführt. Es betrifft Frauen zwischen 45 und 69 Jahren. Sie erhalten alle zwei Jahre eine Einladung vom Hauptverband der Sozialversicherung zur Mammographie. Sinn des Screenings ist die Früherkennung maligner Prozesse in der Brust.

Therapie

Therapieoptionen sind Operation, Chemotherapie, Monoklonale Antikörper, Immunotherapien, Antihormon- und Strahlentherapie.

80 % aller operativen Eingriffe können brusterhaltend durchgeführt werden, in fast allen Fällen wird heute routinemäßig nur der erste Sentinel-Lymphknoten entfernt, um ein Staging der Erkrankung zu sichern. Der Sentinel-Lymphknoten ist der erste Lymphknoten im Lymphabflussgebiet des Tumors und kann mit einer Blaufärbung oder auch radioaktiv markiert werden. Nach der Entfernung wird dieser sofort histologisch untersucht. Sollte er nicht befallen sein, deutet das mit sehr hoher Wahrscheinlichkeit darauf hin, dass kein weiterer Lymphknoten im Abflussgebiet befallen ist. Sollte er jedoch befallen sein, benötigt man eine Lymphknotendissektion der Axilla (mindestens 10 Lymphknoten), um zu einem Staging der Erkrankung zu kommen. Die Vorteile des Sentinel-Lymphknoten-Samplings sind die geringe Morbidität in Bezug auf Lymphödeme und Parästhesien.

Bei brustentfernenden oder brusterhaltenden Operationen besteht auch die Möglichkeit onkoplastischer Operationsverfahren, wie Augmentation mit Silikonprothesen oder körpereigenem Gewebe bei Lattissimus Dorsi oder M. Rectus (TRAM), Gracilis, oder auch körpereigene Fettaufspritzung (Lipofilling). Diese Operationen können zeitgleich oder später durchgeführt werden.

Die Histologie beurteilt, ob an den Tumorzellen Hormonrezeptoren (Östrogen und Progesteron) und Her2neu-Rezeptoren nachweisbar sind, ebenso wird bei Beurteilung zur klinischen Therapie auch das Proliferationsprofil KI67 und das Grading herangezogen. Gemeinsam mit TNM Stadium, Alter und LK-Befall wird eine entsprechende Therapie (Chemo-, Antihormontherapie, …) nach Diskussion im Tumorboard vorgeschlagen.

Eine Chemotherapie wird entweder neoadjuvant (vor der Operation) und/oder adjuvant (zumeist Kombinationen aus Antrazyklinen und Taxanen) gegeben.

Die Neoadjuvante Chemotherapie, d. h. präoperativ eingesetzte Chemotheapie, hat als Ziel, die Verkleinerung des Primärtumors mit idealerweise kompletter pathologischer Remission und ein Down-Staging von befallenen Lymphknoten zu erzielen.

Die Chemotherapie ist nebenwirkungsreich, weil sie hämatotoxisch und kardiosowie neurotoxisch sein kann. Nebenwirkungen sind Neutropenie, Anämie, Erbrechen, Übelkeit, Erschöpfung, Neurotoxizität, Schleimhautläsionen und Haarausfall, Geschmacksstörungen, Nägelverfärbungen.

Supportive Maßnahmen sind die Gabe von Antiemetika, Wachstumsfaktoren (G-CSF) und gegebenenfalls Erytropoetin.

Die Antihormontherapie ist effektiv mit einer geringeren Nebenwirkungsrate und wird bei Östrogenrezeptor/Progesteronrezeptor-positiven Patientinnen eingesetzt.

Wir unterscheiden an hormonellen Therapiemöglichkeiten:

- SERMs: Tamoxifen (Cave: Endometriumca, Thrombose)
- Aromatasehemmer: Anastrozol/Letrozol/Exemestan
- Antiöstrogen: Fulvestrant
- GnRH-Analoga: Goserelin, Leuprorelin
- Gestagene: Medroxyprogesteronacetat; Megestrolacetat

Die Strahlentherapie wird zumeist nach brusterhaltender Therapie eingesetzt. Sie ist kein Ersatz für insuffiziente Operationsverfahren wie ungenügender Sicherheitsabstand beim Schnittrand. Die Strahlen werden meistens über 16–25 Tage fraktioniert appliziert. Bei sehr malignen Tumoren wird zusätzlich noch ein Elektronen-Boost oder eine interstitielle Brachytherapie angeschlossen.

Prognosefaktoren

Bei den Prognosefaktoren kennen wir das Alter, Tumorgröße, Lymphknotenbefall, histopathologisches Grading, Steroidrezeptoren, Lymphgefäßstatus, Her2neu-Status, KI67 und p53.

Nachsorge

Eine durchaus engmaschige Nachsorge ist auch im Wissen, dass eine Früherkennung von Fernmetastasen keinen signifikanten Überlebensvorteil nach sich zieht, unerlässlich. Sie sollte jedoch auch die psychische und soziale Situation der Frau berücksichtigen. Auch das Erkennen von Nebenwirkungen oder Auswirkungen der Chemo-, Strahlen- oder Antihormontherapie ist zu beachten und zu besprechen sowie gegebenenfalls zu therapeutisieren.

Mammakarzinom und Schwangerschaft

Die Inzidenz beträgt etwa 1 auf 3000 Schwangerschaften. Aufgrund einer verspäteten Diagnose hat dieses Mammakarzinom üblicherweise eine schlechtere Prognose. Die Therapie unterscheidet sich nicht von nicht-schwangeren Betroffenen. Eine Chemotherapie kann ab der 18. Schwangerschaftswoche appliziert werden, eine Antihormontherapie oder Strahlentherapie wird erst nach der Geburt durchgeführt.

Schwangerschaft nach Mammakarzinom

Eine geplante Schwangerschaft nach Mammakarzinom ist möglich, aber sollte vorher mit dem Onkologen oder Gynäkologen abgesprochen werden. Die günstigste Zeit für eine Schwangerschaft ist frühestens zwei Jahre nach Therapiebeginn und eine intensive Überwachung ist auch hier notwendig. Die Prognose der Karzinomerkrankung ist bei Eintreten einer Schwangerschaft sogar günstiger. Das könnte aber auch an einem „healthy mother effect" liegen, weil nur „gesunde" Frauen schwanger werden.

Literatur

Benson JR, Jatoi I, Keisch M, Esteva FJ, Makris A, Jordan VC. Early breast cancer, Lancet 2009 Apr 25; 373 (9673): 1463–79.

Kreienberg R, Jonat W, Volm T, Möbus V, Alt D: Management des Mammakarzinoms Springer Verlag

Geburtshilfe

Hypertensive Schwangerschaftserkrankungen

Julia Binder

Prävalenz

Die Präeklampsie (PE) betrifft 2–5 % aller Schwangerschaften weltweit und ist führende Ursache für maternale und neonatale Morbidität und Mortalität. In 75 % der Fälle verläuft die Erkrankung mild mit einem Auftreten nach der 34. Schwangerschaftswoche. In 25 % der Fälle kommt es jedoch zu einer schweren Verlaufsform, welche meist vor der 34. Schwangerschaftswoche auftritt.

Generell treten hypertensive Schwangerschaftserkrankungen in 6 bis 8 % aller Schwangerschaften auf und tragen zu 20 bis 25 % der perinatalen Mortalität bei. Die PE ist dabei von besonderer Bedeutung, da sie für jeden dritten Fall schwerer geburtshilflicher Morbidität und weltweit für mindestens 50.000 mütterliche Todesfälle pro Jahr verantwortlich ist.

Ätiologie

Die Ätiologie der PE ist nach wie vor nicht eindeutig geklärt. Es wird eine gestörte Trophoblasteninvasion mit mangelhafter Invasion von extravillösen Trophoblastenzellen in die myometranen Segmente der Spiralarterien vermutet. Es kommt zu einer inadäquaten Adaptation dieser Gefäße an den erhöhten Durchblutungsbedarf des Uterus. Die Folge davon ist eine plazentare Hypoxie mit nachfolgender Plazentainsuffizienz.

2009 wurde von Professor Karumanchi die soluble fms like kinase 1 (sFlt1), ein lösliches Fragment des VEGF Rezeptors als wichtiger Faktor im Rahmen der PE-Entstehung beschrieben und ein Ungleichgewicht von sFlt1 und placenta like growth factor (PlGF) festgestellt.

Kürzlich konnten einige rezente Studien auch eine Beteiligung des kardiovaskulären Systems im Rahmen der PE nachweisen und beschrieben ein vermindertes cardiac output sowie einen erhöhten systemischen vaskulären Gefäßwiderstand. Follow up Studien konnten langanhaltende negative Effekte auf die Herzleistung beschreiben und ergaben ein erhöhtes Langzeitrisiko für kardiovaskuläre Erkrankungen. Ob die Plazenta die zentrale Rolle in der Entstehung der PE oder eine vorbestehende kardiovaskuläre Komponente zur Entstehung der Erkrankung führt, bleibt weiter unklar. Forschungsarbeiten der nächsten Jahre werden dazu weitere Erkenntnisse bringen.

Klassifikation der hypertensiven Schwangerschafts-erkrankungen

Die 2019 adaptierte Klassifikation der Hypertensiven Schwangerschaftserkrankungen im Rahmen der AWMF Leitlinie lautet wie folgt. Die **chronische Hypertonie** wird als Hypertonie definiert, welche bereits präkonzeptionell bzw. im ersten Trimester aufgetreten ist. Dazu zählen die essentielle Hypertonie (primäre Hypertonie), die sekundäre Hypertonie (durch andere zu Grunde liegende Erkrankungen verursacht, zum Beispiel Nierenfunktionsstörungen) und die Weißkittel Hypertonie (in der Literatur auch als white coat hypertension beschrieben).

Im Gegensatz dazu wird die **schwangerschaftsinduzierte Hypertonie (SIH)** als neue in der Schwangerschaft aufgetretene Hypertonie mit Blutdruckwerten über 140 und/oder 90 mmHg bei zuvor unauffälligen Blutdruckwerten definiert.

Der Begriff der **schwangerschaftsinduzierten Proteinurie** ist erstmals 2018 in die neue Leitlinie der AWMF eingeflossen. Diese Erkrankung wird als neu aufgetretene Proteinurie ≥ 300 mg/l oder Protein/Kreatinin ≥ 30 mg/mmol ohne Kriterien einer PE oder renale Grunderkrankung definiert.

Die **Definition der PE** hat sich durch die Publikation der Guidelines der Task Force für Hypertonie in der Schwangerschaft des American College for Obstetrics and Gynecology 2013 etwas geändert, sodass das Vorliegen einer Proteinurie nicht mehr zwingend nötig ist. Somit wird die PE als erhöhter Blutdruck größer oder gleich 140 und/oder 90 mit in der Schwangerschaft neu aufgetretener Organmanifestation, welche keine andere zu Grunde liegende Ursache hat, definiert.

Neu aufgetretene Organmanifestationen beinhalten eine renale Komponente, die durch eine Proteinurie manifestiert wird. Diese kann sich als Proteinausscheidung von > 300 mg/d oder auch als Protein/Kreatinin Quotient von > 30 mg/mmol, durch ein erhöhtes Serum Kretinin oder auch durch eine Oligurie zeigen. Typische hämatologische Veränderungen umfassen eine Thrombozytopenie mit Werten < 100 G/L sowie Hämolysezeichen, die sich als Nachweis von Schistozyten, Fragmentozyten oder durch ein deutlich vermindertes Haptoglobin oder eine deutlich erhöhte Laktatdehydrogenase (LDH) darstellen. Eine Beteiligung der Leber manifestiert sich meist durch Oberbauchschmerzen sowie einen Anstieg der Lebertransaminasen über das zweifache des üblichen Referenzwerts.

Die Präeklampsie kann weiters zu neurologischen Symptomen wie Kopfschmerzen, Sehstörungen, Visusstörungen, Hyperreflexie, Kloni, Konvulsionen im Rahmen einer Eklampsie sowie zum Apoplex führen. Respiratorische Symptome manifestieren sich im Rahmen einer respiratorischen Insuffizienz durch einen Pleuraerguss oder ein Lungenödem. Oftmals geht die Erkrankung auch mit einer Einschränkung des fetalen Wachstums einher, welches < der 10. Perzentile als Small for Gestational Age (SGA) bzw., wenn es zusätzlich zu einer Beeinträchtigung der fetalen Dopplerströmungswerte kommt, als intrauterine Wachstumsretardierung (IUGR) bezeichnet wird.

Prädiktion

Angiogene Faktoren spielen eine zentrale Rolle in der PE-Entstehung und werden in den letzten Jahren immer mehr auch diagnostisch genützt. Hier ist besonders die Ratio zwischen sFlt1 und placental like growth factor zu erwähnen. Das **HELLP Syndrom** wird als in der Schwangerschaft auftretende typische Laborkonstellation bestehend aus Hämolyse, erhöhten Leberfunktionsparametern sowie Thrombozytopenie beschrieben. Die Erkrankung ist oftmals mit einer PE assoziiert, es wird jedoch eine eigene Ätiologie vermutet. Bei starken plötzlich eintretenden Schmerzen im Oberbauch sollte in der Schwangerschaft an ein HELLP Syndrom gedacht werden. Die Eklampsie ist in westlichen Ländern auf Grund der rechtzeitigen Behandlung und Entbindung bei Präeklampsie selten geworden, tritt jedoch in Entwicklungsländern leider nach wie vor häufiger auf. Sie ist durch tonischklonische Krampfanfälle, häufig im Rahmen der PE, die keiner anderen neurologischen Ursache zugeordnet werden können, definiert.

Um eine Vorhersage über die Wahrscheinlichkeit des Auftretens einer PE treffen zu können, sollte eine genaue **Anamnese** durchgeführt werden. Mittels Anamnese lässt sich bereits ein Hochrisikokollektiv ermitteln und es können 33 % der früh auftretenden PE (early onset PE – Auftreten vor der 34. Schwangerschaftswoche) vorhergesagt werden. Ein in den letzten Jahren immer wichtiger gewordener Parameter ist die **sFlt1/PlGF Ratio**. Wie bereits erwähnt, kommt es bei der PE zu einem Anstieg des sFlt1 und einem Abfall des PlGF. Das Gleichgewicht zwischen Angiogenese und Anti-Angiogenese ist verschoben, eine endotheliale Dysfunktion entsteht.

2016 konnte eine große multizentrische Arbeit an 1.050 Patientinnen mit Verdacht auf PE zeigen, dass die sFlt1/PlGF Ratio als prädiktiver Parameter herangezogen werden kann und bereits 4 Wochen vor Erstmanifestation einer PE erhöht ist. Es zeigte sich weiters, dass ein cut off von einem **sFlt1/PlGF Quotienten von > 38** mit einer signifikant kürzeren Zeit bis zur Geburt assoziiert ist. Dieser Effekt war in Frauen mit und ohne PE bzw. vor und auch nach der 34. Schwangerschaftswoche zu erkennen. Eine **sFlt1/PlGF ratio < 38** kann die Entwicklung einer PE mit einem negative predictive value (NPV) von 99,3 % in einer Woche und 94,3 % in 4 Wochen ausschließen und stellt daher ein wichtiges zusätzliches Tool zur Einschätzung einer PE-Entwicklung dar. Weitere Maßnahmen der Prädiktion stellen die Durchführung einer **Dopplerultraschalluntersuchung der Arteriae uterinae** im ersten bzw. auch im zweiten Trimenon dar, welche in Kombination mit biochemischen Parametern im ersten Trimenon eine Prädiktion für die frühe Form der PE von bis zu 90 % erlauben. Die Durchführung eines Ersttrimesterscreenings inklusive Doppleruntersuchung der Aa. Uterinae in Kombination mit dem biochemischen Marker pregnancy-associated plasma protein A (PAPP-A) gibt durch ihre hohe Vorhersagerate für die early onset Präeklampsie Möglichkeit zur Intervention. Eine rezente Studie konnte eine signifikant niedrigere Rate an PE nach Einnahme von **150 mg Aspirin** bei Patientinnen mit hohem Risiko für eine PE-Entstehung nach Ersttrimesterscreening beobachten.

Diagnostik

Die Symptome der PE können äußerst unterschiedlich und unspezifisch sein. Sie reichen von Kopfschmerzen über Übelkeit bis hin zu Augenflimmern und Oberbauchschmerzen. Die **Blutdruckmessung** ist nach wie vor die wichtigste Methode der Diagnostik. Hierbei ist auf eine Oberarmmessung in ausreichender Ruhe zu achten. Ein einmalig hypertoner Blutdruckwert macht noch keine Hypertonie, der hypertone Wert von ≥ 140 und/oder 90 sollte reproduzierbar sein und mehr als 7 von 30 Messungen sollten über den Grenzwert erhöht sein. Je nach Klinik ist dann eine ambulante gegenüber einer stationären Behandlung abzuwägen. Neben der Erhebung von PE spezifischen Symptomen sollte eine **Urintestung** zur Quantifizierung einer möglicherweise bestehenden Proteinurie erfolgen. Dies kann mittels 12 bzw. 24 Stunden Eiweißausscheidung oder auch mittels **Protein/Kreatinin Ratio** durchgeführt werden.

Der **sFlt1/PlGF Ratio** kann mit einer hohen Sensitivität und Spezifität feststellen, ob es sich um eine PE handelt. Ein Quotient von > 85 vor der 34. Schwangerschaftswoche bzw. ein Quotient von > 110 nach der 34. Schwangerschaftswoche ist mit einer Spezifität von 99,5 bzw. 95,5 % beweisend für eine PE. Weiters stellt er eine Hilfestellung in der Unterscheidung der unterschiedlichen hypertensiven Schwangerschaftserkrankungen dar, welche klinisch oftmals schwer zu differenzieren sind.

Therapie

Bei Diagnose einer PE soll eine Klinikeinweisung mit engmaschiger Überwachung der Schwangerschaft erfolgen. Eine **Blutdruckeinstellung** ist ab Werten von **150–160 systolisch und 100–110 diastolisch** zu empfehlen. **Alphamethyldopa** stellt das Mittel der ersten Wahl dar. **Urapidil** ist Mittel der zweiten und **Nifedipin** Mittel der dritten Wahl. Labetalol und Metoprolol können ebenfalls gegeben werden, bei Metoprolol wurden jedoch erhöhte Raten an fetaler Wachstumsretardierung beschrieben. ACE Hemmer und Angiotensin II Rezeptor Blocker sind kontraindiziert. Urapidil, Labetalol und Nifedipin können auch i. v. eingesetzt werden, wenn sich der Blutdruck mittels oraler Medikation nicht einstellen lässt. Gleichzeitig sollte dann auch eine **Anfallsprophylaxe** mittels hoch dosiertem Magnesium verabreicht werden. Nach der abgeschlossenen 37. Schwangerschaftswoche stellt die

Entbindung die Therapie der Wahl dar. Zwischen 34 + 0 und 36 + 6 sollte bei schweren Verlaufsformen ebenfalls die Entbindung angestrebt werden. In 24 + 0 bis 33 + 6 ist ein konservatives Vorgehen mit engmaschiger Überwachung empfehlenswert, sofern es die maternale Situation zulässt. Vor der 24 + 0 Schwangerschaftswoche sollten in einem ausführlichen Aufklärungsgespräch mit der Patientin das Fortführen der Schwangerschaft und auch eine Schwangerschaftsbeendigung besprochen werden.

Nachsorge

Nach der Entbindung sind meist eine weiterführende Blutdrucktherapie und engmaschige Überwachung nötig. In weiterer Folge sollten eine Gerinnungsabklärung sowie Abklärung von Begleiterkrankungen erfolgen. Eine Aufklärung über das Wiederholungsrisiko einer PE, im Mittel zwischen 14 und 18 %, sowie auch über das lebenslang erhöhte Risiko einer Hypertonieentstehung mit den damit verbundenen Komorbiditäten, im Sinne einer Lifestylemodifikation (Rauchen, BMI) soll durchgeführt werden. Einmal jährliche Kontrollen des Blutdrucks, BMI, Labor (Trigylzeride, Cholesterin, Blutzucker, Serum-Kreatinin) sollen den Patientinnen zur Nachsorge empfohlen werden.

Literatur

AWMF 015/018 S2k-Leitlinie, Hypertensive Schwangerschaftserkrankungen: Diagnostik und Therapie.

Zeisler H, Llurba E, Chantraine F, Vatish M, Staff AC, Sennström M, Olovsson M, Brennecke SP, Stepan H, Allegranza D, Dilba P, Schoedl M, Hund M, Verlohren S. Predictive value of the sFlt1:PlGF Ratio in women with suspected preeclampsia; N Engl J Med. 2016 Jan 7; 374(1): 13–22.

Die regelwidrige Geburt

Mariella Polterauer

Übersicht
- Geburtsstillstand
- Einstellungsanomalien
- Lageanomalien
- operative Geburtshilfe

Protrahierte Geburt

unklare Definition der normalen, optimalen zulässigen Geburtsdauer
- protrahierte Eröffnungsperiode: Muttermund erweitert sich mit einer Geschwindigkeit < 1 cm/h
- protrahierte Austreibungsperiode: Leitstelle tritt < 1 cm/h tiefer

Geburtsstillstand

Unter einem Geburtsstillstand versteht man die Unterbrechung des regelrechten Geburtsverlaufs.

Geburtsstillstand in der Eröffnungsperiode
Ein Geburtsstillstand in der Eröffnungsperiode ist durch die Unterbrechung des Geburtsfortschrittes über die Dauer von mehr als 2 Stunden bei noch nicht eröffnetem Muttermund gekennzeichnet.

Ätiologie
- Wehenschwäche
- Schädel/Becken Missverhältnis
- Einstellungsanomalie (hoher Geradstand, Scheitelbeineinstellung)
- zervikale Dystokie

Diagnostik

- CTG (Wehenschwäche)
- Partogramm (grafische Darstellung Muttermunderöffnung/Höhenstand der Leiststelle)
- vaginale Palpation (Eröffnung Muttermund, Konsistenz der Zervix, Pfeilnaht-verlauf)
- abdominale Palpation: Einschätzung eines Missverhältnisses Kopf und Becken (Leopold-Handgriff IV, Zangenmeister Handgriff)
- Sonografie: Biometrie zur Verifizierung eines Missverhältnisses

Therapie

Die Wahl der Therapie fällt individuell, abhängig von der Versorgung des Feten und dem physischen und psychischen Zustand der Gebärenden ab:

- Entspannungsbad, Schmerzlinderung
- Wehenstimulation (Oxytocininfusion)
- Amniotomie
- operative Geburtsbeendigung

Geburtsstillstand in der Austreibungsperiode

Der Muttermund ist vollständig eröffnet, der vorangehende Teil tritt nicht tiefer.

Ätiologie

- sekundäre Wehenschwäche
- erhöhter Weichteilwiderstand in Geburtskanal (maternale Adipositas)
- Schädel/Becken Missverhältnis
- Einstellungsanomalie
- mangelnde Kooperation der Gebärenden
- Anästhesie (fehlender Pressdrang)

Diagnostik

- vaginale Palpation (Einstellung des Kopfes)
- Sonografie zur Beurteilung der Position des Rückens und Haltung des Kopfes
- Zangenmeister Handgriff (Schädel/Becken Missverhältnis)

Therapie

Die Therapie richtet sich nach der Ursache und dem Höhenstand des führenden Teils:

- Wehenstimulation
- Versuch der Einstellungskorrektur durch Lagerung

Die Indikation zur operativen Entbindung richtet sich v. a. nach dem Höhenstand und der Einstellung des führenden Kindsteiles.

Bei protrahiertem Geburtsverlauf in der Eröffnungsperiode wurden 74,5 % der Entbindungen durch Sectio beendet, bei protrahiertem Geburtsverlauf in der Austreibungsperiode 30,4 % durch Sectio und 52 % vaginaloperativ (Bayerische Perinatalstatistik, 2009).

Einstellungsanomalien

Bei Einstellungsanomalien handelt es sich um von der regelhaften Haltung und Einstellung abweichende Positionen des kindlichen Kopfes in Beckeneingang, Beckenmitte oder Beckenboden.

Einstellungsanomalien im Beckeneingang
Hoher Geradstand
Der kindliche Kopf steht senkrecht zum querverlaufenden Beckeneingang, dies ist bei 1–2 % aller Entbindungen der Fall. Der senkrecht zur Beckeneingangsebene stehende große frontookzipitale Durchmesser kann den Beckeneingang nicht passieren.

Diagnostik
Pfeilnahtverlauf gerade im oder auf dem Beckeneingang

Therapie
Schaukellagerung, PDA

Scheitelbeineinstellung
Von einer Scheitelbeineinstellung spricht man bei einer verstärkten Abweichung der queren Pfeilnaht in der Beckeneingangsebene in Richtung Kreuzbein (vordere Scheitelbeineinstellung) oder in Richtung Symphyse (hintere Scheitelbeineinstellung). Bei einer vorderen Scheitelbeineinstellung kann der Kopf in die Kreuzbeinhöhle ausweichen, bei einer hinteren Scheitelbeineinstellung sitzt der Kopf auf der Symphyse fest (ungünstige Prognose!).

Diagnostik
- vaginale Palpation: Fontanelle auf gleicher Höhe, Pfeilnaht quer in Beckeneingang
- kreuzbeinwärts abgewichen: vordere Scheitelbeineinstellung
- symphysenwärts abgewichen: hinterer Scheitelbeineinstellung

Therapie
- Wehenstimulation
- PDA
- bei fehlendem Tiefertreten → Sectio

Einstellungsanomalien in Beckenmitte
Regelwidrige oder fehlende Haltungsänderung und/oder Rotation des kindlichen Kopfes in der Beckenhöhle

Ätiologie
- Raummangel in der Kreuzbeinhöhle
- Vorfall kleiner Kindsteile
- fetale Makrosomie, maternale Adipositas

Diagnostik
Regelwidriger Pfeilnahtverlauf und Fontanellenstand in der Beckenhöhle (Persistenz eines Pfeilnahtquerstandes)

Therapie
Lagerung auf die Seite des kindlichen Hinterhauptes, Wehenstimulation

Einstellungsanomalien auf Beckenboden
Tiefer Querstand
= fehlende Beugung und Drehung des Kopfes auf dem Beckenboden

Klinik
Geburtsstillstand auf dem Beckenboden

Diagnostik
Pfeilnaht quer auf Beckenboden, Fontanellen auf gleicher Höhe

Therapie
- Gebärenden auf die Seite der kleinen Fontanelle lagern
- Wehenstimulation
- vaginal-operative Entbindung (Vakuum)

Hintere Hinterhauptshaltung

= Malrotation des kindlichen Kopfes mit dem Hinterhaupt nach dorsal bei gleichzeitiger Beugehaltung

Klinik

- protrahierte Austreibungsperiode bis zum Geburtsstillstand auf Beckenmitte/ Beckenboden
- frühzeitiger Pressdrang in Beckenmitte

Therapie

- Gebärende auf Seite des kindlichen Hinterhauptes lagern
- Wehenstimulation
- vaginal-operative Entbindung: Vakuum → Anlegen der Glocke auf der kleinen Fontanelle, Zug nach kaudal

Vorderhauptshaltung

= Streckhaltung des Kopfes/Deflexionshaltung

Klinik

protrahierte Austreibungsperiode, maximale Dammbelastung

Diagnostik

Leitstelle ist die große Fontanelle

Therapie

- Wehenstimulation
- Gebärende auf die Seite des Hinterhauptes lagern
- bei maternaler Erschöpfung/kindlicher Gefährdung → Vakuumextraktion

Stirnhaltung

Stirn in Führung, größtes Durchtrittsplanum (35–36 cm)

Diagnostik

- Mitte der Stirnnaht/Glabella ist der führende Teil
- Pfeilnaht verläuft quer bis knapp über BB

Therapie
- Spontangeburt bei kleinem Kopf möglich
- bei Geburtsstillstand in Beckenmitte → Sectio
- bei Geburtsstillstand auf Beckenboden → Vakuum
- großzügige Episiotomie

Gesichtshaltung
= maximale Defelxionshaltung, Leitstelle ist das Kinn

Klinik
protrahierter Geburtsverlauf

Diagnostik
Kinn in Führung; Mund, Nase, Augenbrauen zu tasten

Therapie
- Gebärende auf Bauchseite des Kindes lagern
- Sectio!

Lageanomlien

Beckenendlage
Führender Kindesteil ist der Steiß, in ca. 80 % idiopathisch
- **reine Steißlage (extended legs)**

Es führt ausschließlich der Steiß, die Beine sind an den Rumpf angelegt, das Kniegelenk gestreckt.
- **vollkommene/unvollkommene Steiß-Fuß-Lage**

Bei der Steiß-Fuß-Lage führen die Füße, die Beine sind in Hüfte und Kniegelenk gebeugt (vollkommen), bzw. nur ein Bein befindet sich in der Hockstellung (unvollkommen).
- **vollkommene/unvollkommene Fußlage**

Beide Beine sind ausgestreckt (vollkommen), nur ein Bein ist ausgestreckt (unvollkommen).

Geburtshilfliches Vorgehen

- Sectio
- äußere Wendung: Fetus wird aus BEL in SL gewendet (SSW 36 + 0–37 + 0)
- Geburt aus BEL → immer Risikogeburt, Zentrum!
  - Morbidität: 1:300
  - Mortalität: 1:600
    - peripartale Hypoxie (Abdrücken der Nabelschnur)
    - Armplexusläsionen

Techniken der Armlösung bzw. Kopfentwicklung

- **Armlösung nach Müller**: Kindlichen Rumpf stark nach dorsal führen, bis die vordere Schulter sichtbar wird. Vorderen Arm unter der Symphyse durch Herauswischen über die kindliche Brust entwickeln. Rumpf des Kindes kräftig anheben und den hinteren Arm aus der Kreuzbeinhöhle entwickeln.
- **Klassische Armlösung**: einsetzen wenn die Arme ohne Rotation des Rumpfes nicht gelöst werden können. Nach Entwicklung des Armes aus der Kreuzbeinhöhle → Beginn einer Rotation des kindlichen Rumpfes um 180 Grad, „über den Rücken". Anschließend wird der hintere Arm nach Elevation des Rumpfes entwickelt.
- **Kopfentwicklung nach Veit-Smellie**: Nach Entwicklung von Kopf und Schultern Eingehen an der Bauchseite des Kindes. Zeigefinger in den Mund einführen und das Kinn durch kräftigen Zug beugen, Zeige und Mittelfinger liegen mit leichtem Druck auf den kindlichen Schultern. Mit beiden Händen wird der Rumpf nach dorsal gezogen, bis das kindliche Hinterhaupt unter der Symphyse sichtbar wird. Rumpf anheben un den Kopf nach kranial um die Symphyse führen.

Querlage

Querlage I: Kopf links, Querlage II: Kopf rechts

Je nach Lage des Rückens: dorsoanterior, dorsoposterior, dorsoinferior, dorsosuperior

<u>Diagnose</u>

In der Untersuchung zeigt sich ein leeres Becken, Sonografie

Operative Geburtshilfe

Episiotomie
Mediolaterale Episiotomie: Schnittführung von der hinteren Kommissur in einem Winkel von ca. 45 Grad nach lateral mit Durchtrennung des Mm bulbocavernosus und transversus perinei superficialis.

In den letzten Jahren starker Rückgang der Episiotomie Häufigkeit → Raten an Beckenbodenverletzungen gleich

Indikationen
- keine zwingende maternale Indikation
- Verkürzung der Austreibungsperiode bei drohender fetaler Asphyxie
- Schonung des fetalen Kopfes bei Frühgeburtlichkeit
- vaginal-operative Entbindungen

Zeitpunkt
am Höhepunkt der Wehe

Komplikationen
Blutungen, Infektionen

Vaginal-operative Entbindung
Extraktion des Kindes durch Zug am kindlichen Kopf, eventuell mit Korrektur der Haltung und Einstellung

Indikationen
- pathologisches CTG
- pathologische Fetalblutanalyse (MBU)
- maternale Erschöpfung
- Geburtsstillstand

Voraussetzungen
- vollständige Eröffnung des Muttermundes
- Höhenstand des Kopfes in Beckenmitte/auf Beckenboden
- Blasensprung
- Ausschluss eines Schädel/Becken Missverhältnisses
- leere Harnblase
- adäquate Analgesie/Anästhesie
- möglichst Tiefertreten des Kopfes beim Pressversuch

Zangentbindung/Vakuumextraktion

Zangenentbindung an der UFK Wien obsolet.

Vakuumextraktion: Metallglocken, Soft cups

Technik

Glocke wird über die Kante eingeführt, um 90 Grad gedreht und auf den kindlichen Kopf aufgesetzt. Der Glockenansatz erfolgt bei ausrotiertem Kopf im Bereich der Leitstelle in der Führungslinie:

- bei vorderer Hinterhauptshaltung im Bereich der kleine Fontanelle
- bei Vorderhauptshaltung im Bereich der großen Fontanelle

Ansaugen, Kontrolle des Sitzes, Ausschluss des Einklemmens maternaler Weichteile, Fixieren der Glocke → Probezug

Unter Mitpressen der Kreisenden erfolgen die Traktionen wehensynchron, eventuell zusätzlich Kristeller Handgriff.

kindliche Komplikationen

- zerebrale Blutungen
  (Druckschwankungen durch zu schnellen Vakuumaufbau und Abreißen der Glocke)
- Kephalhämatome
- Retinablutungen
- Hautverletzungen

maternale Komplikationen

- Damm-, Scheiden-, Zervixrisse

Sectio

Stet ge Zunahme der Sectiofrequenz

- bis 1960: 3–5 %
- derzeit: 20–40 %

Ursachen

- großzügige Sectioindikation bei SL (Wunschsectio)
- Zunahme von Sectiones bei Frühgeburtlichkeit und BEL
- mangelnde Routine der GeburtshelferInnen
- forensische Aspekte

maternale Sectioindikationen

- protrahierter Geburtsverlauf
- Plazenta prävia
- vorzeitige Plazentalösung
- Uterusruptur
- schwere maternale Erkrankungen (HELLP Syndrom, ...)

fetale Sectioindikationen

- drohende intrauterine Asphyxie
- Nabelschnurvorfall
- Amnioninfektionssyndrom
- Lageanomalie (Querlage, BEL)
- fetale Fehlbildungen (fetale Tumoren, Gastroschisis, Omphalozele)
- Frühgeburt
- Mehrlinge

St.p. Sectio stellt nur dann eine erneute Sectioindikation dar wenn die Indikation zur 1. Sectio weiter besteht (enges Becken, schwere maternale Erkrankung)

Besteht keine Indikation für primäre Sectio kann ein vaginaler Geburtsversuch angestrebt werden.

Risiko: Uterusruptur!

Risiko bei querer isthmischer Uterotomie: 0,2–0,9 %

Erfolgschance für eine Spontangeburt: 60–80 %

Durchführung

- Aufklärung der Patientin
- fetale Zustandsdiagnostik (Fetale Lage, Plazentalokalisation)
- Regionalanästhesie (Spinalanästhesie)
- Linksseitenlagerung der Patientin (Vermeidung Vena cava Kompressionssyndrom)
- Pfannenstiel-Querschnitt, 2–3 cm oberhalb der Symphyse auf einer Länge von ca. 10 cm
- Subkutis scharf bis zur Faszie durchtrennen
- Durchtrennen der Faszie scharf/stumpf
- Eröffnung des Peritoneums
- Uterotomie erfolgt als quere Inzision im Bereich der Blasenumschlagsfalte
- scharfe Inzision nur bis zur Fruchtblase, digitale stumpfe Erweiterung nach kranio-lateral
- Eröffnung der Fruchtblase

- Herausluxieren des kindlichen Kopfes mit der flachen Hand und langsame Entwicklung durch mäßigen Druck auf den Fundus durch die Assistenz
- nach der Entwicklung des Kindes Verabreichen von Syntocinin/Carbetocin
- Entfernen der Plazenta mit Cordtraction mit anschließender Austastung des Cavum uteri
- einmalige Antibiotikaprophylaxe nach Abnabelung des Kindes
- Wundverschluss: fortlaufende Uterotomienaht, evtl. Verschluss des Peritoneums, Verschluss Subkutis und Haut

Komplikationen
- Endometritis
- Wundinfektion
- Blutung

Spätkomplikationen
Uterusruptur, erhöhte Rate Plazenta prävia

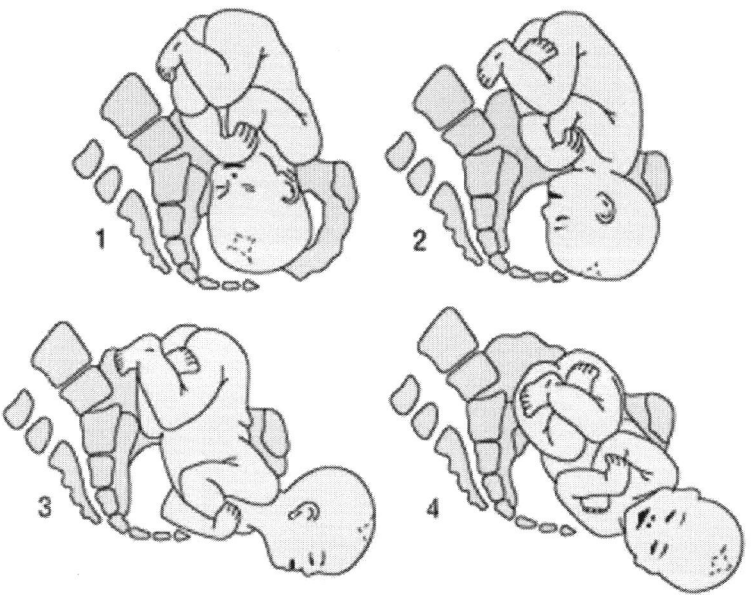

Abb. 1. Geburtsmechanismus
Quelle: Urban & Fischer 2003 – Roche Lexikon Medizin, 5. Auflage

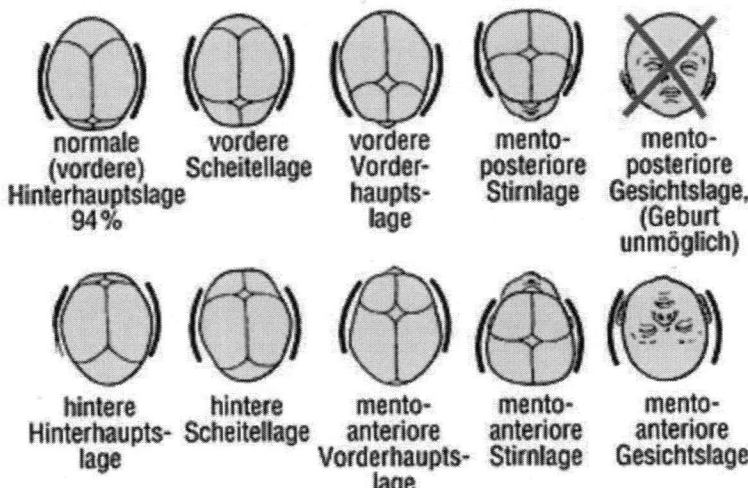

Abb. 2. Deflexionslagen

Quelle: gesundheit.de

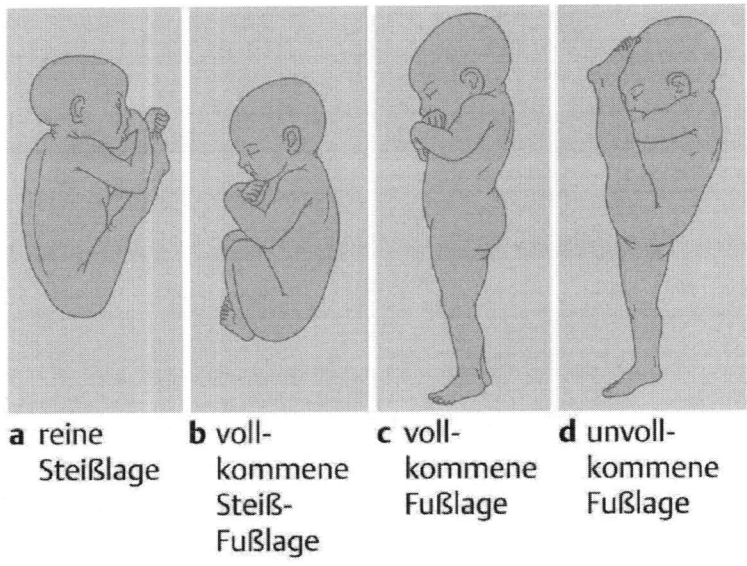

a reine Steißlage **b** vollkommene Steiß-Fußlage **c** vollkommene Fußlage **d** unvollkommene Fußlage

Abb. 3. Beckenendlage

Quelle: Gynäkologie und Geburtshilfe. Thieme 2007

Erkrankungen in der Schwangerschaft

Marie-Louise Marschalek

Hyperemesis

Emesis gravidarum bezeichnet eine schwangerschaftsbedingte Übelkeit und Erbrechen ohne Krankheitsgefühl und Beeinträchtigung des Wohlbefindens und tritt im ersten Trimenon bei 50–90 % aller Schwangerschaften auf.

Hyperemesis gravidarum hingegen ist eine behandlungsbedürftige Erkrankung, welche durch das übermäßige Erbrechen zur Beeinträchtigung des Allgemeinzustandes mit Gewichtsabnahme führt und in weiterer Folge Störungen im Flüssigkeits- und Elektrolythaushalt verursachen kann. Das Erbrechen ist auf keine andere Ursache zurückzuführen und tritt vor der 20. Schwangerschaftswoche auf.

Die Ätiologie ist größtenteils noch ungeklärt, es gibt eine Reihe von Faktoren, die an der Entstehung der Hyperemesis mitwirken. Hier sind vor allem psychosoziale Faktoren wie die Ablehnung der Schwangerschaft und ein ungünstiges soziales Umfeld sowie eine hormonelle Genese durch den ß-HCG-, Östrogen- und Gestagenanstieg zu nennen. Das Ausmaß der Hyperemesis korreliert mit den Hormonwerten. Des Weiteren gibt es genetische Faktoren, die eine Hyperemesis verursachen können. Durch das unstillbare Erbrechen kann es zu Ketoazidose, Hämokonzentration mit Elektrolytverschiebungen und bis zur Urämie kommen.

Ein Vitamin B1, B6 und K Mangel kann zu schweren Komplikationen, beispielsweise eine Wernicksche Enzephalopathie, eine zentrale pontine Myelinolyse, eine periphere Neuropathie, sowie zu Gerinnungsstörungen führen.

Die Therapie der Hyperemesis beinhaltet neben einer psychologischen Unterstützung eine Diät, parenterale Flüssigkeits- und Elektrolytsubstitution, parenterale Zufuhr von Vitaminen und Antiemetikagabe mit Antihistaminika, Dopaminantagonisten oder Vitamin B6.

Anämie

Die physiologische Schwangerschaftshydrämie, der eine Zunahme des Plasma-volumens in der Schwangerschaft zugrunde liegt, muss von einer tatsächlichen Anämie differenziert werden. Während der normale Hämoglobinwert Nichtschwan-gerer 12–16 g/dl beträgt, besteht eine Anämie in der Schwangerschaft erst, wenn der Hämoglobinwert unter 11 g/dl im 1. und 3. Trimenon und unter 10,5 g/dl im 2. Trimenon sinkt. Dies ist bei ca. 40 % aller Schwangeren der Fall. Die häufigste Ursache, mit ca. 90 %, ist die Eisenmangelanämie. Andere Ursachen sind Mangel-zustände wie ein Folsäure- oder Vitamin B12 Mangel oder Hämoglobinopathien wie die Thalassämie, die Sichelzellanämie und die Sphärozytose. An diese Hämo-globinopathien muss bei Patientinnen aus Afrika, Asien oder dem Mittelmeerraum gedacht werden.

Der Eisenmangel wird in Österreich mit einem Ferritinwert < 30 mg/dl definiert. Ab der zweiten Schwangerschaftshälfte ist durch die Zunahme des intravasalen Volumens bei gleichbleibender Erythrozytenzahl der Eisenbedarf deutlich erhöht und steigt von 10 mg auf 30 mg pro Tag. Trotz des erhöhten Eisenbedarfs in der Schwangerschaft ist eine generelle Eisenprophylaxe einerseits aus Kostengründen, andererseits aufgrund des Risikos einer Eisenüberladung umstritten. Therapeu-tisch wird eine orale Substitution von 100–200 g Eisen täglich empfohlen, bei aus-geprägter oder therapieresistenter Anämie kommen parenterale Eisenpräparate ab dem 2. Trimenon zum Einsatz. Das Ziel ist, Symptome des Eisenmangels wie Müdigkeit, Schwäche, Kopfschmerzen, Tachykardie und Dyspnoe zu verhindern, sowie Bluttransfusionen zu vermeiden.

Thromboembolien

Das Risiko thromboembolischer Erkrankungen, beispielsweise eine isolierte tiefe Beinvenenthrombose oder eine Pulmonalembolie, ist bei Schwangeren 6-fach erhöht und tritt bei 5–30 pro 10.000 Schwangerschaften auf. Im Wochenbett erhöht sich das Risiko für eine tiefe Beinvenenthrombose auf das 20–30-fache, dabei steigt das Risiko mit der Invasivität der Geburt (vaginal-operative Entbindung, Sectio caesarea). Die Pulmonalembolie ist die 7.-häufigste Todesursache in der Schwan-gerschaft und verantwortlich für 9 % aller mütterlichen Todesfälle. Insgesamt stehen Thromboembolien und Thrombosen einschließlich Fruchtwasserembolien in der Schwangerschaft und im Wochenbett an erster Stelle der Müttersterblichkeit.

Ursache ist einerseits eine Veränderung der Gerinnung mit Hyperkoagulabilität in der Schwangerschaft, andererseits eine Kompression der Vena cava inferior durch den Uterus, die eine Stase verursachen kann. Postpartum erhöhen zusätzliche Faktoren wie Immobilisation und Aktivitätsveränderungen der Gerinnungs- und Fibrinolysefaktoren das Risiko für thromboembolische Ereignisse. Weitere bekannte Risikofaktoren sind ein Antithrombin-III-, Protein C-, Protein-S-Mangel, eine APC-

Resistenz, Homozysteinämie, das Alter, Adipositas, mechanische Herzklappen, Varikositas, Thrombophlebitis, Dehydratation, Operationen und Infektionen.

Die Diagnostik einer tiefen Beinvenenthrombose ist in der Schwangerschaft erschwert, da die klinischen Symptome wie Schmerzen und Schwellung sich mit Merkmalen einer normalen Schwangerschaft überschneiden können. Nicht immer ist die tiefe Beinvenenthrombose mit einem Erythem oder mit Wärme assoziiert. Die Diagnose erfolgt mittels Duplexsonographie. Die D-Dimer-Bestimmung ist in der Schwangerschaft nur bedingt aussagekräftig. Noch existieren keine sicheren Referenz-und Cut-off-Werte. Ein negatives D-Dimer ist jedoch mit einem hohen negativen prädiktiven Wert assoziiert.

Die Therapie der tiefen Beinvenenthrombose inkludiert physikalische Maßnahmen, eine Therapie mit niedermolekularem Heparin in therapeutischer Dosierung, da orale Antikoagulantien in der Schwangerschaft kontraindiziert sind. Zu präventiven Maßnahmen zählen Stützstrümpfe, Bewegung und eine ausreichende Flüssigkeitszufuhr. Bei zusätzlichen Risikofaktoren sollte eine Thromboseprophylaxe mit nieder-molekularen Heparinen in Erwägung gezogen werden.

Schilddrüsenerkrankungen

Durch den gesteigerten Umsatz von T3 und T4, den vergrößerten Verteilungsraum für Jod und erhöhte renale Jodverluste durch die gesteigerte glomeruläre Filtration steigt der Jodbedarf in der Schwangerschaft an. Im 1. Trimenon ist die Plazenta für T4 gut durchgängig, sodass das Kind von der Mutter versorgt wird. Aufgrund der TSH-ähnlichen Wirkung des Humanen Choriongonadotropins (HCG), kommt es zu einer vermehrten Schilddrüsenhormonproduktion und zu einer reaktiven TSH Erniedrigung. Diese Veränderung bezeichnet man als HCG-induzierte Hyperthyreose. Ab dem 2. Trimenon nimmt die kindliche Schilddrüse ihre Funktion als eigenes Organ mit einer eigenen Rückkopplungsschleife auf. Ein TSH-Screening aller Schwangeren wird in Österreich bis zur 12. Schwangerschaftswoche empfohlen. Der TSH-Wert sollte zwischen 0,1 und 4 µU/ml liegen.

Ursachen für Hypothyreosen sind wie auch außerhalb der Schwangerschaft: eine chronische Autoimmunthyreoiditis, eine behandelte Hyperthyreose, nach therapeutischen Maßnahmen (OP, Radiojodtherapie), nach Strahlentherapie an Kopf, Hals, Brust, ein Jodmangel. Eine Hypothyreose aufgrund eines schweren Jodmangels ist ein seltenes Krankheitsbild. Der Kropf ist nahezu vollständig aus unserem Kulturkreis verschwunden. Dennoch kann selbst ein leichter Jodmangel zu neuropsychologischen Beeinträchtigungen wie leichten Defiziten der verbalen Intelligenz, sowie zu Lernproblemen in der Schulzeit führen. Daher wird allen Schwangeren eine tägliche Substitution mit 150–200 µg Jodid empfohlen.

Die Therapie einer Hypothyreose erfolgt mittels L-Thyroxin. Neben einer möglichen Intelligenzminderung bei einer unbehandelten Hypothyreose sind Aborte, Frühgeburtlichkeit und niedriges Geburtsgewicht mögliche kindliche Folgen, sodass die

Erkennung und Behandlung der Hypothyreose am besten bereits vor Eintreten einer Schwangerschaft erfolgen sollte.

Die kongenitale Hypothyreose bezeichnet eine generalisierte Entwicklungs- und Reifestörung mit bleibender intellektueller Beeinträchtigung bei fehlender Behandlung (Kretinismus). Die frühzeitige Diagnose erfolgt durch das Neugeborenenscreening.

Hyperthyreosen als Folge eines Morbus Basedow, eines autonomen Adenoms oder iatrogen bedingt, verkomplizieren die Schwangerschaft: eine thyreostatische Therapie der Hyperthyreose sollte durch einen Endokrinologen oder Nuklearmediziner erfolgen, da der Übertritt von Jod und den plazentagängigen Antikörpern in den kindlichen Kreislauf eine fetale Hyperthyreose bewirken kann. Eine hyperthyreote Phase im Rahmen einer postpartum Thyreoiditis tritt in 5–10 % der Fälle auf und ist meist nicht behandlungspflichtig.

Herz-Kreislauferkrankungen

In der Schwangerschaft kommt es zu physiologischen hämodynamischen Veränderungen des Herz-Kreislaufsystems: Der periphere Gefäßwiderstand und der arterielle Blutdruck sinken, die Herzfrequenz, das Plasmavolumen, die Erythrozyten, das Herzminutenvolumen und das Schlagvolumen steigen. Die Kenntnis dieser Veränderungen ist essentiell, um hämodynamische und kardiovaskuläre Untersuchungen richtig interpretieren zu können. Kardiologische Erkrankungen stellen eine außerordentliche Belastung für den mütterlichen Organismus dar und verkomplizieren 1–4 % aller Schwangerschaften. Die maximale Kreislaufbelastung tritt in der 30.–32. Schwangerschaftswoche, sowie unter der Geburt auf. In 25 % der Fälle kommt es zu fetalen und neonatalen Komplikationen wie Frühgeburtlichkeit, Wachstumsrestriktion oder Atemnotsyndrom. Bei zyanotischen Herzvitien besteht zusätzlich die Gefahr einer fetalen Hypoxie. Aufgrund der erhöhten Rate von angeborenen Fehlbildungen des Fetus bei mütterlichen Herzvitien, wird ein Fehlbildungsscreening empfohlen.

Um mütterliche Komplikationen wie Herzinsuffizienz, Arrhythmien und Embolien zu verhindern, ist eine suffiziente Zusammenarbeit mit Kardiologen notwendig. Die Überwachung während der Schwangerschaft erfolgt mittels Echokardiographie und EKG. BNP (brain natriuretic peptide) ist ein guter Prädiktor für kardiovaskuläre Events, kann jedoch auch bei einer unkomplizierten Schwangerschaft erhöht sein. In den meisten Fällen wird eine vaginale Geburt empfohlen.

Bei der peripartalen Kardiomyopathie handelt es sich um eine schwerwiegende Erkrankung unklarer Genese mit plötzlich einsetzender Herzinsuffizienz und hoher Mortalität. Zu den Risikofaktoren zählen Mehrlingsschwangerschaft, Hypertonie, Multiparität und Alter.

Beim Vena-Cava-Kompressionssyndrom kommt es bei Rückenlage zu einer Kompression der Vena cava durch den vergrößerten Uterus und damit zu einer verminderten Blutzufuhr zum Herzen (Abb. 1). Die Folge ist ein mütterlicher Blutdruckabfall mit Minderperfusion der Plazenta und fetaler Unterversorgung.

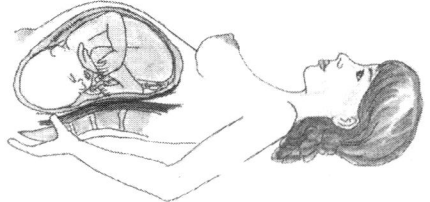

Abb. 1. Vena-Cava-Kompressionssyndrom

Quelle: https://commons.wikimedia.org/wiki/File:Supine_hypotensive_syndrome_2.jpg

Asthma Bronchiale

Ca. 8 % aller Schwangeren leiden an Asthma bronchiale. In der Schwangerschaft kommt es bei ca. einem Drittel der Asthmapatientinnen zu einer Verbesserung, bei einem Drittel bleibt die Erkrankung stabil und bei einem weiteren Drittel kommt es zu einer Progression der Erkrankung. Eine Exazerbation tritt am häufigsten in der 24.–36. SSW auf. Nach der 37. SSW kommt es meistens zu einer Besserung. Ein Drittel der Asthmapatientinnen exazerbiert postpartal. Neben einer Exazerbation besteht die Gefahr eines Status asthmaticus mit möglichem letalem Ausgang. Die kindlichen Gefahren als Folge eines schlecht eingestellten Asthma bronchiale mit chronischer bzw. intermittierender Hypoxämie sind Frühgeburtlichkeit, eine intrauterine Wachstumsretardierung sowie eine erhöhte perinatale Mortalität. Auslösende Agenzien (Nikotinabusus, Haustier-Allergene etc.) sollten vermieden werden. Es werden die gleichen Pharmaka angewandt wie außerhalb der Schwangerschaft. Therapie der 1. Wahl sind ß2-Sympathomimetika oder Corticosteroide. Alternativ kommen Theophyllin und H1-Antihistaminika zum Einsatz. Die Patientinnen sollten darüber aufgeklärt werden, dass nicht die Therapie, sondern das schlecht eingestellte Asthma bronchiale eine Gefahr für das Kind darstellt.

Epilepsie

15 % der Krampfanfälle in der Schwangerschaft sind Symptome einer bekannten neurologischen Grunderkrankung wie Traumata, Infektionen, Tumore, metabolische Erkrankungen, Eklampsie oder Drogen/Arzneimittel. 85 % der Krampfanfälle sind idiopathisch (Epilepsie). Ca. 0,5–1 % aller Schwangeren leiden an Epilepsie. Sie ist somit die häufigste neurologische Erkrankung in der Schwangerschaft. Die Auswirkungen einer Epilepsie auf die Schwangerschaft sind eine erhöhte perinatale Morbidität und Mortalität als Folge von generalisierten Anfällen (Hypoxie, fetale Bradykardie, vorzeitige Plazentalösung, vorzeitiger Blasensprung); eine mögliche

Vererbung der Epilepsie auf das Kind; sowie eine 10-fach erhöhte mütterliche Mortalität. Daher ist das primäre Ziel eine suffiziente Therapie zur Erhaltung der Anfallsfreiheit. Antikonvulsiva haben ein teratogenes Risiko. Kongenitale Fehlbildungen wie Spina bifida, Lippen-Kiefer-Gaumen Spalten, Hypospadie und Herzfehler treten bei 4–6 %, dies ist gegenüber der Normalbevölkerung 2–3-fach erhöht. Insbesondere Valproinsäure hat eine erhöhte Teratogenität und führt häufig zu Neuralrohrdefekten. Medikamentenkombinationen sowie hohe Dosierungen sind ebenfalls wegen dem erhöhten Fehlbildungsrisiko zu vermeiden.

Das fetale Hydantoin-Syndrom ist keinem bestimmten Antiepileptikum zuzuordnen und betrifft ca. 11 % aller Kinder. Es ist charakterisiert durch ein vermindertes Körperwachstum, eine mentale Retardierung, eine Mikrozephalie mit Gesichtsdysmorphiezeichen und Nagelhypoplasien. Eine Substitution mit Folsäure und Vitamin K ist empfehlenswert. Aufgrund des erhöhten Risikos für Fehlbildungen sollte der Patientin ein Fehlbildungsscreening angeboten werden.

Traumata

Die häufigsten Ursachen für Traumata in der Schwangerschaft sind häusliche Gewalt, Verkehrsunfälle und Stürze. Direkte Verletzungen des Feten sind selten. Ein Bauchtrauma kann jedoch zu einer vorzeitigen Plazentalösung, vorzeitigen Wehen, vorzeitigen Blasensprung oder zur Uterusruptur führen. Die Morbidität und Mortalität des Fetus sind auf die Folgen der Hypotension, Hypoxämie und Frühgeburtlichkeit zurückzuführen. Nach den lebensnotwendigen Erstmaßnahmen und der mütterlichen Evaluation erfolgt eine fetale Evaluation mittels Ultraschall und Kardiotokographie. Vor der Durchführung einer Perimortem-Sectio sollte über die kindliche Vitalität und die Überlebenschancen entschieden werden. Nach 4 Minuten erfolgloser Reanimation der Mutter, ist eine Entwicklung des Kindes in der 5. Minute anzustreben. Die operative Entbindung soll den venösen Rückstrom zum mütterlichen Herzen begünstigen und durch die mechanische Entlastung der Vena cava inferior die Erfolgsaussichten der Wiederherstellung normaler mütterlicher Kreislaufparameter verbessern. Röntgen-Aufnahmen bzw. Computertomographien sind nach einem Trauma in gleicher Weise wie bei Nichtschwangeren zu indizieren, auch wenn diese potentiell schädlich für den Fetus sind.

Bei Rhesus negativen Patientinnen erfolgt eine Anti-D-Immunprophylaxe.

Appendizitis

Eine Appendizitis tritt bei einer von 1.500 Schwangerschaften auf. Sie ist die häufigste nicht-geburtshilfliche Indikation für einen bauchchirurgischen Eingriff in der Schwangerschaft. Der Anteil an perforierten Appendizitiden beträgt 25 %. Dennoch ist die mütterliche Mortalität mit < 1 % gering. Die kindliche Mortalität ist im Vergleich jedoch weiterhin als hoch beschrieben und abhängig von einer Perforation (ohne Perforation 5 %, mit Perforation 19 %). Geburtshilfliche Komplikationen sind vorzeitigen Wehen und Frühgeburtlichkeit.

Die Diagnose einer Appendizitis ist in der Schwangerschaft oft erschwert und durch die Zurückhaltung vor Operationen meist verzögert. Die Symptome einer Appendizitis sind ähnlich wie außerhalb der Schwangerschaft. Dazu gehören Schmerzen im rechten Unterbauch und Fieber. Symptome wie Appetitlosigkeit, Übelkeit, Erbrechen sind in der Schwangerschaft sehr unspezifisch. Selten kommt es zu einer umschriebenen peritonealen Symptomatik und bei einer Peritonitis nur zu einer geringen Abwehrspannung der Bauchmuskulatur, insbesondere im 3. Trimenon. Zudem ist eine Leukozytose in der Schwangerschaft unspezifisch (Normalwerte: Leukozyten bis 17.000/mm³) und verschleiert die Diagnose.

Mit zunehmendem Gestationsalter und Größenzunahme des Uterus kommt es zur Verdrängung des Omentum majus und des Darmes, sodass sich der Appendix nach kranial verlagert (Abbildung 2). Trotzdem ist das Auftreten von Schmerzen im rechten Unterbauch das verlässlichste diagnostische Zeichen einer Appendizitis.

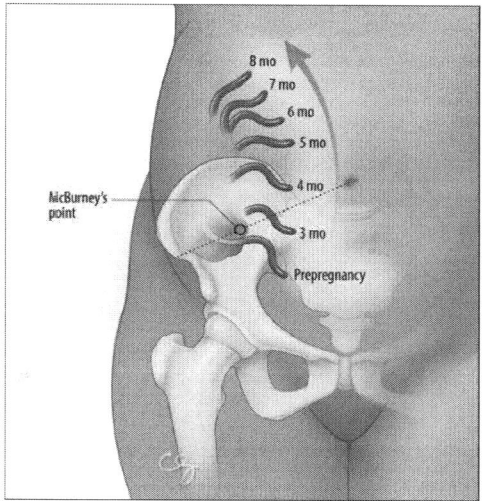

Abb. 2. Appendix in der Schwangerschaft

Quelle: https://www.emergencymedicinekenya.org/the-pregnant-peritonitis/

Harnwegserkrankungen

Das Nierenhohlraumsystem und die Ureteren sind in der Schwangerschaft aufgrund hormoneller Einflüsse und einer verminderten Kontraktilität der Ureteren dilatiert. Zusätzlich führt der Druck auf die Ureteren auf Höhe der Linea terminalis zu einer Dilatation. Die gesteigerte Nierendurchblutung und glomeruläre Filtration führt zu Proteinurie und Glukosurie. Folglich haben Schwangere eine Prädisposition zu aszendierenden Infektionen. Eine asymptomatische Bakteriurie tritt bei 2–7 % aller Schwangerschaft auf und führt bei 30–40 % zu symptomatischen Harnwegsinfekten. Bekannte Risikofaktoren sind ein bereits stattgefundener Harnwegsinfekt,

Diabetes mellitus und Multiparität. Derzeit gibt es keine Evidenz, dass eine asymptomatische Bakteriurie zu Frühgeburtlichkeit führt, dennoch ist das Risiko für eine Pyelonephritis erhöht, daher sollte sie in einer Schwangerschaft mit Penicillinen, Cephalosporine oder Nitrofurantoin behandelt werden. Das Auftreten einer Pyelonephritis ist in der Schwangerschaft gehäuft und kann unbehandelt zur Sepsis führen. Die charakteristischen Symptome sind Flankenschmerzen, Fieber und Nausea. Die Therapie besteht aus hochdosierter intravenöser Antibioseapplikation.

Erkrankungen der Gallenwege

Durch die verminderte Motilität der Gallenblase und der östrogenbedingten Steigerung der Cholesterinsättigung der Galle kommt es in der Schwangerschaft zu einem vermehrten Auftreten von Gallensteinen. Symptomatische Gallensteine, die einen operativen Eingriff erfordern, sind dennoch selten (< 0,1% aller Schwangerschaften). Primär wird ein konservatives Vorgehen mit symptomatischer Therapie und Diät angestrebt. Bei einer therapierefraktären Cholelithiasis, insbesondere bei einer Choledocholithiasis mit Pankreatitis, kommt auch eine operative Sanierung mittels Laparoskopischer Cholezystektomie oder eine ERCP Endoskopische retrograde Cholangiopankreatikographie zum Einsatz.

Bei der Schwangerschaftscholestase handelt es sich um eine Gallensäureimbalance, die durch ausgeprägten Juckreiz und gastrointestinalen Beschwerden charakterisiert wird. Die genaue Ätiologie ist unbekannt. Eine genetische Prädisposition, sowie ein hormoneller Einfluss wird vermutet. Die Cholestase tritt meistens im zweiten und dritten Trimenon auf und hat eine gute mütterliche Prognose mit Sistieren der Beschwerden nach der Geburt. Aus unbekannter Ursache ist die Schwangerschaftscholestase mit einem erhöhten perinatalen kindlichen Risiko assoziiert. In 6–60 % der Fälle kommt es zu Frühgeburten. In 1–2 % der Fälle tritt ein intrauteriner Fruchttod auf, dies fast ausschließlich im letzten Schwangerschaftsmonat. Im Labor zeigt sich eine Erhöhung von Cholsäure und Chenodeoxycholsäure. Bei einem Teil der Betroffenen sind auch die Transaminasen und das Bilirubin erhöht. Die Therapie erfolgt mittels Ursodeoxycholsäure. Ab der 34. SSW wird eine fetale Überwachung mittels Ultraschall und Kardiotokographie empfohlen. Die Entbindung wird in der 36.–38. Schwangerschaftswoche angestrebt. Das Wiederholungsrisiko in der nächsten Schwangerschaft beträgt 60 bis 70 %.

Maligne Erkrankungen

Das Auftreten maligner Tumore in der Schwangerschaft ist selten. Die Entscheidung über eine sofortige Operation, eine frühzeitige Schwangerschaftsbeendigung oder eine medikamentöse Therapie ist schwierig und erfordert ein individuelles Vorgehen und eine interdisziplinäre Zusammenarbeit. Grundüberlegungen des Managements bei malignen Erkrankungen in der Schwangerschaft sind: keine Enthaltung oder Verzögerung der Therapie, wenn dies zu einer Verschlechterung der mütterlichen Prognose führen würde; den Therapiebeginn falls möglich bis zu einer Schwangerschaftswoche verschieben, ab der das Kind keine schwere Morbidität aufgrund der Frühgeburtlichkeit erwarten muss. Chemotherapien sollten, wenn möglich erst nach Abschluss der Organogenese eingesetzt werden.

Die häufigsten Krebserkrankungen in der Schwangerschaft sind das Zervix- und das Mammakarzinom. Das Zervixkarzinom tritt in 0,8 bis 1,5 der Fälle pro 10.000 Geburten auf. Ein PAP-Abstrich ist Bestandteil der Mutter-Kind-Pass-Untersuchungen, daher werden häufiger Karzinome in früheren Stadien diagnostiziert. Das Management bei einem Zervixkarzinom ist abhängig vom Wunsch der Patientin im Bezug auf den Erhalt der Schwangerschaft, vom Gestationsalter des Fetus sowie vom Stadium und der Histologie des Karzinoms. Eine sofortige Therapie mit Beendigung der Schwangerschaft ist unabhängig vom Gestationsalter bei einem Lymphknotenbefall oder bei einem progressiven Karzinom indiziert.

Die Inzidenz des Mammakarzinoms in der Schwangerschaft liegt bei 1,5 bis 3,5 Fälle pro 10.000 Geburten. Durch die physiologische Ödembildung und Hyperämie des Brustgewebes in der Schwangerschaft, der damit schlechten palpatorischen Abgrenzbarkeit von Knoten in der Brust, sowie durch die geringe Sensitivität der Mammographie, werden Mammakarzinome oft erst in einem fortgeschritteneren Stadium entdeckt. Die Behandlung unterscheidet sich nicht von der außerhalb der Schwangerschaft. Die chirurgische Sanierung (Brusterhaltend oder Mastektomie) ist die Therapie der 1. Wahl. Eine Strahlentherapie und antihormonellen Therapie ist in der Schwangerschaft kontraindiziert und wird erst nach der Entbindung eingeleitet. Chemotherapien sind auch in der Schwangerschaft möglich. Diese sollten wenn möglich jedoch erst ab dem 2. Trimenon durchgeführt werden. Eine vorzeitige Entbindung führt zu keiner Überlebensverbesserung der Mutter.

Autoimmunerkrankungen

Autoantikörper können die Plazenta überwinden und für den Fetus problematisch sein. Zu den relevanten Autoimmunerkrankungen in der Schwangerschaft zählen: Antiphospholipidsyndrom, Systemischer Lupus erythematodes, Myasthenia gravis, Immunthrombozytopenie und Rheumatoide Arthritis. Der systemische Lupus erythematodes ist mit einer 20-fach erhöhten mütterlichen Mortalität assoziiert. Da Frauen zehnmal häufiger als Männer an einem systemischen Lupus erythematodes erkranken und sich dabei zumeist im gebärfähigen Alter befinden, ist das Zusammentreffen einer Schwangerschaft und der Erkrankung nicht selten. Die Komplikationen sind: Entwicklung einer Präeklampsie, Thrombozytopenie, Thrombose, Frühgeburtlichkeit, habituelle Aborte, Wachstumsretardierung, intrauteriner Fruchttod und neonataler Lupus. Hier tritt bei 2 % ein AV-Block lauf, die eine kindliche Letalität von 17 % zur Folge hat. Bei einer mütterlichen renalen Beteiligung und dem Vorliegen von Antiphospholipid Antikörpern ist das Risiko für die genannten Komplikationen besonders hoch. Die Konzeption sollte idealerweise bei einer niedrigen Aktivität der Erkrankung oder in einer Phase der Remission erfolgen.

Acetylsalicylsäure soll ab dem positivem Schwangerschaftstest verabreicht werden und die internistische Therapie (z. B. Hydroxychloroquine) fortgesetzt werden. Bei Vorliegen von Anti-Ro/SSA Antikörpern ist eine fetale Doppler-Echokardiographie zum Ausschluss eines AV-Blocks indiziert.

Substanzabusus

Heroinabhängige haben ein erhöhtes Risiko für Hepatitis B und C, Gonorrhoe, Syphilis und HIV-Infektionen. Heroinabusus in der Schwangerschaft ist mit geburtshilflichen Komplikationen wie intrauterine Wachstumsretardierung, vorzeitiger Blasensprung und Frühgeburt assoziiert. Ein Entzug in der Schwangerschaft soll wegen der Gefahr vorzeitiger Wehen, Plazentalösung und intrauterinem Fruchttod vermieden werden. Postpartum kann es beim Kind zu Atemdepression und anschließend zu Entzugserscheinungen mit Irritabilität, Tremor, muskulärem Hypertonus, Durchfall, Tachypnoe und Krampfanfällen kommen.

Kokainabusus führt zur Vasokonstriktion mit Blutdruckanstieg. Komplikationen sind Aborte, Wachstumsrestriktion, vorzeitige Wehentätigkeit, Frühgeburt, Plazentainsuffizienz, vorzeitige Plazentalösung, fetale Fehlbildungen: Herz, Urogenitaltrakt, Extremitäten und zerebrovaskuläre Infarkte.

Charakteristika des fetalen Alkoholsyndrom sind: Wachstumsrestriktion, Defekte des ZNS mit Intelligenzminderung und Verhaltensstörungen, kraniofasziale Dysmorphien, Mikrozephalie und Extremitätenanomalien.

Bei Schwangeren mit Substanzabusus sollte ein Drogenscreening im Urin durchgeführt werden. Bei Opiatabusus hat eine Umstellung auf Methadon oder Buprenorphin zu erfolgen. Weiters sollten Frühgeburtsbestrebungen ausgeschlossen werden, sowie Dopplersonographien und Ultraschallkontrollen zur Überprüfung des Wachstumsverlaufes durchgeführt werden. Terminüberschreitungen sind wegen des erhöhten Risikos für einen intrauterinen Fruchttod zu vermeiden.

Literatur

Gebhart J et al. High risk of adverse pregnancy outcomes in women with a persistent lupus anticoagulant. Blood Adv. 2019 Mar 12; 3 (5): 769–776

Marschalek J, Gessl A. Jodsubstitution in der Schwangerschaft. Speculum – Zeitschrift für Gynäkologie und Geburtshilfe, 02/2015

Bodner-Adler et al. Breast cancer diagnosed during pregnancy. Anticancer Res. 2007 May– Jun; 27 (3B): 1705–7.

Geburtshilfliche Notfälle

Petra Pateisky

Übersicht
- peripartale Notfallsituationen
- PPH – postpartale Hämorrhagie
- Nabelschnurvorfall
- vorzeitige Plazentalösung
- Uterusruptur
- Schulterdystokie
- hypertensive Entgleisung/Präeklampsie
- Eklampsie/eklamptischer Anfall
- HELLP-Syndrom
- postpartale hypertensive Entgleisung/HELLP/Eklampsie
- Fruchtwasserembolie

Peripartale Notfallsituationen

Die peripartale Zeitspanne (Zeitraum unmittelbar um die Geburt herum) und die unmittelbar postpartale Periode (bis circa 2 h nach der Entbindung) sind wesentlich in Bezug auf das Auftreten möglicher geburtshilflicher Komplikationen. In diesem Zeitraum können einige wichtige geburtshilfliche Notfälle auftreten bzw. können sich hypertensive Schwangerschaftserkrankungen durch die veränderte Hämodynamik des mütterlichen Kreislaufes nach der Entbindung des Kindes akut verschlechtern. Geburtshilfliche Notfälle stellen akute Situationen dar, in denen die Gesundheit und das Leben sowohl der Mutter als auch des ungeborenen Kindes akut gefährdet sind. Somit sind eine rasche Einschätzung der vorliegenden Situation und das umgehende Handeln essentiell für das Wohl und unbeschadete Überleben der Patientin (und/oder des Kindes).

Mütterliche Sterblichkeit

In einem weltweiten Vergleich der maternalen Mortalitätsrate von 2015 (regelmäßige Ehebungen durch die WHO – World Health Organization) ist klar ersichtlich, dass die sogenannten „developing countries" nach wie vor die höchsten maternalen Sterberaten aufweisen mit Zahlen zwischen 400–1000 maternalen Todesfällen auf 100.000 Lebendgeburten. Dies betrifft insbesondere Länder in Subsahara-Afrika und Indien. Die Hauptursachen direkter mütterlicher Todesfälle in industrialisierten Ländern stellen Thromboembolien und Blutungsereignisse dar, wohingegen in den sich entwickelnden Ländern neben Blutungen nach wie vor die hypertensiven Schwangerschaftserkrankungen hauptsächlich zur maternalen Mortalität beitragen. Als Müttersterbefall gilt der Tod einer Frau während der Schwangerschaft oder innerhalb von 42 Tagen nach Beendigung der Schwangerschaft aufgrund von Ursachen, die in Beziehung zur Schwangerschaft oder deren Behandlung stehen oder durch diese verschlechtert werden. Nicht zur Müttersterblichkeit gezählt werden Sterbefälle von Schwangeren durch Unfall oder zufällige Ereignisse (Definition der WHO). Weiters werden folgende Fälle unterschieden:

- **direkte Müttersterbefälle:** als Folge von Komplikationen während Schwangerschaft, Geburt und Wochenbett; als Folge von Eingriffen, Unterlassungen, unsachgemäßer Behandlung oder einer Kausalkette, die von einem dieser Zustände ausgeht
- **indirekt bedingte Sterbefälle:** aufgrund bestehender Krankheit oder aufgrund einer Krankheit, die sich während Schwangerschaft, Geburt und Wochenbett entwickelt hat, aber nicht auf direkt bedingte Ursachen zurückgehen und durch physiologische Auswirkungen von Schwangerschaft, Geburt und Wochenbett verschlechtert wurde
- **späte Müttersterbefälle:** der Tod einer Frau später als 42 Tage, aber noch vor Ablauf eines Jahres nach dem Ende der Schwangerschaft mit einer Ursache, die zur Schwangerschaft oder deren Behandlung in Beziehung steht oder durch diese verschlechtert wird (nicht Unfall/zufällige Ereignisse)

Weltweit ereignen sich laut WHO derzeit bis zu 830 Todesfälle täglich aufgrund von Komplikationen in der Schwangerschaft oder bei der Geburt, wobei hier der Großteil durch frühzeitige und adäquate Intervention vermeidbar wären. In Österreich wurde 2016 eine direkte Müttersterblichkeit von 5,7 auf 100.000 Lebendgeborene verzeichnet.

PPH – postpartale Hämorrhagie

Eine postpartale Hämorrhagie (PPH) kann sich rasch zu einem lebensbedrohlichen Ereignis entwickeln, weswegen eine schnelle Diagnose essentiell für das optimale Management ist. Lebensbedrohliche PPH treten in ca. 2 auf 1.000 Geburten in industrialisierten Ländern auf, wobei sie hier in 13 % der maternalen Todesfälle die Ursache darstellen und in „developing countries" bis zu 30 %. Definitionsgemäß gelten ein maternaler Blutverlust von mehr als 500 ml nach vaginaler Geburt und 1.000 ml oder mehr nach Kaiserschnitt als eine PPH. Weiters wird unterschieden zwischen einer **primären PPH**, welche **innerhalb der ersten 24 Stunden postpartum** auftritt und einer **sekundären, späten PPH, welche nach mehr als 24 h postpartum** auftritt. Weitaus häufiger finden sich primäre PPH, die meistens atone Nachblutungen darstellen mit akuter rascher hämodynamischer Verschlechterung. Als Risikofaktoren für PPH sind folgende Umstände bekannt: protrahierter Geburtsverlauf, Überdehnung des Uterus (Mehrlingsschwangerschaften, Polyhydramnion, kindliche Makrosomie > 4.500 g), Multiparität, Wehenverstärkung und

Plazentapathologien. Essentiell für das weitere Management sind ein rasches Erkennen der Situation und eine gezielte Ursachensuche. Hier hilft es anhand von Checklisten und mit einfachen Merkhilfen die potentiellen Ursachen der Reihe nach durchzugehen – für die PPH gibt es hier die **4Ts (Tonus, Tissue, Trauma, Thrombin)**, die abzuklären sind:

Tab. 1. Ursachen einer postpartalen Hämorrhagie – die 4Ts

Tonus (uterine Atonie) 70–90 %	uterine Überdehnung Muliparität, Hydramnion, fetale Makrosomie, Tokolytika, schnelle oder verzögerte Geburt, (lange) Oxytocin- substitution Chorioamnionitis Uterus myomatosus	<u>klinische Zeichen</u> **hoher Höhenstand/ Konsistenz des Uterus**
Tissue (Plazenta) Lösungsstörung 10 %	Plazentaretention Plazentaimplantationsstörung Plazentaresiduen	**Vollständigkeit der Plazenta?** (visuell und Ultraschall!)
Trauma 20 %	vulvovaginale Verletzungen Episiotomie/Dammriss Uterusruptur Uterusinversion	**Inspektion der Geburtswege** Spekulum- untersuchung!
Thrombin (Koagulopathie) ca. 1 %	**schwangerschaftsinduziert:** Thrombozytopenie bei HELLP DIG (dissemienierte intravasale Gerinnung) z. B. bei Präeklampsie, IUFT, Abruptio placentae, Fruchtwasserembolie) **Heredität:** Von Willebrand Syndrom **Antikoagulantien**	**klinisch** z. B. nicht chirurgische Blutung, Labor (Blutbild/Gerinnung)

Nabelschnurvorfall

Mit der Ruptur der Fruchtblase kann es bei ca. 0,3 % aller Geburten zu einem sogenannten Nabelschnurvorfall kommen. Durch den plötzlichen Verlust des Fruchtwassers kommt es bei gleichzeitigem Absinken des führenden Kindteils zum Vorfallen der Nabelschnur vor den Fötus. Dieser drückt dann mit seinem Gewicht gegen das mütterliche Becken und presst so die Nabelschnur zusammen – dies führt zu einer akuten Unterbrechung der kindlichen Sauerstoffversorgung/ Zirkulation. Häufige Risikokonstellationen für das Auftreten eines Nabelschnurvorfalls sind: Quer-, Schräg, Fußlage, Zwillingsgeburten, pPROM (preterm premature rupture of membranes). Die Diagnose eines Nabelschnurvorfalles kann einerseits aufgrund eines plötzlichen kindlichen Herztonabfalles oder andererseits auf Basis von Beschwerden der Patientin im Sinne eines Fremdkörpergefühls in der Scheide gestellt werden. Die Nabelschnur muss jedoch keineswegs vor der Vulva sichtbar werden. Somit ist bei Verdacht auf einen Nabelschnurvorfall umgehend die Patientin in eine liegende Position zu bringen und eine vaginale Palpationsuntersuchung durchzuführen – diagnostisch ist hier das Ertasten der (pulsierenden) Nabelschur/ einer Nabelschnurschlinge vor dem äußeren MM/vor der Zervix. Ab diesem Zeitpunkt hat der Untersucher die Hand bis zur schnellstmöglichen Entbindung per Sectio in der Scheide zu belassen und den führenden Kindsteil manuell nach oben zu drücken, um weiterhin eine Zirkulation zum Fetus zu gewährleisten.

Vorzeitige Plazentalösung

Im Allgemeinen ist zu sagen, dass vaginale Blutungen in der 2. Hälfte der Schwangerschaft in bis zu 5 % aller Schwangerschaften vorkommen und immer ursächlich abgeklärt werden müssen. Hierbei können insbesondere folgende Blutungsursachen lebensbedrohlich für Mutter und/oder das ungeborene Kind sein und bedürfen einer raschen Diagnostik und Therapie: Plazenta praevia-Blutung, Vasa praevia/Insertio velamentosa, die vorzeitige Plazentalösung und die Uterusruptur.

Eine **vorzeitige Plazentalösung** bezeichnet eine vorgeburtliche Blutung an der dezidual-plazentaren Haftfläche mit Blutung aus mütterlichen und/oder kindlichen Gefäßen. Hierbei kann es einer partiellen oder totalen Ablösung der normal inserierten Plazenta vor der Geburt des Kindes kommen mit konsekutiver akuter Verminderung der plazentaren Austauschfläche. Dieser geburtshilfliche Notfall kommt bei 0,3–1 % der Schwangerschaften vor und die perinatale Letalität beträgt bis zu 12 % – hiervon versterben bis zu 77 % der Kinder bereits in utero wegen akuter Sauerstoffmangelversorgung infolge des massiven Blutverlustes. Häufig präsentiert sich dieses Krankheitsbild nach der 29. Schwangerschaftswoche.

Folgende **Risikofaktoren** sind bekannt:

- höheres mütterl. Alter
- Mehrlingsschwangerschaften
- Hypertonie/Präeklampsie
- lange bestehender, vorzeitiger Blasensprung

- Trauma (Bauchtrauma)
- Polyhydramnion
- Nikotin-, Drogenabusus (Kokain!)
- Rauchen

Die Diagnose einer akuten vorzeitigen Plazentalösung lässt sich aufgrund der typischen maternalen klinischen Symptomatik (starke abdominelle Schmerzen mit hyperaktiven Uteruskontraktionen meistens in Kombination mit einer vaginalen Blutung) stellen. Weiters zeigt sich im CTG (Cardiotokogramm) oft eine suspekte oder pathologische fetale Herzfrequenz. Zusätzlich können im Ultraschall Anzeichen für eine Lösung im Sinne eines Hämatoms zwischen Plazenta und Uteruswand gesehen werden – hierfür ist jedoch die Sensitivität des Ultraschalls eher gering (25–50 %). Die Symptome können jedoch, je nach Ausmaß der Ablösung, sehr unterschiedlich ausgeprägt sein und es kann auch nur zu einer vorerst inneren Blutung zwischen Plazenta und Amnionhaut kommen mit zunehmender hämodynamischer maternaler Verschlechterung als Hinweiszeichen, welche nicht sofort nach außen abfließt! Bei schwerer Hämorrhagie auf der Basis einer vorzeitigen Plazentalösung besteht die Gefahr einer disseminierten intravasalen Gerinnungsstörung (DIG). Somit können folgende **Symptome** auf eine vorzeitige Plazentalösung hindeuten und müssen dahingehend abgeklärt werden:

- vaginale Blutung (in ca. 70 % der Fälle)
- schmerzhafter, kontrahierter Uterus (Holz-Uterus)
- Höhersteigen des Fundus uteri (durch Volumenzunahme im Uterus)
- Hämorrhagischer Schock der Mutter: Blässe, Hypotonie, Tachykardie, Blutgerinnungsstörung (DIG)
- Hypoxiefrequenzmuster im CTG (Dezelerationen, Akzerlerationsverlust, stark eingeschränktes bis silentes CTG)
- komplette Plazentaablösung: pathologisches CTG, intrauteriner Fruchttod

Gefahren für die Schwangere	**Gefahren für das Kind**
- vaginale, starke Blutung - Verbrauchskoagulopathie - Hypovolämie und Schock (**cave:** auch starke Blutung nach innen möglich OHNE sichtbaren Blutverlust nach außen!)	- Hypoxie, Blutverlust aus eröffneten Zottengefäßen - intrauteriner Fruchttod - perinatale Sterblichkeit: ca. 20 %

Somit gilt es zuerst bei der Verdachtsdiagnose vorzeitige Plazentalösung insgesamt schnellstmöglich den Zustand der Mutter, die klinische Symptomatik und den Zustand des Kindes zu eruieren. Danach leiten sich dann die zu setzenden Maßnahmen wie folgt ab:

Symptomatik? Zustand der Mutter? Zustand des Kindes?

- **keine klinische Symptomatik** → CTG?, kurzfristige CTG – Kontrollen, Dopplerkontrollen
- **maternale klinische Symptomatik** → Kind lebt → sofortiger Kaiserschnitt! (hämodynamische Stabilisierung der Mutter!)
- **maternale klinische Symptomatik + IUFT**
  Behandlung der Gerinnungsstörung, evtl. Bluttransfusion, falls klinisch stabil: Einleitung der vaginalen **Entbindung** (z. B. Amniotomie)

Insgesamt stellt die vorzeitige Plazentalösung eine heikle klinische Situation dar, welche nach wie vor mit einer gewissen Letalität verbunden ist:

- Letalität des Kindes: 5–10 %
- Letalität der Mutter 0,4 %
- **Wiederholungsrisiko: 2–11 %**

Uterusruptur

Die Uterusruptur stellt einen der meist gefürchtetsten geburtshilflichen Notfälle dar und tritt mit einer Häufigkeit von 3 auf 10.000 Geburten auf. Sie bezeichnet eine komplette Unterbrechung aller Wandschichten der Gebärmutter einschließlich des Myometriums und der Serosa, sodass die Fruchthöhle mit dem ungeborenen Kind frei in den Bauchraum ragt. Das größte Risiko besteht bei Frauen unter Geburt mit Zustand nach Kaiserschnitt. Andere Risikofaktoren sind allgemein Narben nach Uterusoperationen wie z. B. Zustand nach cavumeröffnender Myomoperation, nach einem oder mehreren vorangegangenen Kaiserschnitten sowie Curettagen durch die Verletzung der endomyometranen Schicht. Klinisch manifestiert sich die Uterusruptur häufig nach einem Wehensturm (Dystokie) mit starken Schmerzen im Unterbauch/Duckschmerzhaftigkeit des unteren Uterinsegments (meist im Bereich der alten Sectionarbe) und mit einer hochsteigenden Bandl-Furche (= bzw. durch das Abweichen des führenden Kindsteils nach oben bei der Wehe („leeres" Becken). Die Bandl-Furche ist ein sich bildender muskulärer Ring zwischen sich kontrahierenden und ruhenden Uterusabschnitten. Sie ist Anzeichen für eine übersteigerte Form des physiologischen Retraktionsrings, welcher bei geburtsmechanischen Problemen während der Wehen durch die frustrane Kontraktion des oberen Uterussegments auftritt und durch die Bauchdecke zu sehen sein kann.

Es gilt klinisch folgende Situationen zu unterscheiden:

drohende Ruptur

- Schmerzhaftigkeit des unteren Uterinsegments, auch in der Wehenpause
- Wehensturm und dann Geburtsstillstand

Narbenruptur

meist „stille" Ruptur (keine Prodromalzeichen), langsames Aufgehen der Narbe durch die konstante Dehnung des Gewebes im Verlauf des Uteruswachstums

Leitsymptome der eingetretenen Ruptur

- plötzliche Wehenpause (schlagartig)
- starker Rupturschmerz mit abdomineller Abwehrspannung
- hämorrhagische Schocksymptomatik mit Dyspnoe, Blässe, Unruhe, Kollaps, Anämie

fakultative Symptome

- Kindsteile in der Bauchhöhle der Mutter tastbar
- vaginale Blutung

Aufgrund des plötzlichen, massiven Blutverlusts auf mütterlicher Seite sind sowohl die Mutter als auch das Kind akut vital bedroht. Falls gerade eine CTG-Schreibung erfolgt, zeigt dieses ein pathologisches kindliches Herzfrequenzmuster. Es sollten sofort Tokolytika verabreicht werden, weiters intravenöse Flüssigkeitsgabe und schnellstmögliche Durchführung einer Notfallsectio. Weiters ist meistens die Verabreichung von Blutkonserven an die Mutter notwendig und ein intensives Gerinnungsmanagement.

Schulterdystokie

Eine Schulterdystokie kann prinzipiell bei jeder Geburt auftreten, jedoch gibt es Risikofaktoren, die diese begünstigen. Es ist essentiell als Geburtshelfer diese zu kennen, um bei einer fraglich erschwerten Schulterentwicklung daran zu denken und zügig die Diagnose zu stellen, um ohne Zeitverzögerung die nötigen Manöver einzuleiten. Dies ist unabdingbar für ein gutes kindliches Outcome. Bei der Schulterdystokie handelt es sich definitionsgemäß um eine Einstellungsanomalie der Schultern nach der Geburt des kindlichen Kopfes, wo Manöver nötig sind um das Kind zu gebären. Am häufigsten kommt der hohe Schultergeradstand vor, bei dem die Schultern hinter der Symphyse feststehen. Die Inzidenz beträgt 0,1–2,3 % (im Mittel 0,7 %). Den größten Risikofaktor stellt ein hohes geschätztes Geburtsgewicht dar, allerdings treten die Hälfte aller Schulterdystokien bei einem Geburtsgewicht von unter 4.000 g auf. Folgende **Risikofaktoren** sind bekannt:

- höheres geschätztes Geburtsgewicht/Makrosomie:
  - 4.000 g – Inzidenz ca. 2 %
  - 4.500 g – Inzidenz ca. 10 % (ab estimated fetal weight > 4.500 g → Sectio!)
  - 5.000 g – Inzidenz ca. 40 %
- Kinder von diabetischen Müttern: 2–4-fach erhöhtes Risiko
- vaginal-operative Entbindung
- prolongierte Eröffnungsaustreibungsperiode
- Oxytocinapplikation
- St. p. Schulterdystokie
- Adipositas der Mutter

Die Diagnose einer Schulterdystokie wird, neben der generell erschwerten Schulterentwicklung, mithilfe des sogenannten „Turtle-Sign" gestellt. Infolge der ausgebliebenen Schulterrotation in einen Querstand steht die vordere Schulter des Kindes oberhalb der Symphyse im Geradstand an dieser an. Der Kopf ist typischerweise tief in die Vulva eingezogen bzw. sitzt dieser auf und zieht sich bei jeder Wehe ein kleines Stück zurück. Trotz initial vorsichtiger Traktion am Kopf nach kaudal und dorsal kann die anteriore Schulter nicht entwickelt werden – tritt dies ein ist ohne Verzögerung die Diagnose einer Schulterdystokie zu stellen. Dies bedeutet für das Kind eine akut bedrohliche Situation, da es zur Unterbrechung der Nabelschnurversorgung durch Abklemmung kommen kann. Dies bedeutet eine **Hypoxie** und im Extremfall eine kindliche Asphyxie mit hypoxischem Hirnschaden in der Folge. Weiters kann es durch das Hängenbleiben der Schulter zu Verletzungen des Plexus brachialis kommen bis hin zu Lähmungserscheinungen (Erb-Lähmung) und zu Clavikulafrakturen.

Somit ist folgendes Vorgehen bei dem Vorliegen dieses Notfalls indiziert:

- rasche Diagnose
- Hilfe holen – Team alarmieren/Anästhesie
- NICHT KRISTELLERN – Gefahr der Uterusruptur! (Kristeller Druck: wehensynchroner Druck auf den Fundus uteri während den Austreibungswehen, Druckrichtung in Anpassung an die Längsachse des Kindes)
- NICHT ZIEHEN!
- Oxytocin stoppen!
- evtl. Episiotomie anlegen

Die einzelnen spezifischen Manöver sind in einem Merkalgorithmus zusammengefasst wie folgt:

HELPERR – Manöver bei Schulterdystokie

H – call for Help
E – evaluate for Episiotomy
L – **legs → Mc Roberts Manöver**
P – pressure (suprapubic)
E – enter: rotational Maneuvers
R – remove the posterior arm
R – roll the patient to her hands and knees

Nach den oben genannten allgemeinen Maßnahmen ist das hilfreichste Manöver, mit welchem bei korrekter Durchführung die Mehrzahl der Schulterdystokien gelöst werden können, das **Mc Roberts Manöver.** Hierbei werden in Rückenlage die Beine der Schwangeren (jedes Bein nimmt eine Person) abwechselnd zunächst stark in der Hüfte gestreckt bis leicht überstreckt und dann bauchwärts maximal angewinkelt. Dadurch kommt es zu einer leichten Anhebung der Symphysenachse; bei Bedarf kann dies mit einem suprasymphysären, leicht schrägen Druck mit der Handkante kombiniert und mehrfach wiederholt werden. Falls keine Hilfspersonen vor Ort sind und man alleine zunächst die Situation bewältigen muss, kann man die Patientin auch in den Vierfüßlerstand bringen. Trotz optimal durchgeführter Maßnahmen kann es zu einer kindlichen Mortalität von 2–16 % kommen. Auf maternaler Seite kann es im Rahmen der Lösungsversuche durch die Manipulationen zu Zervixrissen und anderen Verletzungen mit stärkeren Blutungen kommen.

Hypertensive Entgleisung/Präeklampsie

Hypertensive Schwangerschaftserkrankungen gehören nach wie vor weltweit zu den führenden maternalen Todesursachen, mit der Präeklampsie/Eklampsie als Ursache von 9–26 % aller maternalen Todesfälle. Von hypertensiven Schwangerschaftserkrankungen sind ca. 10 % aller Schwangeren weltweit in unterschiedlichem Ausmaß betroffen. Das Spektrum umfasst folgende Krankheitsbilder:

Schwangerschaftsinduzierte Hypertonie, Präeklampsie/Propf-Präeklampsie, das HELLP-Syndrom (Hemolysis elevated liver enzymes and low platelets) und die Eklampsie.

Definitionsgemäß spricht man von einer **schweren Hypertonie** bzw. einer **hypertensiven Krise** in der Schwangerschaft ab einem systolischen Blutdruck (RR) von über 160–170 mmHg und einem diastolischen RR von über 90 mmHg. Diese Situation bedarf einer sofortigen Behandlung. Eine **hypertensive Entgleisung/Notfall** liegt ab einem systolischen RR von über 180 mmHg vor und hierbei handelt es sich um einen medizinischen **Notfall**. Eine **Präeklampsie** liegt vor bei einem **Blutdruck ≥ 140 systolisch und/oder 90 diastolisch** mit in der Schwangerschaft neu aufgetretener Organmanifestation, welche keine andere zu Grunde liegende Ursache hat (z. B. Proteinurie).

Tab. 2. Diagnosekriterien für eine Präeklampsie

Blutdruck	• ≥ 140 mmHg systolisch oder ≥ 90 mmHg diastolisch zu 2 Zeitpunkten mit 4 Stunden Abstand nach SSW 20 + 0 bei vorher normalem RR • ≥ 160 mmHg systolisch oder ≥ 110 mmHg diastolisch, Bestätigung der Hypertension nnerhalb von Minuten
und	
Proteinurie	• ≥ 300 mg pro 24 h Proteinausscheidung oder • Protein/Kreatinin-Ratio ≥ 0,3 mg/dL oder • Combur: Protein 1+ oder mehr
oder ohne Proteinurie, eine neu aufgetretene Hypertonie mit einem der folgenden Symptome:	
Thrombozytopenie	Thrombozyten < 100.000 pro/microliter
renale Insuffizienz	Serumkreatinin > 1,1 mg/dl oder Verdoppelung des Serumkreatinins
gestörte Leberfunktion	2-fach über die Norm erhöhte Lebertransaminasen
Lungenödem	
zerebrale/visuelle Symptome	

Bei dem Spektrum der hypertensiven Schwangerschaftserkrankungen handelt es sich um eine Multisystemerkrankung, welche durch **generalisierte Endothelschäden** gekennzeichnet ist und in vielfältigen **Endorganschäden** resultieren kann. Maternale Komplikationen können zum Beispiel ein hämorrhagischer Schlaganfall, eine kardiopulmonale Dekompensation im Rahmen eines Herzversagens oder auch eine massive Gerinnungsstörung sein (siehe Tabelle). Deswegen ist eine frühzeitige adäquate Erkennung und Einschätzung der Situation mit Initiierung der notwendigen Therapie essentiell, um langfristigen maternalen Komplikationen vorzubeugen und auch potentielle Auswirkungen auf das Kind möglichst frühzeitig zu erkennen, wie zum Beispiel eine intrauterine Wachstumsrestriktion mit konsekutiver Mangelversorgung des Feten.

Tab. 3. Maternale Komplikationen der Präeklampsie/ hypertensiver Schwangerschaftserkrankungen

kardio-respiratorisch	neurologisch	renal	hepatisch	hämato-logisch
ARDS*	Eklampsie	akute tubuläre Nekrose	periportale Entzündung	Thrombo-zytopenie
Lungenödem	zerebrale Thrombose/ Hämorrhagie	akuter Nierenschaden	hepatische Dysfunktion	DIG*
Kardiomyopathie	PRES*	glomeruläre Endotheliose	hepatisches Hämatom/ Ruptur	mikro-angiopath. Hämolyse
generalisierte Ödeme	veränderter Bewusstseins-zustand		akute Fettleber	venöse Thrombo-embolie

* Abkürzungen: ARDS: adult respiratory distress syndrome; DIG: disseminierte intravasale Gerinnung; PRES: posteriores reversibles Enzephalopathiesyndrom

Im Zuge der insuffizienten Trophoblasteninvasion und dem generalisierten Endothelschaden können folgende **fetale Komplikationen** auftreten:

- vorzeitige Plazentalösung
- intrauterine Wachstumsrestriktion (IUGR= intrauterine growth retardation)
- vorzeitige Entbindung/Frühgeburtlichkeit
- intrauteriner Fruchttod (IUFT)
- perinatale Mortalität
- Nebenwirkungen der RR-Medikamente

multiple Endorgan-Schäden

Zur Einschätzung der Gefährlichkeit einer Situation und somit der Dringlichkeit einer Intervention ist die Liste der **maternal early warning criteria** äußerst hilfreich. Bei Vorliegen eines oder mehr der folgenden Kriterien:

- systol. RR < 90 mmHg oder > 160 mmHg
- diastol. RR > 100 mmHg
- Herzfrequenz < 50 oder > 130 Schläge pro Minute
- Sauerstoffsättigung – Raumluft < 95 %
- Oligurie (< 35 ml/h für 2 Stunden oder mehr)
- maternale Agitation, Verwirrung, Bewusstseinsveränderung
- persistierende Kopfschmerzen
- Dyspnoe

Zur Beurteilung der vorliegenden Situation ist es zuerst essentiell zwischen der Art der vorliegenden hypertensiven Situation zu unterscheiden. Hier ist es besonders wichtig den hypertensiven Notfall von einer reinen Hypertonie in der Schwangerschaft bzw. Präeklampsie abzugrenzen, um eine adäquate Therapie und ein Monitoring sowohl der Mutter als auch des Feten einzuleiten. Der **hypertensive Notfall** ist definiert, im Rahmen der Schwangerschaft nach Expertenkonsensus, mit einem **systolischen RR ≥ 180 mmHg** und/oder **RR diastol. ≥ 110–120 mmHg** über einen Zeitraum von 15 min oder mehr **mit vitaler Gefährdung** durch Organschäden wie **z. B. eine hypertensive Enzephalopathie oder ein Lungenödem.** Somit ist zusätzlich zur RR-Erfassung auf das Vorhandensein möglicher Begleitsymptome zu achten, die auf das Vorliegen gewisser Organbeteiligungen hinweisen bzw. ein noch schwerwiegenderes Krankheitsbild anzeigen, wie zum Beispiel das Vorliegen eines HELLP-Syndroms.

**Mögliche Begleitsymptome zur Differenzierung
schwere Präeklampsie vs. HELLP vs. Eklampsie**

- Augenflimmern
- starke Kopfschmerzen
- persistierende Oberbauchschmerzen
- Bewusstseinstrübung/Schwindel
- Organmanifestationen – Laborentgleisungen?

Schwere Hypertonie/hypertensive Entgleisung – Therapie

Jede initiale antihypertensive Behandlung einer schweren Hypertonie (Blutdruck ≥ 160/110 mmHg) muss unter einer CTG-Überwachung stationär erfolgen, da ein ausgeprägter Blutdruckabfall mit einer akuten fetalen Gefährung verbunden sein kann. Die Patientinnen sollten intensiv überwacht werden, wobei insbesondere engmaschige Blutdruckkontrollen (anfangs mindestens alle 15 min) erforderlich sind. Der systolische Blutdruck sollte unter 150 mmHg gesenkt werden. Diastolische Zielblutdruckwerte sollten 80–100 mmHg nicht unterschreiten. Eine abrupte Blutdrucksenkung ist wegen möglicher akuter fetaler Gefährdung zu vermeiden. Bei einem initialen systolischen RR ≥ 180 ist meistens eine initial intravenöse RR-Senkung angezeigt. Eine asymptomatische Blutdruckerhöhung ist hingegen kein hypertensiver Notfall. In diesen Fällen ist ein individuelles Vorgehen bezüglich der Blutdrucksenkung anzustreben.

Die Therapie des hypertensiven Notfalls erfolgt nach folgendem Schema:
First line i. v. Therapie: alpha1-Adrenozeptor-Antagonist
- **Urapidil (Ebrantil®)** 6,25 mg über 2 min langsam i. v.
- Erhaltungsdosis: 3–24 mg/h über Perfusor

Second Line i. v. Therapie: Alpha-/Betablocker
- 50 mg **Labetalol**-HCL **(Trandate®)** langsam i. v. 1–3 min
- Erhaltungsdosis: 200 mg Labetalol-HCL 120 ml/h

Orale Akuttherapie: **Nifedipin** 5 mg oral, Wh. nach 20 min
Werte < 170 und/oder 110 mmHg → Umstieg auf orale Therapie

Die Applikation von intravenösem Magnesiumsulfat ist indiziert zur maternalen Krampfprophylaxe (Prophylaxe einer Eklampsie) bei Frauen mit schwerer Präeklampsie bzw. Frauen mit schwerer Hypertension/hypertensiver Krise bei Vorliegen von Begleitsymptomen, die eine Aggravierung der Situation anzeigen, wie zum Beispiel zentralnervöse Symptome.

Therapie möglicher auftretender Komplikationen/
Prävention maternaler Krampfanfälle:
- **Lungenödem/Herzinsuffizienz:**
  Akuttherapie mit **Furosemid (Lasix®)** 10–20 mg i. v., ggf. Wiederholung
- **antikonvulsive Therapie** – maternale Krampfprophylaxe:
  Magnesiumsulfat initial 4–6 g in 50 ml i. v. in 15–20 min als Kurzinfusion/ Perfusor
  Erhaltungsdosis 1 g/h

- **konstante orale RR-Therapie präpartal langfristig:**
  alpha-Methyldopa **(Aldometil®)** 500 mg bis zu 3 x 2 tgl.
  Urapidil **(Ebrantil®)** 30 mg bis zu 6 x 1 tgl.

Natürlich gibt es auch Nebenwirkungen, auf die man im Rahmen der Blutdrucktherapie achten muss. Insbesondere eine zu rasche RR-Senkung kann zu einer plötzlichen relativen maternalen Hypotonie mit in Folge einer Reduzierung der intrauterinen Versorgung des Kindes führen. Deswegen ist eine CTG-Observatio bei initialer RR-Senkung eines stark erhöhten Blutdruckes essentiell.

Weiters sind folgende Nebenwirkungen der einzelnen RR-Medikamente zu beachten:

- **Methyldopa – graduelle RR-Kontrolle/keine Akuttherapie!**
  Nebenwirkungen (NW): keine bekannten fetalen Nebenwirkungen, maternal-hepatische Dysfunktion
- **Labetalol – NW:** fetal – evtl. Risiko für IUGR, evtl. Hyoglykämie
  maternal – Bronchokonstriktion, Bradykardie, orthostatische Hypotension
- **Nifedipin (Kalziumkanalblocker) – NW:** Hypotension, Kopfschmerzen, Reflextachykardie
  Cave: Kombination mit Magnesiumsulfat – eventuell neuromuskuläre Blockade?!
  Urapidil – NW: Schwindel, Kopfschmerzen, Herzklopfen

Eklampsie/eklamptischer Anfall

Eine Eklampsie ist definiert als ein aufgetretener, **generalisierter Krampfanfall (tonisch-klonischer Krampfanfall) ohne andere erkennbare Ursache.**
Bei 5–8 % der Schwangeren mit einer Präeklampsie kommt es im Verlauf zu einer Eklampsie bzw. einem eklamptischen Anfall. Das Gefährliche ist jedoch, dass nur in ca. 50 % der Fälle die Eklampsie mit einer schweren Hypertonie assoziiert ist und in ca. 14–34 % der Fälle es zu einem eklamptischen Anfall kommt ohne einer begleitenden Hypertonie oder Proteinurie. Weiters zeigen bis zu 21 % der Patientinnen in der Woche vor einem eklamptischen Anfall keine klinischen Warnsymptome oder fassbare Risikofaktoren. Somit ist dies ein gefährliches Krankheitsbild, bei dem es meistens zu einer plötzlichen und raschen (innerhalb weniger Stunden) Verschlechterung des Gesamtzustandes der Patientin kommt. Das Wiederholungsrisiko einer Eklampsie in einer Folgeschwangerschaft beträgt 2–16 %.

Mögliche Prodromalsymptome einer Eklampsie
- starke, persistierende Kopfschmerzen
- Augenflimmern/Sehstörungen (zentralnervös)
- Hyperreflexie
- Übelkeit/Erbrechen
- bis zu 79 % der Patientinnen zeigen ein oder mehr Prodromalsymptom(e)

Im Falle des Auftretens eines eklamptischen Anfalls sind zu allererst allgemeine Stabilisierungsmaßnahmen für die Mutter zu treffen (stabile Seitenlagerung, Freihalten der Atemwege, Sauerstoffapplikation über eine Maske falls verfügbar, venöser Zugang, Monitoring Herzfrequenz und O2-Sättigung) und dann möglichst rasch die Überprüfung des fetalen Zustandes. Danach sind alle Vorbereitungen für eine möglichst zügige Entbindung zu treffen.

First line Therapie des eklamptischen Anfalls

MgSO4 – Magensiumsulfat i. v.:

initial 4–6 g in 50 ml i. v. in 15–20 min als Kurzinfusion/Perfusor

Erhaltungsdosis 1 g/h

Antidot bei Überdosierung: Calciumgluconat 1 Ampulle (= 1 g/10 ml) über 3 min intravenös

Die Therapiedauer sollte 24–48 h mit Magnesium nicht übersteigen (cave: Nierenfunktion!).

Monitoring während Applikation

- Urinausscheidung
- Atemfrequenz
- Patellarsehnenreflex!
- Monitoring Fetus – CTG!

Die Komplikationen, welche im Rahmen eines eklamptischen Geschehens auftreten können, sind im Wesentlichen die gleichen wie bei einer hypertensiven Entgleisung:

- **hämorrhagischer Schlaganfall**

  die endotheliale Schädigung bedingt einen Zusammenbruch der vaskulären Autoregulation und gleichzeitig kommt es zu starken Druckunterschieden durch RR-Schwankungen

- **maternales Lungenödem**

  Hypoalbuminämie: durch den reduzierten onkotischen Druck kommt es zu einer relativen intravasalen Volumsdepletion + interstitieller Flüssigkeitsansammlung

  cave: zusätzliche renale Funktionseinschränkung oft vorhanden!

  Monitoring des Flüssigkeitshaushalts!

  eher restriktive Flüssigkeitszufuhr!

HELLP-Syndrom:
Hemolysis, elevated liver enzymes and low platelets

Das HELLP-Syndrom kommt bei bis zu 5 % der Präeklampsie-Patientinnen vor und ist eine schwere, potentiell lebensbedrohliche Komplikation. Hier kann es ebenfalls wie bei der Eklampsie sein, dass keine begleitende Proteinurie vorliegt (5–15 % der Fälle) und/oder keine begleitende Hypertonie vorhanden ist (20 % der Fälle). Das Wiederholungsrisiko für das Auftreten eines HELLP in der Folgeschwangerschaft beträgt bis zu 12 %. Die **Diagnose** wird aus der Zusammenschau von bestimmten **Laborwerten mit der klinischen Symptomatik** gestellt, wobei es innerhalb von kurzer Zeit zu einem foudroyanten Verlauf kommen kann.

Diagnose: Labor + Klinik

Laborparameter:

mirkoangiopathische Hämolyse (Anämie mit Haptoglobinabfall, freies Hämoglobin erhöht, LDH > 600 Units/liter)

Transaminasen (GOT, GPT – 2 x höher als Norm)

Thrombozytenzahl (< 100.000/ml)

klinisch – gleichzeitig folgende Symptome möglich:

epigastrischer, persistierender Schmerz: > 90 % (Leberkapselspannung!)

Hypertonie: 80 %, Proteinurie: bis zu 15 %, ggf. neurologische Symptomatik

Typischerweise ist der klinische Verlauf fluktuierend, schubweise und ist in der Dynamik nicht vorhersehbar. Somit sollten Laborkontrollen alle 6–12 h durchgeführt werden, wenn eine klinische und/oder laborchemische Verschlechterung zu erkennen ist. Das geburtshilfliche Management muss individuell auf die Patientin abgestimmt werden und unter Schwangerschaftswoche 34 + 0 ist ein konservatives Vorgehen unter Berücksichtigung des fetalen Zustandes, der Dynamik des Krankheitsbildes und dem maternalen Zustand unter engmaschiger Observatio möglich. Ist eine Prolongation der Schwangerschaft angestrebt, können Glukokortikoide zur Therapie der Gerinnungsstörung zur Erhöhung der Thrombozytenzahl verabreicht werden (Methylprednisolon (Urbason) 32 mg/d i. v. oder Dexamethason (Fortecortin) 2–3 x 10 mg/d i. v.). Ab der Schwangerschaftswoche 34 + 0 wird eine Entbindung empfohlen mit optimalerweise zuvor Transferierung der Patientin an ein perinatales Zentrum mit intensivmedizinischer Überwachungsmöglichkeit. Dabei ist wichtig zu beachten, dass als erstes im Rahmen eines akuten Geschehens immer die Mutter stabilisiert werden muss und dann der Kaiserschnitt durchgeführt werden soll!

Mögliche Komplikationen eines HELLP

1,1 % maternale Mortalität und/oder schwere maternale Morbidiät

- disseminierte intravasale Gerinnung
- Leberhämatom bis zu Leberkapselriss
- akutes Leberversagen
- akutes Nierenversagen

Eine Entbindung sollte unabhängig vom Schwangerschaftsalter bei folgenden Konstellationen durchgeführt werden:

- sich verschlechterndem HELLP
- Eklampsie
- refraktärer Hypertonie
- vorzeitiger Plazentalösung
- fetaler Dekompensation

Postpartale hypertensive Entgleisung

Hypertensive Schwangerschaftserkrankungen können sich auch erst unmittelbar postpartal oder im Verlauf des Wochenbetts aufgrund der hämodynamischen Umstellungen nach der Geburt manifestieren. Beim Auftreten eines persistierend (über eine Stunde bestehenden) hohen Blutdrucks über 150/90 sollte auch postpartal eine Therapie eingeleitet werden. Weiters ist auch in dieser Situation ein engmaschiges RR-Monitoring für zumindest 72 h empfohlen. Nach der Entlassung aus dem Krankenhaus sollte innerhalb von 7–10 Tagen der Blutdruck, falls dieser therapiewürdig war, kontrolliert werden. Bei unkontrollierter Hypertonie besteht die Gefahr eines Schlaganfalls. Da nicht alle Blutdruckmedikamente stillenden Müttern gegeben werden können ist es wichtig zu wissen, welche Präparate ohne Bedenken verabreicht werden können.

Kontraindizierte RR-Medikation in Schwangerschaft und Stillzeit:
- ACE-Hemmer
- Angiotensin II-Rezeptorblocker (teratogen/fetale Nierenagenesie)

RR-Medikamente in der Stillzeit:
- Alpha-Methyldopa, Metoprolol, Labetalol, Nifedipin, Enalapril

Postpartales HELLP/postpartale Eklampsie

Ein HELLP-Syndrom tritt in 7–30 % erst postpartal auf und eine Eklampsie sogar in 30–40 % der Fälle.

Das Management besteht in einer intensivierten Überwachung bis zu 48 Stunden postpartal, der Gabe von Magnesiumsulfat intravenös bis zu 48 Stunden postpartal zur Krampfprophylaxe und regelmäßiger Blutdruckmessung post partum bis zur Blutdrucknormalisierung! Weiters ist die Anleitung zur korrekten Blutdruck-Selbstmessung essentiell für eine optimale Nachsorge. Die Blutdruckzielwerte sollten bei Entlassung < 150/100 mmHg betragen und die antihypertensive Therapie sollte langsam ausgeschlichen werden bei Normalisierung der RR-Werte.

Nachsorge hypertensiver Schwangerschaftserkrankungen

Wichtig ist, die Patientin vor Entlassung aus dem Krankenhaus auf die Wichtigkeit der weiteren RR-Messungen aufzuklären; weiters mögliche Warnsymptome für eine RR-Entgleisung zu besprechen. Sollte der Blutdruck 6 Wochen postpartal nicht unauffällig sein, besteht der Verdacht auf eine essentielle Hypertonie oder das Vorliegen von renalen oder neuroendokrine Ursachen. Diese müssen internistisch weiter abgeklärt werden. Außerdem ist eine Ursachenabklärung postpartal für alle schweren Verlaufsformen der Präeklampsie bzw. eines HELLP-Syndroms unerlässlich im Sinne einer Gerinnungsabklärung. Somit kann vor Eintritt einer nächsten Schwangerschaft eine gezielte Beratung zu folgenden Themen erfolgen:

- spezielle Medikation erforderlich, um das Auftreten schwerer Verlaufsformen möglichst zu verhindern (Thrombo-ASS, Lovenox)?
- Entbindung an einem Perinatalzentrum empfohlen?
- spezielle pränatale Untersuchungen (z. B. häufigere Doppler-/Wachstums-kontrollen) nötig?

Fruchtwasserembolie/Amnioninfusionssyndrom

Die Fruchtwasserembolie ist ein gefürchteter geburtshilflicher Notfall mit einem **akut auftretenden, dramatischen, lebensbedrohlichen Krankheitsbild.** Die Häufigkeit wird zwischen 1:8.000 bis 1:30.000 Geburten angegeben und ist somit extrem selten. Auch bei optimaler Behandlung ist sie mit einer **hohen mütterlichen Letalität** von ca. 60 % (manche Angaben reichen bis zu 80 %) sowie mit einer hohen kindlichen Letalität von bis zu 40 % behaftet. Als Pathomechanismus wird ein Übertritt von Fruchtwasser mit fetalem Debris in maternale Zirkulation mit anschließender überschießender, entzündlicher Reaktion auf fetale Antigene angenommen.

Folgende **Risikofaktoren** sind bekannt:

- IUFT (intrauteriner Fruchttod)
- Multiparität
- vorzeitige Plazentalösung
- Hyperstimulation der Wehentätigkeit
- Terminüberschreitung

Die **Diagnose** wird **immer klinisch** gestellt anhand der eindrucksvollen Symptomatik der Patientin und **nach Ausschluss anderer Ursachen**. In der überwiegenden Mehrzahl der Fälle (70 %) tritt dieser Notfall **intrapartum** auf; während der Wehentätigkeit oder bis zu 30 min nach der Plazentaentbindung.

Klassischerweise kommt es **plötzlich** zu einer **massiven klinischen Symptomatik** der Patientin mit rascher cardiopulmonaler und hämodynamischer Verschlechterung der Patientin und schließlich dem Kollaps mit Reanimationsnotwendigkeit.

Typische Symtpome

- kurze Agitiertheit/Angstgefühl
- plötzliche arterielle Hypotonie (RR systolisch < 90 mmHg)
- Hypoxie, Atemnot, Zyanose, Abfall der peripheren Sauerstoffsättigung
- kardiovaskulärer Kollaps bis hin zum Herz-Kreislaufstillstand
- in **83 %** der Fälle **DIG** (massive Gerinnungsstörung) sofort nachweisbar

Die Diagnose ist primär eine rein klinische und wird anhand der oben aufgezählten Symptome ohne dem Auffinden anderer Ursachen gestellt (Ausschluss anderer Ursachen wie Sepsis, Pulmonalembolie, Herzinfarkt!). Zudem kommt es aufgrund der disseminierten intravasalen Gerinnung und dem Kollaps meistens zu einer massiven Uterusatonie.

Letzten Endes mündet die Fruchtwasserembolie durch die massive Aktivierung der Gerinnungskaskade in einem systemischen Zusammenbruch des Gerinnungssystems mit sowohl der Bildung von (Mikro-)Thromben als auch dem Auftreten von Hämorrhagien. Die Fruchtwasserembolie stellt somit ein klassisches Beispiel für eine Situation dar, wodurch die initial vorhandene Koagulopathie das Gerinnungssystem nicht mehr funktioniert und es somit zu einer akut lebensbedrohlichen Kombination aus Thrombenbildung und pathologischer Blutung kommt. Hier ist es, neben den Reanimationsmaßnahmen, von größter Wichtigkeit, die für das Funktionieren des Gerinnungssystems wichtigen Rahmenbedingungen möglichst aufrecht zu erhalten, wobei insbesondere das Vermeiden der sogenannten „letalen Trias" (Hypothermie, Azidose und Koagulopathie) anzustreben ist.

Im Falle der Diagnose einer Fruchtwasserembolie gilt es schnellstmöglich ein interdisziplinäres Team (insbesondere unter Einbindung der Anästhesisten) vor Ort zu haben und unverzüglich die Erstmaßnahmen zu setzen (kardiopulmonale Reanimation zur Aufrechterhaltung einer Zirkulation, O_2-Gabe, Flüssigkeit, Beginn des Gerinnungsmanagements). Weiters ist – falls zu diesem Zeitpunkt noch das Kind in utero ist – einerseits zur Rettung des Kindes bzw. auch zur Optimierung der maternalen Reanimationssituation (unter anderem Verbesserung des venösen Rückflusses) unverzüglich die Entbindung durchzuführen (je nach Geburtsfortschritt vaginal-operative Entbindung oder Notfallkaiserschnitt). Danach bzw. währenddessen gilt es die Patientin möglichst schnell initial zu stabilisieren bzw. **advanced cardiac life support** durchzuführen, die oftmals vorliegende Atonie zu therapieren und die nötigen intensivmedizinischen Maßnahmen einzuleiten bzw. die Patientin auf eine Intensivstation mit adäquatem Monitoring zu verlegen. Trotz optimaler intensivmedizinischer Versorgung und schneller initialer Diagnose und Therapie stellt die Fruchtwasserembolie nach wie vor ein lebensbedrohliches Krankheitsbild mit hoher mütterlicher Letalität dar.

Literatur

ACOG. Executive Summary: Hypertension in Pregnancy. Obstet Gynecol 2013; 122: 1122–31.
AWMF 015/018 S2k-Leitlinie, Hypertensive Schwangerschaftserkrankungen: Diagnostik
und Therapie. D'Alton ME, Main EK, Menard MK, Levy BS. National Partnership for
Maternal Safety. J Obstet Gynecol Neonatal Nurs 2014; 43 (6): 773.

Neuhaus S et. al. Why mothers die". Learning from the analysis of anaesthesia-related
maternal deaths (1985–2013). Anaesthesist. 2016 Apr; 65 (4): 281–94.

Oyelese Y, Ananth CV. Placental Abruption. Clinical Expert Series Vol. 108, No. 4, Oct
2006.

Peripartal haemorrhage, diagnosis and therapy. Guideline of the German Society of
Gynaecology and Obstetrics (S2k-Level, AWMF Registry No. 015/063, March 2016).

Schlembach D, Mörtl MG. Die Postpartale Hämorrhaghie – Von der Definition über Klinik zur
Diagnose. Speculum – Zeitschrift für Gynäkologie und Geburtshilfe 2010; 28 (1), 5–9.

Schneider, Husslein, Schneider. Die Geburtshilfe. 5. Auflage. Springer Verlag.

Townsend R, O`Brien P, Khalil A. Current best practice in the management of hypertensive
disorders in pregnancy. Integrated Blood Pressure Control 2016: 9; 79–94.

WHO/RHR/15.23. Trends in maternal mortality 1990 to 2015. Executive Summary. WHO 2015.

Pathologie der Nachgeburtsperiode

Alex Farr, Barbara Bodner-Adler

Übersicht
- Nachgeburtsperiode
- Geburtsverletzungen
- Wochenbett

Komplikationen in der Nachgeburtsperiode

Die Nachgeburtsperiode umfasst den Zeitabschnitt von der Geburt des Kindes bis zur Ausstoßung der Plazenta. Die Pathologien in der Nachgeburtsperiode umfassen hauptsächlich postpartale Blutungen. Die Versorgung von Geburtsverletzungen und Episiotomie soll nach der Ausstoßung der Plazenta erfolgen. Per definitionem ist ein Blutverlust von über 500 ml nach Spontangeburt pathologisch. Zu den häufigsten Ursachen für eine verstärkte postpartale Blutung zählen:
- Geburtsverletzungen
- Uterusatonie
- Plazentalösungsstörung
- Gerinnungsstörung

Geburtsverletzungen

Verletzungen der Geburtswege treten meist als Dammrisse (DR) unter Beteiligung des Scheidengewebes auf. Sie können primär mit oder ohne Dammschutz entstehen oder sekundär durch Weiterreißen einer Episiotomie. Das Auftreten ist naturgemäß bei erstgebärenden Frauen häufiger als bei Mehrgebärenden. Läsionen im Bereich des Geburtskanales werden begünstigt durch eine unzureichende Elastizität oder das Überschreiten der Dehnungskapazität des Gewebes (z. B. bei Rigidität des Dammes) sowie auch bei vaginal-operativen Entbindungsverfahren (Vakuumextraktion, Forceps). Ein Dammriss besteht je nach Schweregrad aus der Zerreißung von Scheidenrohr, Dammhaut und Damm- bzw. Beckenbodenmuskulatur. Die Diagnostik beschränkt sich auf die unmittelbar postpartale Inspektion und ggf. rektale Untersuchung zur besseren Diagnostizierung einer eventuellen Beteiligung des M. sphincter ani externus. Zur Einteilung von Dammrissen siehe Tab. 1.

Tab. 1. Einteilung von Dammrissen

DR I	Riss der Scheidenschleimhaut, oberflächlicher Dammhautriss bis maximal zur Mitte des Dammes, keine Verletzung der Dammmuskulatur
DR II	Riss der Dammuskulatur bis zum Musculus sphincter ani externus, dieser bleibt intakt (häufig mit ausgeprägtem Scheidenriss)
DR III	kompletter Dammriss, bei dem auch die Ringfasern des M. sphincter ani externus miteingerissen sind
DR IV	Dammriss III unter Mitbeteiligung der Rektumschleimhaut

Grundsätzlich sollte jeder Dammriss genäht werden, wobei es maßgeblich darauf ankommt, die zerrissenen Teile so aneinander zu bringen, wie sie vorher lagen. Die Versorgung sollte stets nach Setzen einer Lokalanästhesie oder unter Nutzung der evtl. bestehenden Periduralanästhesie erfolgen. Die Versorgung in Vollnarkose ist nur bei höhergradigen Dammrissen erforderlich. Die operative Versorgung des Dammrisses I. Grades (DR I) besteht aus der Scheidennaht und der eigentlichen Dammnaht. Zuerst sollte der meist stärker blutende Scheidenriss versorgt werden. Dieser wird in Einzelknopftechnik oder fortlaufend mit einem atraumatischen monofilen resorbierbaren Faden (Stärke 0 oder 1–0) genäht. Die Dammnaht sollte in fortlaufender Nahttechnik (Fadenstärke 2–0) zur Rekonstruktion des Dammes versorgt werden. Der Dammrisses II. Grades (DR II) besteht aus der Versorgung des mitbeteiligten Scheidenrisses, der tiefen Dammnaht mit Versorgung der Dammmuskulatur und der eigentlichen Dammhautnaht (wie beschrieben), die zum Wundverschluss und zur Adaptierung der Haut dient. Die Naht erfolgt zweischichtig unter Adaptierung tieferer Schichten (Fadenstärke 1–0 oder 2–0). Abschließend sollten etwaige kleine Schleimhautrisse (Fadenstärke 3–0) versorgt werden. Die Versorgung höhergradiger Dammrisse (DR III bzw. IV) sollte im Operationssaal unter sterilen Bedingungen erfolgen. Bei höhergradigen Dammrissen, sollten die Patientinnen für eine Woche antibiotisch abgeschirmt werden und für zwei Wochen ein Laxans erhalten, um einer Druckerhöhung im Sphinkterbereich vorzubeugen. Suppositorien, digitale rektale Untersuchung sowie Einläufe sind kontraindiziert. Langfristige Kontrollen umfassen Sphinktermanometrie, Endosonographie der Spinktermuskeln und Beckenbodentraining mit Biofeedback. Weiters sollte Frauen nach höhergradigen Dammrissen die primäre Sectio als Entbindungsmodus in der Folgeschwangerschaft angeboten werden. Zu potentiellen Komplikationen nach Geburtsverletzungen zählen persistierend verstärkte Blutungen, Infektionen, Hämatome, Wundheilungsstörungen, Schmerzen, Dyspareunie, Harn- und Stuhlinkontinenz sowie Fistelbildungen.

Episiotomie

Das Ziel einer Episiotomie (Dammschnitt) ist die Entlastung des Dammes und der Schutz des Beckenbodens durch das Vermeiden von Überdehnung und Zerreißung der tiefen Beckenmuskulatur, besonders den Levatorschenkel. Die Durchführung einer Episiotomie sollte unter Geburt insbesondere bei folgenden Situationen in Erwägung gezogen werden:

- vaginal-operativer Entbindungsmodus
- straffe Weichteile („hoher Damm")
- ungünstige Durchtrittsebene (alle Deflexionshaltungen)
- vaginale Entbindung aus Beckenendlage
- Beschleunigung der Austreibungsphase (z. B. bei pathologischem CTG)

Der Schnitt sollte nach Möglichkeit am Höhepunkt einer Wehe und nach erfolgter Lokalinfiltration des Dammes erfolgen. Es empfiehlt sich die mediolaterale Episiotomie, da diese weniger häufiger in einem höhergradigen Dammriss (DR III bzw. IV) endet. Die operative Versorgung einer Episiotomie entspricht jener des Dammriss II. Grades. Die Nahttechnik ist bei allen Episiotomien ähnlich, bei der mediolateralen bzw. lateralen Episiotomie, jedoch wegen der schräg verlaufenden und asymmetrisch klaffenden Schnittwunde etwas komplizierter in der Versorgung (Abb. 1).

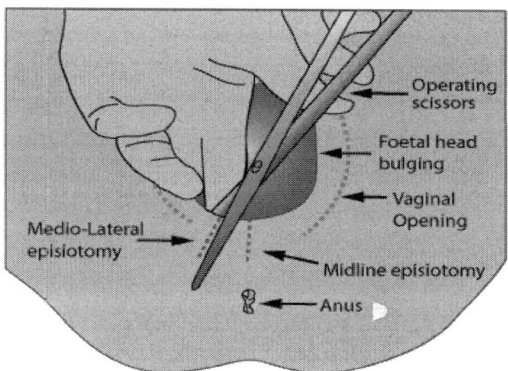

Abb. 1. mediolaterale Episiotomie

Uterusatonie

Die Uterusatonie beschreibt eine potentiell lebensbedrohliche Komplikation in der Nachgeburtsperiode. Hierbei kommt es zur verstärkten Blutung aus dem nicht suffizient kontrahierten Uterus nach vollständiger Ausstoßung der Plazenta. Zu den Risikofaktoren für eine Uterusatonie zählen:

- protrahierter Geburtsverlauf
- langfristige Gabe von Oxytocin
- Überdehnung der Uteruswand
  (z. B. durch Mehrlinge, Polyhydramnion, fetale Makrosomie)
- Multiparität
- Plazentapathologie
- vorausgegangene Uterusatonie

Die klinische Symptomatik ist durch eine verstärkte postpartale Blutung > 500 ml nach Spontangeburt, einen auffallend weichen Uterus mit Fundusstand weit über Nabelhöhe sowie Zeichen des Schockzustands gekennzeichnet. Es besteht die Gefahr der Verbrauchskoagulopathie (DIC). Differentialdiagnostisch sollten starke Blutungen aus Geburtsverletzungen (z. B. Zervixriss, hoher Scheidenriss) und Plazentalösungsstörungen ausgeschlossen werden.

Die Uterusatonie ist ein potentiell lebensbedrohlicher Notfall. Zuerst sollte die Patientin zügig zwei großvolumige i. v.-Zugänge erhalten. Weiters sollte die Harnblase der Patientin entleert werden, da sich dadurch der Uterus besser kontrahieren kann. Der Fundus uteri sollte massiert werden unter Anwendung des Handgriffs nach Credé. Dieser beschreibt das Hochziehen und die Kompression des Uterus zwischen den dorsal den Fundus umgreifenden Fingern und dem ventral aufliegenden Daumen der externen Hand. Die Auflage einer sogenannten „Eisblase" auf den Uterus von außen ist fakultativ. Die medikamentöse Therapie der Uterusatonie umfasst einerseits Uterotonika sowie Medikamente zur Schockbekämpfung und Verbesserung der Gerinnungssituation. Oxytocin (Syntocinon®), Carbetocin (Pabal®), Misoprostol (Cyprostol®), Methylergometrin (Methergin®) und Sulproston (Nalador®) werden eingesetzt, um eine bessere Kontraktilität des Uterus zu erwirken. Die Abfolge der intravenös zu verabreichenden Präparate richtet sich nach dem D-A-CH Handlungsalgorithmus (PPH-Konsensus 2012, Deutschland-Österreich-Schweiz). Die Schockbekämpfung umfasst nach Hinzuziehen eines anästhesiologischen Fach-/Oberarztes die Bereitstellung von Erythrozytenkonzentraten sowie die Gabe von rekombinanten Gerinnungsfaktoren und Tranexamsäure (Cyclocapron®). Bei kreislaufinstabilen Patientinnen besteht das Risiko eines hämorrhagischen Schocks. Die interventionellen Behandlungsmöglichkeiten der Uterusatonie umfassen die Tamponade des Uterus mit Prostaglandin- oder Thrombin-getränkten Tamponadetüchern, die Uterustamponade mit einer Sengstaken-Ballonsonde (Bakri® Ballon), die intrauterine Einlage von Prostaglandin-Analoga und die arterielle Embolisation. Bei Persistenz der Blutung sollte die Laparotomie erfolgen. Die B-Lynch-Naht (Abb. 2) beschreibt eine Methode zur operativen Kompression des Uterus mittels hosenträgerförmig-angelegten Rucksacknähten um den Uterus. Ultima ratio ist die abdominale Hysterektomie.

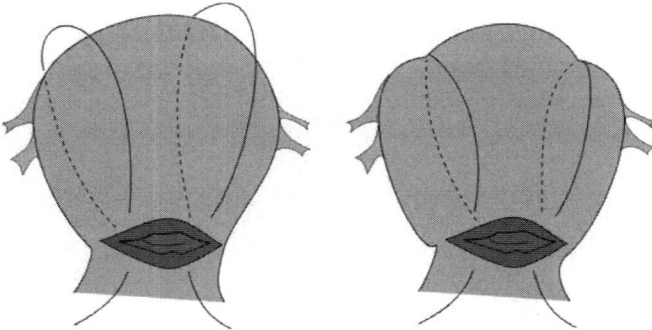

Abb. 2. B-Lynch-Naht zur Uteruskompression bei atoner Nachblutung

Plazentaretention

Eine verstärkte postpartale Blutung vor Ausstoßung der Plazenta kann auf eine Plazentalösungsstörung zurückzuführen sein. Man unterscheidet unter einer Retentio placentae totalis versus partialis mit bzw. ohne verstärkter Blutung. Als Ursachen hierfür kommen die Plazenta incarcerata, die Plazenta adhaerens und die Plazenta accreta, increta bzw. percreta in Frage. Erstere beschreibt die Behinderung der Ausstoßung der bereits gelösten Plazenta, etwa durch eine überfüllte Harnblase. Die Plazenta adhaerens beschreibt das Ausbleiben der Lösung und Ausstoßung aufgrund einer Wehenschwäche (z. B. nach protrahierten Geburtsverläufen). Die Plazenta accreta, increta, percreta ist eine häufig nach Schädigungen des Endometriums z. B. nach mehrmaligen Sectiones oder Curettagen) auftretende Invasionsstörung der Plazentazotten, welche bis in die Decidua (accreta), in das Myometrium (increta) bzw. bis zur uterinen Serosa (percreta) heranwachsen können. Das Management dieser Komplikation endet häufig in einer Hysterektomie.

Als Maßnahmen zur Lösung der Plazenta dienen, insbesondere bei funktionellen Ursachen (Plazenta incarcerata oder adhaerens), die Entleerung der Harnblase, die Uterotonikagabe und der Credé-Handgriff. Falls diese Maßnahmen nicht zielführend sind, ist die manuelle Plazentalösung in Vollnarkose indiziert. Hierbei löst der Geburtshelfer die Plazenta durch digitale Dehnung und das Eingehen mit der Hand in die Trennschicht zum Myometrium.

Inversio uteri

Diese seltene Komplikation der Nachgeburtsperiode ist ein dramatischer geburtshilflicher Notfall. Es kommt zur Ausstülpung des Uterus in die Scheide (inkomplette Inversion) oder vor die Vulva (komplette Inversion). Zu einer Uterusinversion kommt es vor allem durch übermäßigen Zug an der Nabelschnur bei noch nicht gelöster Plazenta und nicht kontrahiertem Uterus sowie durch einen erhöhten Fundusdruck. Schwach ausgebildete Bindegewebsstrukturen, vor allem bei sehr schlanken Frauen, sind begünstigende Faktoren für diese Komplikation. Die Patientin hat starke Schmerzen sowie eine starke postpartale Blutung mit daraus resultierender Schocksymptomatik. Die zu ergreifenden Maßnahmen umfassen die Bolustokolyse und darauffolgende Kompression und vollständige Reposition des Uterus mittels „Kegelkugel-Handgriff".

Praktische Aspekte im Wochenbett

Die Zeit des Wochenbetts (Puerperium) beginnt mit der Ausstoßung der Plazenta und endet nach 6–8 Wochen. Sie ist geprägt von der Rückbildung der meisten durch die Schwangerschaft bedingten Veränderungen. Die Aufgaben der Wochenbettbetreuung konzentrieren sich auf die Überwachung von Rückbildungsvorgängen, Blasen-/Darmentleerung, Wochenfluss (Lochien) und dem Stillen.

Betreuung im Wochenbett

Im Rahmen der Mutter-Kind-Pass Betreuung werden in der Wochenbettbetreuung folgenden Punkten besondere Beachtung gegeben: Blutgruppen- und Rhesuskonstellation (ggf. Anti-D-Gabe), Röteln-Titer (ggf. Auffrischungsimpfung bei Titer ≤ 1:16) und HBsAG-Serologie. Komplikationen können häufig aufgrund des typischen Zeitpunktes ihres Auftretens bereits vermutet werden (Tab. 2).

Tab. 2. Typische Zeitpunkte der Wochenbettkomplikation

Komplikation	Zeitpunkt
Milcheinschuss	2.–4. Tag
Endometritis, Endomyometritis, Puerperalsepsis, Lochialstau (Lochiometra)	2.–10. Tag
Mastitis puerperalis	ab 5.–6 Tag
Thrombose, Harnwegsinfekt, Pyelonephritis	jederzeit

Gelegentlich treten psychische Veränderungen im Wochenbett auf. Sowohl die postpartale Depression, als auch die Puerperalpsychose sind jedoch seltener als der „Baby Blues" („Heultage"), welcher auf einen rasanten postpartalen Hormonabsturz zurückzuführen ist.

Der Aufenthalt auf einer Wochenbettstation endet mit einer gynäkologischen Nach- bzw. Abschlussuntersuchung. Zu den Gebieten, welche vor Entlassung besonders beachtet werden müssen, zählen Fundusstand, Geburtsverletzungen, Episiotomie, Sectiowunde, Lochialsekret und Mammae.

Fieber im Wochenbett

Im Wochenbett sind die Differentialdiagnosen dieses Leitsymptoms mannigfaltig. Bei gleichzeitigem Brustspannen muss an den Milcheinschuss bzw. eine Mastitis puerperalis, bei reduziertem Wochenfluss an eine Lochiometra und bei Dysurie bzw. Flankenschmerz an eine Harnwegsinfektion bzw. Pyelonephritis gedacht werden. Eine häufige mit erhöhter Temperatur vergesellschaftete Komplikation ist die Endometritis puerperalis. Deren Maximalvariante stellt die Puerperalsepsis dar. Es zeigt sich hierbei ein großer, druckdolenter Uterus mit typischem Funduskantenschmerz und reduzierten, übel riechenden Lochien. Die Therapie besteht aus Antibiotika, Uterotonika und symptomatischer Therapie.

Verzögerte Uterusrückbildung

Bei jeder Wochenbettvisite sollte der Fundusstand in Bezug auf die Nabelhöhe beurteilt werden. Der Fundus sollte gut kontrahiert sein und täglich um ca. ein Querfinger unter Nabelniveau absinken. Die Lochialflüssigkeit zeigt sich direkt post partum meist als eine vaginale Blutung über Regelstärke. Wenn diese jedoch schleimig und übelriechend ist, kann dies auf eine (beginnende) Endo(myo)metritis hindeuten. Die Lochien gehen für ca. 4–6 Wochen ab. Man unterscheidet hierbei in zeitlichem Abstand folgend:

- Lochia rubra: rot und flüssig
- Lochia fusca: bräunlich und dünnflüssig
- Lochia flava: rahmig gelb
- Lochia alba: weißlich, wässrigserös

Komplikationen der Brust

Das tägliche ca. 3–4 stündliche Anlegen des Neugeborenen führt zur Oxytocinausschüttung und damit zur Stimulation der Milchbildung. Der Milcheinschuss tritt häufig mit subfebrilen Temperaturen auf und findet zwischen dem 3.–4. Tag postpartum statt. Der Milchstau muss klar von der Mastitis puerperalis abgegrenzt werden. Ersterer beschreibt das Austreten der Milch aus den Alveolen ins Bindegewebe, was wiederum eine entzündliche Reaktion mit Fieber sowie eine extrem empfindliche und gespannte Brust (jedoch ohne Infektion) hervorruft. Die Mastitis puerperalis hingegen ist eine meist zwischen dem 5.–6. Tag auftretende Infektion der Brust. Sie wird zu 90 % durch Staphylococcus aureus ausgelöst und manifestiert sich neben hohem Fieber und schmerzhafter Schwellung insbesondere durch eine lokale Rötung. Man unterscheidet die interstitielle Mastitis (Keimeintritt über Rhagaden und Lymphe) von der parenchymatösen Mastitis (Keimeintritt über Milchgänge), welche zur Abszedierung in Milchgängen und Parenchym führen kann.

Literatur

Schneider, Husslein, Schneider: Die Geburtshilfe, Springer Verlag. 4. Auflage (2011).

Manavi: Gynäkologie und Geburtshilfe. Methodik bei Untersuchungen und Eingriffen, Facultas Verlag, 2., überarbeitete Auflage (2011).

Goerke, Steller, Valet: Klinikleitfaden Gynäkologie und Geburtshilfe, Urban & Fischer. 7. Auflage (2008).

Quelle Abb.1 und 2: Wikimedia Commons

Kardiotokogramm – CTG

Marianne Koch, Theresa Reischer

Übersicht
- Anwendung
- Indikation
- Interpretation
- physiologisches CTG
- pathologisches CTG
- Beispiele

Abkürzungen

CTG – Kardiotokogramm/cardiotocography

SpM – Schläge pro Minute/Herzfrequenz

FHF – fetale Herzfrequenz

Anwendung

Das CTG wird während der Schwangerschaft und unter der Geburt angewendet, um die fetalen Herztöne zu überwachen. Das Ziel der CTG-Kontrolle und Überwachung ist, frühzeitig Gefahrenzustände des Fetus zu erkennen und darauf reagieren zu können. Hierzu werden zwei Ableitungen am Abdomen der Schwangeren angebracht: eine zur Erfassung der fetalen Herztöne (Kardiogramm), und eine zur Erfassung der Uteruskontraktionen/Wehen (Tokogramm). Zusätzlich wird eine integrierte Funktion empfohlen, welche die maternale Herzfrequenz registriert (eindeutige Abgrenzung zu fetaler Herzfrequenz, da diese ansonsten verwechselt werden können!). Im Gegensatz zum Erwachsenen kommt es beim Fetus durch mangelnde Sauerstoffversorgung zu einem Abfall der Herzfrequenz, also einer Bradykardie anstelle einer Tachykardie.

Indikation

Eine CTG-Kontrolle (mind. 30 Min.) während der Schwangerschaft ist indiziert bei z. B. vorzeitiger Wehentätigkeit, nach einem Sturz, oder auch bei Risikoschwangerschaften bzw. Problemen in der Schwangerschaft (z. B. Blutungen, schwangerschaftsinduzierte Hypertonie, Gestationsdiabetes, fetale Wachstumsretardierung).

Interpretation

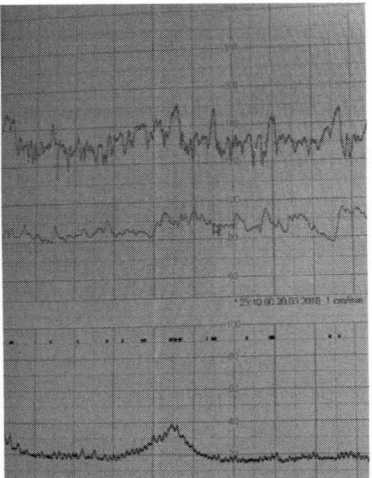

Abb. 1. normales Kardiotokogramm (Primipara, Eröffnungsperiode, SSW 40 + 4)

Beurteilungsparameter Kardiotokogramm

- Grundfrequenz (SpM): mittlere beibehaltene FHF über mindestens 10 Minuten in Abwesenheit von Akzelerationen bzw. Dezelerationen → also durch welche Frequenz kann ich ein „Lineal" legen

- Oszillationen: Anzahl der „Nulldurchgänge" → also wie häufig durchläuft die fetale Herzfrequenz die Basisfrequenz

- Bandbreite/Variabilität (SpM): Fluktuation der fetalen Grundfrequenz (ca. 3–5 x pro Min.). Die Bandbreite ist die SpM-Differenz zwischen höchster und tiefster Fluktuation in der auffälligsten Minute innerhalb des 30-minütigen Registrierstreifens

- Akzelerationen: kurzfristiger Anstieg der fetalen Herzfrequenz → also die unregelmäßigen „Zacken nach oben"

- Dezelerationen: Abfall der fetalen Herzfrequenz → entweder kurz als „Spike" oder länger als „Wanne"

Tab. 1. Bewertung der Einzelparameter der fetalen Herzfrequenz

Parameter	Grund-frequenz (SpM)	Bandbreite (SpM)	Dezelerationen	Akzelerationen
Normal	110–160	≥ 5	keine[1]	vorhanden, sporadisch[2]
Suspekt	100–109 161–180	< 5 ≥ 40 Min. > 25	• frühe/variable Dez. • einzelne verlängerte Dez. bis 3 Min.	vorhanden, sporadisch (mit jeder Woche)
Patho-logisch	< 100 > 180 sinusoidal[3]	< 5> 90 Min.	• atypische variable Dez. • späte Dez. • einzelne verlängerte Dez. > 3 Min.	fehlen > 40 Min. (Bedeutung noch unklar, Bewertung fraglich)

[1] FHF-Dezelerationsamplitude ≥ 15 SpM, Dauer ≥ 15 s
[2] FHF-Akzelerationsamplitude ≥ 15 SpM, Dauer ≥ 15 s
[3] sinusoidale FHF: ≥ 10 SpM, Dauer ≥ 10 Min.
Que le: AWMF Leitlinienregister 015/036 (S1) Aktueller Stand: 08/2013

Tab. 2. Klassifikation der fetalen Herzfrequenz in normal, suspekt und pathologisch (einschließlich Handlungsbedarf)

Kategorie	Definition
Normal	alle vier Beurteilungskriterien normal (kein Handlungsbedarf)
Suspekt	mind. ein Beurteilungskriterium suspekt und alle anderen normal (Handlungsbedarf: konservativ)
Patho-logisch	mind. ein Beurteilungskriterium pathologisch* bzw. zwei oder mehr suspekt Handlungsbedarf: konservativ und invasiv) *gilt nicht für Akzelerationen

Quelle: AWMF Leitlinienregister 015/036 (S1) Aktueller Stand: 08/2013

Physiologisches CTG

Grundfrequenz 110–160 SpM

Bandbreite: ≥ 5 SpM

Dezelerationen: keine

(Definition Dezeleration: FHF-Dezelerationsamplitude ≥ 15 SpM, Dauer > 15s)

Akzelerationen: vorhanden, sporadisch

(Definition Akzeleration: FHF-Akzelerationsamplitude ≥ 15 SpM, Dauer > 15s, siehe Abb. 1)

Pathologisches CTG

Herzfrequenzveränderungen

Nach internationaler Leitlinie lässt sich die CTG Beurteilung in **normal, suspekt** und **pathologisch** einteilen (Tab. 1). Hierbei ist zu beachten, dass sich die einzelnen unten angeführten Eigenschaften überschneiden und prinzipiell nur in Kombination bewertet werden sollten.

Tachykardie

- suspekt: Basalfrequenz von 161–180 SpM (prognostisch günstig)
- pathologisch: Basalfrequenz von > 180 SpM
  mögliche Ursachen: mütterliches Fieber, Chorioamnionitis, Medikamente (z. B. Sympathomimetika, Parasympathikolytika), fetale Hypoxämie, fetale Anämie, fetale Infektion

Bradykardie

- **suspekt:** Basalfrequenz zwischen 100 und 109 SpM (prognostisch günstig)

  pathologisch: Basalfrequenz < 100 SpM
  akute Gefährdung des Kindes, wenn die fetale Herzfrequenz nicht mehr ansteigt („terminale Bradykardie")
  mögliche Ursachen:
  maternal: Medikamente, Kreislaufschock, Eklampsie, Hypothermie
  fetal: Nabelschnurkompression, vorzeitige Plazentalösung, fetale Arrhythmie, kompletter AV-Block

Dezelerationen

Definition: Abfall der FHF > 15 SpM (bzw. > ½ der Bandbreite) und > 15 s

Dezelerationen treten häufig im Zusammenhang mit Wehen auf, können jedoch auch unabhängig davon nachweisbar sein. Die Bedeutung einer Dezeleration ist von Art, Dauer, Häufigkeit und Zusatzkriterien abhängig. Grundsätzlich unterscheidet man zwischen früher, variabler und später Dezeleration:

- **frühe Dezeleration**
  Definition: uniforme, wehenabhängig periodisch wiederholte Absenkung der FHF; früher Beginn mit der Wehe und Rückkehr zur Grundfrequenz am Ende der Wehe
  mögliche Ursache: Kopfkompression, Nabelschnurkompression, fetaler Stress bei Polysystolie (Wehensturm)
  Bedeutung: fetale Gefährdung vor allem bei Bestehen über 30 Min. und negativen Zusatzkriterien wie Anstieg der Basalfrequenz und Abnahme der Oszillationsamplitude möglich; ansonsten eher günstige Prognose

- **späte Dezeleration**
  Definition: uniforme, wehenabhängig periodisch wiederholte Absenkung der Herzfrequenz, welche zwischen Mitte und Ende der Wehe beginnt; Rückkehr zur Grundfrequenz erst nach dem Ende der Wehe
  mögliche Ursachen: verminderte uteroplazentare Perfusion mit Sauerstoffmangel, drohende Asphyxie des Kindes
  Bedeutung: prognostisch eher ungünstig vor allem in Kombination mit negativen Zusatzkriterien
- **variable Dezeleration**
  Definition: Herzfrequenzabfall in wechselnder Form und zeitlicher Beziehung zur Wehe; man unterscheidet zwischen leichter und schwerer variabler Dezeleration abhängig von der Dauer (< 60 s; > 60 s) und dem Frequenzabfall (> 70 SpM; < 70 SpM)
  mögliche Ursachen: unterschiedlich, Sauerstoffmangel durch verminderte umbilikale Perfusion oder verminderten uterinen Perfusionsdruck, z. B. Nabelschnurumschlingung und Vena-cava-Okklusionssyndrom
  Bedeutung: je nach Schweregrad (Dauer/Tiefe der Dezeleration) ist eine fetale Gefährdung gegeben vor allem bei zusätzlichem Oszillationsverlust und bereits bestehender hoher Basalfrequenz und Ausbleiben einer kompensatorischen Tachykardie nach der Dezeleration
- **verlängerte Dezeleration**
  als pathologisch zu werten, wenn sie über 2 Wehen, bzw. > 3 Min. andauert
  ungünstige Zusatzkriterien:
  - Anstieg der Basalfrequenz
  - Verlust der Variabilität, Oszillationsverlust
  - Verlust von Akzelerationen
  - Dauer > 60 s
  - Tiefe < 70 SpM
  - Erholungsphase: flacher Herzfrequenzanstieg nach Dezeleration

Veränderungen und Pathologie der Variabilität/Bandbreite

- Variabilität/Bandbreite (= Oszillationsamplitude) des CTGs: abhängig vom fetalen Verhaltens- und Bewegungsmuster während der Schlafzyklen
  normal: > 5 SpM im kontraktionsfreien Intervall („undulatorisch" = 10–25 SpM; („eingeengt undulatorisch" = 5–10 SpM)
  suspekt: < 5 SpM und > 40 Min. aber < 90 Min. („eingeengt") oder > 25 SpM (= „saltatorisch")
  pathologisch: < 5 SpM und > 90 Min. („silent")
  Verlust und Verminderung der Variabilität/Bandbreite/Oszillationsamplitude kann ein Indikator für fetale Gefährdung sein, ist jedoch teilweise physiologisch während einer fetalen Schlafphase. Hierbei ist also vor allem die Dauer entscheidend (nach > 90 Min. pathologisch).

- Oszillationsfrequenz = Zahl der Nulldurchgänge pro Minute
  normal: > 6/min
  suspekt: 2–6/min
  pathologisch: < 2/min
  mögliche Ursachen: Sauerstoffmangel, fetale Anämie, Medikamente (z. B. Sedativa, Narkotika)
- sinusoidales Muster = Langzeitschwankung der Grundfrequenz wie Sinuswelle
  Das glatte, undulierende Muster von mind. 10 Minuten besitzt eine relativ fixe Wiederkehr von 3–5 Zyklen pro Minute und eine Amplitude von 5–15 SpM ober- und unterhalb der Grundfrequenz. Eine Grundfrequenzvariabilität lässt sich nicht nachweisen.

CTG Beispiele

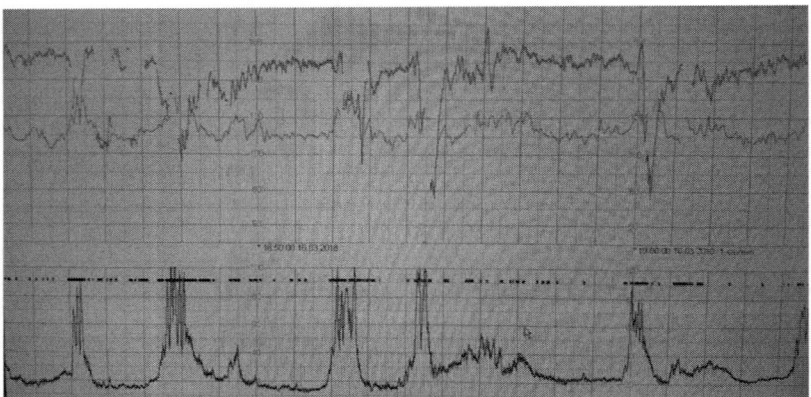

Abb. 2. frühe Dezelerationen
(SSW 40, regelmäßige Wehen, Muttermundsöffnung 7 cm → problemlose Spontangeburt)

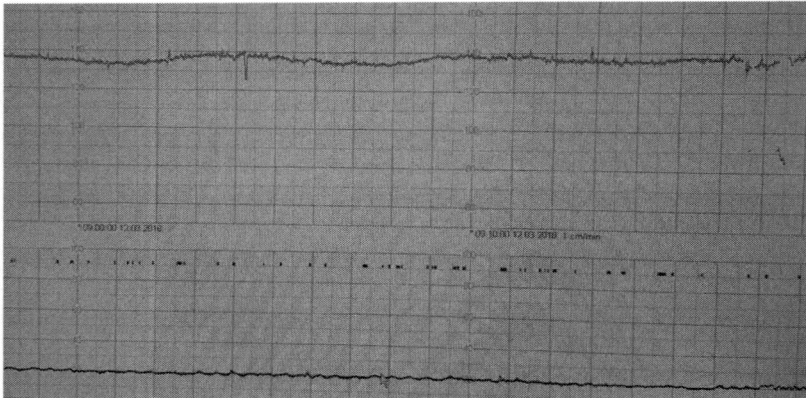

Abb. 3. silentes CTG, eingeschränkte Oszillation (SSW 36, Präeklampsie → Sectio cesarea)

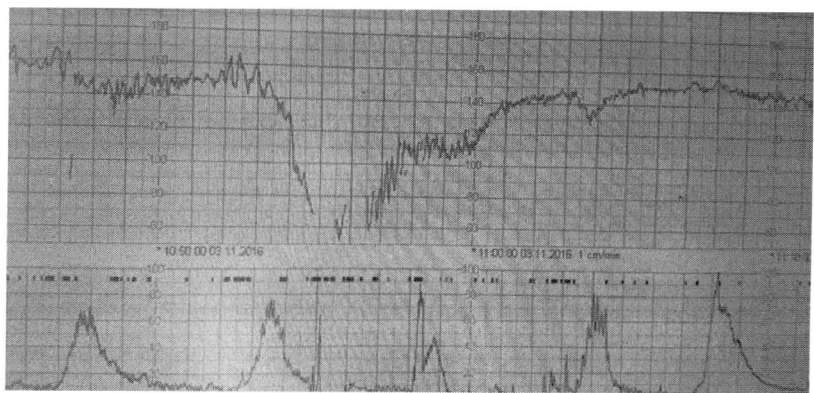

Abb. 4. späte Dezeleration (SSW 40 + 1 → Spontangeburt)

Quelle

S1-Leitlinie Anwendung des CTG während Schwangerschaft und Geburt
(aktueller Stand 08/2013, AWMF Register Nr. 015/036)

Diabetes in der Schwangerschaft

Christian Göbl

Einleitung

Die Schwangerschaft geht mit einer außergewöhnlichen Belastung für den weiblichen Stoffwechsel einher [1], [2]: Beginnend mit der zweiten Schwangerschaftshälfte sinkt die Insulinsensitivität der Mutter bis zu 60 %. Kann dieser Prozess nicht ausreichend kompensiert werden (bedingt durch Übergewicht oder genetische Faktoren mit höherem Ausmaß von Insulinresistenz oder β-Zell Dysfunktion) kommt es zur Manifestation eines Gestationsdiabetes (GDM). Die Problematik verschärft sich bei Vorliegen eines präkonzeptionell bestehenden Diabetes (Typ 1, Typ 2 Diabetes oder seltenere monogenetische Formen). Je nach Ausmaß der Hyperglykämie ist diese mit zahlreichen Komplikationen assoziiert: Zu Komplikationen auf Seiten des Kindes zählen u. a. fetale Makrosomie, postpartale Hypoglykämie, sowie das mögliche Risiko einer gestörten fetalen Stoffwechselprogrammierung mit späterer Entwicklung von Übergewicht und Diabetes [3]–[5]. Auf Seiten der Mutter ist (bei Diagnosestellung eines GDM) das erhöhte Risiko für eine Wiederholung der Erkrankung in einer Folgeschwangerschaft [6] sowie für eine spätere Progression (z. B. Typ 2 Diabetes Manifestation) und Wundheilungsstörungen (insbesondere beim Vorliegen von Übergewicht bzw. Adipositas) zu nennen [7], [8]. Schwere geburtshilfliche Komplikationen, wie Akutkaiserschnitt und Schulterdystokie ergeben sich meist aus dem Vorliegen einer Makrosomie und betreffen Mutter und Kind gleichermaßen.

Diagnostik

In der Vergangenheit wurden die Diagnosekriterien für GDM mehrfach diskutiert und überarbeitet. Trotz anhaltender Unklarheit bezüglich der optimalen Screening- bzw. Diagnosestrategie gilt als gesichert, dass kindliche und maternale Komplikationen durch eine rechtzeitige Diagnose und Therapie der Erkrankung reduziert werden können [9]. In Übereinstimmung mit den IADPSG (International Association of the Diabetes and Pregnancy Study Groups) Kriterien erfolgt in Österreich die Diagnose mittels oralem Glukosetoleranztest (OGTT, 75 g, venös, zwischen 24 + 0 und 27 + 6) bei Überschreiten eines der in Abb. 1 angeführten Grenzwertes [10], [11]. Diese Kriterien stützen sich auf die Ergebnisse einer groß angelegten multizentrischen Beobachtungsstudie (Hyperglycemia and Adverse Pregnancy Outcome (HAPO) Study), wo primär ein kontinuierlicher Zusammenhang zwischen Blutzuckermessungen während dem OGTT und den Studienendpunkten gezeigt werden konnte [12]. Die Diagnose anhand dieser Grenzwerte wurde in den vergangenen Jahren in die Empfehlungen verschiedener Gesundheitsorganisationen übernommen [13], [14], allerdings gibt es auch Kritikpunkte [15]–[17]. Besonders wird auf den mit diesen Richtlinien assoziierten Anstieg der Prävalenz der Erkrankung (15–20 % aller Schwangerschaften) hingewiesen. Daneben wird eine fragliche Kosteneffektivität sowie ein Risiko durch zusätzlichen Interventionen diskutiert [17]. Weiters wird maternales Übergewicht und Adipositas als weiterer wichtiger Prädiktor für die Entwicklung einer fetalen Makrosomie gesehen [15], [18] und sollte daher im Rahmen der Routinekontrollen ebenso berücksichtigt werden.

Beim Vorliegen spezieller Risikokonstellationen sollte eine möglichst frühzeitige Abklärung von Nüchternblutzucker und HbA1c erfolgen um eine bislang nichterkannte manifeste Diabeteserkrankung oder frühe GDM Manifestation ausschließen zu können [10], [19]. Diese Untersuchungen können ab Erstvorstellung beim niedergelassenen Facharzt oder an den jeweiligen Spezialambulanzen (d. h. schon vor SSW 24 + 0) eingeleitet werden. Bei unauffälligen Untersuchungsergebnissen sollte der OGTT jedoch zwischen SSW 24 + 0 und 27 + 6 wiederholt werden. Die wichtigsten Risikokonstellationen für ein zusätzliches Diabetesscreening in der Frühschwangerschaft sind in der Abbildung aufgelistet [19].

Neben diesen Risikosituationen kann ein Frühscreening auf präkonzeptionellen Diabetes (ab Erstvorstellung, wie oben beschrieben) insbesondere bei unklaren Situationen oder Wunsch der Patientin grundsätzlich immer angeboten werden [13]. Bei auffälligen Werten (venöse Nüchternblutzucker ≥ 126 mg/dl, HbA1c ≥ 6,5 % oder Spontanblutzucker ≥ 200 mg/dl) in der Frühschwangerschaft (bis SSW 20) ist von einer präkonzeptionell bestehenden Diabetesform auszugehen [10]. Einige nationale Leitlinien werten venöse Nüchternblutzuckerwerte ≥ 92 mg/dl in der Frühschwangerschaft als GDM [11], obwohl die Evidenzlage hierzu als sehr gering einzustufen ist. Der Wert sollte durch eine zweite unabhängige Messung bestätigt werden bevor die Diagnose GDM gestellt wird [19]. In beiden Fällen (präkonzeptioneller Diabetes und GDM in der Frühschwangerschaft) ist keine weitere Abklärung mittels OGTT in SSW 24 + 0 bis 27 + 6 notwendig und entsprechende Interventionen unmittelbar einzuleiten.

Therapie

Bei Vorliegen eines Gestationsdiabetes soll zunächst ein 4-Punkte-Profil (nüchtern, 1 h nach Frühstück, Mittag- und Abendessen) angefertigt werden. Die Messungen sind dabei von der Patientin schriftlich zu dokumentieren. Die Interpretation der Werte erfolgt analog zu den Empfehlungen nationaler und internationaler Leitlinien [11], [13], [19], [20]. Die Patientin wird dabei exakt über die Therapieziele informiert (< 95 mg/dl nüchtern, < 140 mg/dl postprandial). Liegen zusätzlich Auffälligkeiten im Ultraschall vor (z. B. abdominelle Zirkumferenz über der 90. Perzentile des Gestationsalters, deutlich asymmetrisches Wachstum zugunsten des Abdomens, Polyhydramnion) können strengere Zielwerte angesetzt werden (< 90 mg/dl nüchtern, < 130 mg/dl postprandial). Bei wiederkehrendem Überschreiten der Grenzwerte (z. B. innerhalb einer Woche > 50 % der Messwerte pro Zeiteinheit über dem Zielbereich [19]) sind mögliche Diätfehler zu evaluieren. In besonderen Fällen (insbesondere bei präkonzeptionell bestehendem Diabetes oder bei komplizierten Verläufen) kann es sinnvoll sein ein sechs bis sieben Punkte Profil anzulegen. Im Fall eines präexistenten Diabetes kann neben dem Blutzuckermonitoring auch HbA1c zusätzlich zur Verlaufskontrolle der Blutzuckereinstellung herangezogen werden. Dabei werden Werte < 6 % als optimal angesehen, wenn dies ohne Auftreten von Hypoglykämien erreicht werden kann. Im Fall von wiederkehrenden Hypoglykämien können auch etwas höhere HbA1c Werte toleriert werden [20]. Ultraschalluntersuchungen zur Evaluierung des fetalen Wachstumsverlaufes sind im zwei- bis dreiwöchigem Abstand durchzuführen.

Empfehlungen zur Lebensstilmodifikation gehören zum wesentlichsten Bestandteil der Therapie. Dabei sollte den Patientinnen eine kohlenhydratmodifizierte Diät empfohlen werden, eine extreme Nahrungsmittelrestriktion und Gewichtsabnahme ist zu vermeiden. Die Patientin soll über die empfohlene Gewichtsveränderung während der Schwangerschaft informiert werden – diese ist vom präkonzeptionellen BMI abhängig [21]: BMI < 18,5 kg/m²: 12,5 bis 18 kg; BMI 18,5 bis 24,9 kg/m²: 11,5 bis 16 kg; BMI 25 bis 29,9 kg/m²: 7 bis 11,5 kg; BMI ≥ 30 kg/m²: 5 bis 9 kg. Auch die Anleitung zur adäquaten körperlichen Bewegung ist ein weiterer wichtiger Grundbestandteil der Therapie.

Eine pharmakologische Therapie wird eingeleitet, wenn die empfohlenen Grenzwerte nicht erreicht werden. Zur Behandlung der postprandialen Hypergylkämie werden kurzwirksame Insulinanaloga, wie Lispro (Humalog®) und Aspart (NovoRapid®) gegenüber Normalinsulin (Handelsname: z. B. Actrapid®) bevorzugt [13]. Für eine Empfehlung für Glulisin (Apidra®) ist die Datenlage derzeit nicht ausreichend [13]. In Abhängigkeit des Gewichtes der Schwangeren und des Ausmaßes der postprandialen Hyperglykämie wird oftmals mit 2 bis 4 IE begonnen, welche unmittelbar vor dem Essen zu spritzen sind. Bezüglich der langwirksamen Insuline erfolgt die Ersteinstellung zumeist mit NPH (Neutral Protamin Hagedorn) Insulin (Lilly

Basal®, Insuman Basal® und Insulatard®). Oftmals wird bei erhöhten Nüchternblut-zuckerwerten mit 6 bis 8 IE abends (22 bis 23 Uhr) begonnen. Sollten unter NPH Insulin keine zufriedenstellenden Ergebnisse erreicht werden stehen langwirksame Insulinanaloga wie Glargin (Lantus®) oder Detemir (Levemir®) zur Verfügung [13]. Beide Insuline können während der Schwangerschaft angewendet werden wenn dies aus klinischer Sicht notwendig scheint (Hypoglykämien bzw. insuffiziente Ein-stellung unter NPH). Bei präkonzeptioneller Therapie unter diesen Insulinen wird empfohlen die Therapie fortzusetzen [13]. Beim Einsatz von Insulin in der Schwan-gerschaft ist auf das Risiko von Hypoglykämien hinzuweisen und das Verhalten bei Sondersituationen zu besprechen (z. B. ist auf den veränderten Insulinbedarf bei Erkrankung und Bewegung hinzuweisen). Eine orale Therapie mit Metformin und eventuell mit Sulfonylharnstoffen (Glibenclamid) kann erwogen werden [13], [20], [22]. Im Fall einer Verschreibung ist die off-label Anwendung und insbesondere die Plazentagängigkeit dieser Präparate mit der Patientin entsprechend zu diskutieren. Metformin scheint jedenfalls in Bezug auf Nebenwirkungen (wie Hypoglykämien) und Gewichtszunahme ein sehr günstiges Wirkungsprofil aufzuweisen.

Geburtsplanung und Prozedere während der Geburt

Grundsätzlich ist eine Entbindung um den errechneten Geburtstermin anzustreben. Allerdings ist auch hier der ideale Entbindungszeitpunkt individuell je nach Schwangerschaftsverlauf festzusetzen. Bei präkonzeptionellem Diabetes (wenn gut eingestellt) bzw. GDM unter Insulintherapie wird eine Einleitung am Termin empfohlen. Während der Geburt ist auf eine euglykämische Stoffwechsellage zu achten – d. h. der Blutzucker zu monitieren. Hierbei sind Blutzuckerwerte zwischen 72 und 126 mg/dl anzustreben um neonatologische Komplikationen zu vermeiden [13]. Glukosebestimmungen beim Neugeborenen sind nötig um eine postpartale Hypoglykämie zu identifizieren.

Postpartale Maßnahmen

Im Fall eines präkonzeptionellen Diabetes ist darauf zu achten, dass der Insulinbe-darf unmittelbar nach Entbindung stark zurückgehen kann [20]. Die Patientin ist diesbezüglich besonders ausführlich aufzuklären, da Hypoglykämien auftreten können. Im Fall von GDM kann die Insulintherapie nach erfolgter Entbindung be-endet werden. Die Blutzuckermessungen sind über ein bis zwei Tage fortzusetzen und dann im Wochenbett zu evaluieren. Bei abnormen Werten ist das Tagesprofil über eine Woche zu wiederholen. Jedenfalls soll ein weiterer OGTT 6 bis 12 Wo-chen nach Entbindung erfolgen. Es konnte gezeigt werden, dass Frauen mit Prädia-betes im Rahmen dieser Untersuchung ein besonders hohes Risiko für die spätere Manifestation von Typ 2 Diabetes haben [7] – daher ist eine kontinuierliche Betreu-ung und Reevaluierung dieser Patientinnen durch den Hausarzt oder Internisten notwendig. Eine Abklärung mittels oralem Glukosetoleranztest wird alle 1–3 Jahre für Frauen mit GDM (in Abhängigkeit der weiteren Risikokonstellation) empfohlen [20]. Bei Vorliegen einer gestörten Glukosetoleranz kann neben der Anleitung zur Lebensstilmodifikation und Gewichtsreduktion eine Therapie mit Metformin eingeleitet werden [20]. Insgesamt sollte die Patientin noch im Wochenbett ausführlich über die Vorteile des Stillens aufgeklärt werden [19]. Darüber hinaus soll bei bereits vor der Schwangerschaft bestehendem Diabetes oder Adipositas (bzw. St. p. bariatrische Operation) auf die Notwendigkeit einer exakten Planung von weiteren Schwangerschaften (unter optimalen Blutzuckerwerten) hingewiesen werden [20]. Ein HbA1c < 6,5 % ist mit einem deutlich geringeren Risiko für kongenitale Fehlbildungen assoziiert [20].

Literatur

[1] D. Williams, "Pregnancy: a stress test for life," Curr. Opin. Obstet. Gynecol., vol. 15, no. 6, pp. 465–471, Dec. 2003.

[2] L. A. Barbour, C. E. McCurdy, T. L. Hernandez, J. P. Kirwan, P. M. Catalano, and J. E. Friedman, "Cellular Mechanisms for Insulin Resistance in Normal Pregnancy and Gestational Diabetes," Diabetes Care, vol. 30, no. Supplement 2, pp. S112–S119, Jul. 2007.

[3] B. E. Metzger et al., "Summary and Recommendations of the Fifth International Workshop-Conference on Gestational Diabetes Mellitus," Diabetes Care, vol. 30, no. Supplement 2, pp. S251–S260, Jul. 2007.

[4] P. M. Catalano and S. Hauguel-De Mouzon, "Is it time to revisit the Pedersen hypothesis in the face of the obesity epidemic?," Am. J. Obstet. Gynecol., vol. 204, no. 6, pp. 479–487, Jun. 2011.

[5] S. L. Kjos and T. A. Buchanan, "Gestational Diabetes Mellitus," N. Engl. J. Med., vol. 341, no. 23, pp. 1749–1756, Dec. 1999.

[6] C. Kim, D. K. Berger, and S. Chamany, "Recurrence of gestational diabetes mellitus: a systematic review," Diabetes Care, vol. 30, no. 5, pp. 1314–1319, May 2007.

[7] C. S. Göbl, L. Bozkurt, T. Prikoszovich, C. Winzer, G. Pacini, and A. Kautzky-Willer, "Early Possible Risk Factors for Overt Diabetes After Gestational Diabetes Mellitus" Obstet. Gynecol., vol. 118, no. 1, pp. 71–78, Jul. 2011.

[8] L. Bellamy, J.-P. Casas, A. D. Hingorani, and D. Williams, "Type 2 diabetes mellitus after gestational diabetes: a systematic review and meta-analysis," The Lancet, vol. 373, no. 9677, pp. 1773–1779, May 2009.

[9] D. Farrar, L. Duley, T. Dowswell, and D. A. Lawlor, "Different strategies for diagnosing gestational diabetes to improve maternal and infant health," Cochrane Database Syst. Rev., Aug. 2017.

[10] International Association of Diabetes and Pregnancy Study Groups Consensus Panel, "International Association of Diabetes and Pregnancy Study Groups Recommendations on the Diagnosis and Classification of Hyperglycemia in Pregnancy," Diabetes Care, vol. 33, no. 3, pp. 676–682, Mar. 2010.

[11] A. Kautzky-Willer et al., "Gestationsdiabetes (GDM)," Wien. Klin. Wochenschr., vol. 128, no. S2, pp. 103–112, Apr. 2016.

[12] "Hyperglycemia and Adverse Pregnancy Outcomes," N. Engl. J. Med., vol. 358, no. 19, pp. 1991–2002, May 2008.

[13] I. Blumer et al., "Diabetes and pregnancy: an endocrine society clinical practice guideline," J. Clin. Endocrinol. Metab., vol. 98, no. 11, pp. 4227–4249, Nov. 2013.

[14] World Health Organisation, "Diagnostic Criteria and Classification of Hyperglycaemia First Detected in Pregnancy," WHO/NMH/MND/13.2, 2013.

[15] E. A. Ryan, "Diagnosing gestational diabetes," Diabetologia, vol. 54, no. 3, pp. 480–486, Mar. 2011.

[16] T. Cundy, E. Ackermann, and E. A. Ryan, "Gestational diabetes: new criteria may triple the prevalence but effect on outcomes is unclear," BMJ, vol. 348, no. mar11 6, pp. g1567–g1567, Mar. 2014.

[17] J. P. Vandorsten et al., "NIH consensus development conference: diagnosing gestational diabetes mellitus," NIH Consens. State Sci. Statements, vol. 29, no. 1, pp. 1–31, Mar. 2013.

[18] M. H. Black, D. A. Sacks, A. H. Xiang, and J. M. Lawrence, "The relative contribution of prepregnancy overweight and obesity, gestational weight gain, and IADPSG-defined gestational diabetes mellitus to fetal overgrowth," Diabetes Care, vol. 36, no. 1, pp. 56–62, Jan. 2013.

[19] DDG, "Gestationsdiabetes mellitus (GDM), Diagnostik, Therapie und Nachsorge," 2018.

[20] American Diabetes Association, "15. Diabetes Advocacy:Standards of Medical Care in Diabetes-2018," Diabetes Care, vol. 41, no. Suppl 1, pp. S152–S153, Jan. 2018.

[21] Institute of Medicine, "Weight gain during pregnancy: reexamining the guidelines." 2009.

[22] Committee on Practice Bulletins—Obstetrics, "ACOG Practice Bulletin No. 190: Gestational Diabetes Mellitus," Obstet. Gynecol., vol. 131, no. 2, pp. e49–e64, 2018.

Geburtshilfliche Erstvorstellung

OGTT (24 + 0–27 + 6) im Labor mit Zuweisung durch den praktischen Arzt oder Facharzt

Risikogruppen (s. links unten): Nüchternblutzucker, HbA1c, ev. OGTT möglichst frühzeitig

---

OGTT Interpretation (venös)

NBZ ≥ 92 **ODER** 1 h ≥ 180 **ODER** 2 h ≥ 153 mg/dl **ODER** Ultraschall auffällig (AU > 90 Perc., Poly-hydramnion, asym. Wachstum AU > 75 Perc.)

Diättherapie, Bewegung, BZ Selbstmonitoring

(täglich: nüchtern, 1 h nach Frühstück, Mittag- und Abendessen), Kontrolle in einer Woche in RM

Zielwerte nicht erreicht (≥ 50 %/Messzeit/Woche)

Tagesprofil: ≥ 95 nüchtern; ≥ 140 postprandial; Ultraschall auffällig (s. oben): ≥ 90 nü; ≥ 130 p. p.

**Diät, Insulinisierung nach Schema
Kontrollen alle 2 Wochen (Biometrie, BZ-Profile)
Einleitung am Termin empfohlen**

OGTT Interpretation (venös)

NBZ < 92 **UND** 1 h < 180 **UND** 2 h < 153 mg/gl **UND** Ultraschall unauffällig (eutrophes Wachstum, Fruchtwasser unauffällig)

Routinekontrollen

Risikogruppen

- St. p. GDM
- Familienanamnese mit Diabetes
- präkonzeptionelle Stoffwechselstörungen
- arterielle Hypertonie
- polyzystisches Ovarsyndrom
- Abortus habitualis
- St. p. Schwangerschaft mit Makrosomie
- St. p. IUFT, Fehlbildungen
- Adipositas BMI ≥ 30 kg/m^2
- ethnische Risikopopulation
- Alter > 45 a
- Vorerkrankungen wie KHK oder pAVK

Zielwerte erreicht

Tagesprofil: < 95 nüchtern; < 140 postprandial; Ultraschall auffällig (s. oben): < 90 nü; < 130 p. p.

**Reevaluierung alle 3 Wochen (Biometrie, BZ-Profile)
Einleitung am Termin: bei zusätzlicher Risiko-konstellation oder Wunsch der Patientin**

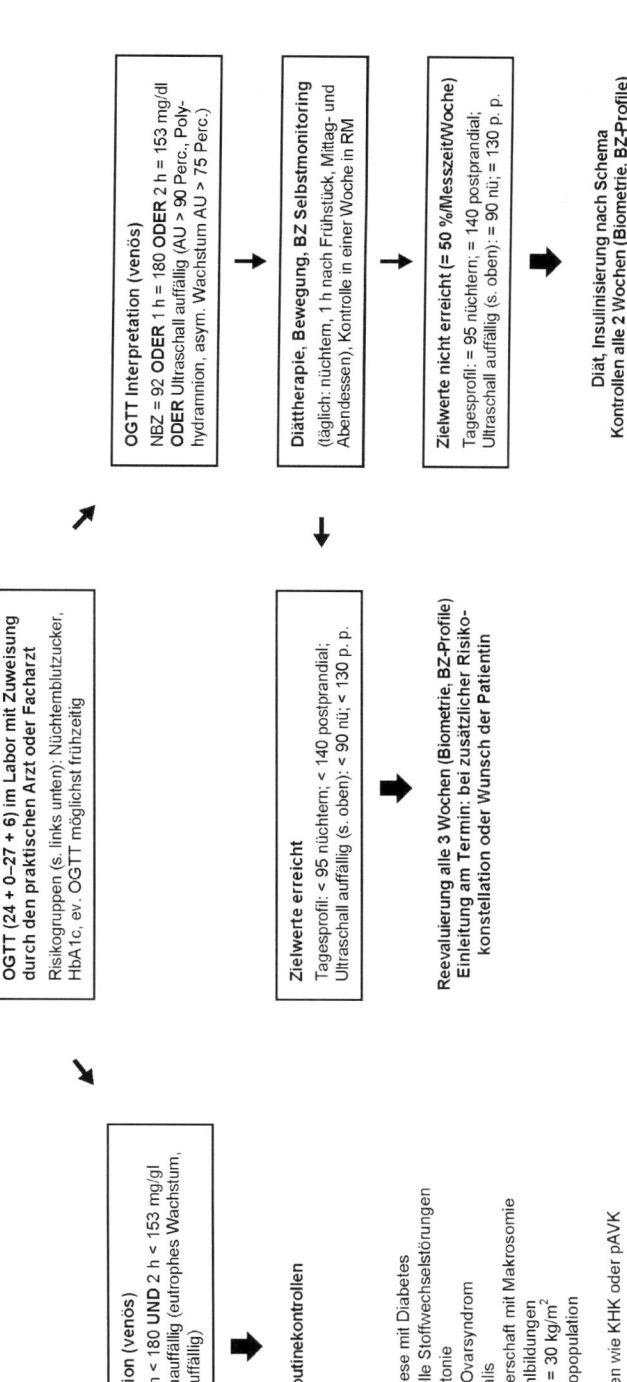

Präkonzeptioneller Diabetes: bekannte Erkrankung vor der Schwangerschaft oder auffällige Werte in der Frühschwangerschaft (Nüchternblutzucker ≥ 126 mg/dl oder HbA1c ≥ 6,5 % oder Spontanblutzucker ≥ 200 mg/dl); es ist eine sofortige Therapie indiziert und eine Spezialambulanz zu konsultieren; Diabetessymptome (Polyurie, Polydipsie) sind unmittelbar abzuklären

Abb. 1

Mehrlingsschwangerschaften

Christof Worda

Übersicht
- Formen von Zwillingsschwangerschaften
- Arten von Anastomosen
- Besonderheiten monochorialer Zwillingsschwangerschaften

Betrachtet man den Verlauf in den letzten 25 Jahren, bemerkt man eine Zunahme an Mehrlingsschwangerschaften. In den letzten Jahren ist diese Zahl jedoch stabil geblieben. Die Rate an Drillingsgeburten hat sich in den letzten 10 Jahren kaum verändert.

Formen von Zwillingsschwangerschaften

Es gibt verschiedene Formen von Zwillingsschwangerschaften. Die wichtigste Unterscheidung ist die **Unterteilung nach Chorionizität.** Zwillingsschwangerschaften haben ein höheres Risiko im Vergleich zu Einlingsschwangerschaften. Weiters haben monochoriale (MC) Schwangerschaften ein signifikant höheres Risiko als dichoriale Schwangerschaften. Bei Drillingsschwangerschaften kommt u. a. noch ein deutlich höheres Risiko für eine Frühgeburt hinzu.

Die Diagnose der Chorionizität wird typischerweise an Hand der Form der Trennmembran im 1. Trimenon gestellt (T-sign oder Lambda).

Arten von Anastomosen

Bei monochorialen Zwillingsschwangerschaften gibt es 3 Arten von Anastomosen:
- arterio-arteriell (AA)
- arterio-venös (AV)
- veno-venös (VV)

AA und VV sind oberflächlich und bidirektional. AA können kompensatorisch auf den Blutverlauf wirken und sind daher protektiv.

Prinzipiell kann man sagen:

Monochoriale Zwillinge sind immer eineiig.

Dichoriale Zwillinge sind in 80–90 % zweieiig.

Das Versterben eines Feten hat bei getrennten Plazenten keinen großen Einfluss auf das Schwangerschaftoutcome. Bei monochorialen Plazenten kann dies jedoch fatal enden.

Aufgrund der Besonderheiten von MC-Zwillingsschwangerschaften, insbesondere wegen des Feto Fetalen Transfusionssyndroms (FFTS), sollten diese deutlich häufiger kontrolliert werden.

Ebenso ist der Entbindungszeitpunkt je nach Chronizität unterschiedlich. Wegen des hohen IUFT (intrauterinen fetaler Tod) Risikos entbindet man monoamniote Schwangerschaften elektiv in der 32. SSW. Drillinge werden spätestens in SSW 34 entbunden (großzügige Indikation ab SSW 32).

Es konnte in einer großen randomisierten Studie gezeigt werden (Barrett et al., 2013), dass bei unkomplizierten Schwangerschaften mit beiden Kindern in Schädellage eine Sectio keinen Vorteil gegenüber einer vaginalen Geburt hat. Generell werden Zwillingsschwangere und besonders Drillingsschwangere geplant deutlich früher als Einlingsschwangere entbunden.

Die Frühgeburt ist, wie allgemein in der Geburtshilfe, auch bei den Zwillingsschwangerschaften der herausragende Faktor für die kindliche Morbidität.

Die Frühgeburtsrate bestimmt weltweit das Schwangerschaftsoutcome und ist in den letzten Jahren relativ konstant geblieben. Die Überlebensraten sind allerdings deutlich gestiegen. Trotzdem ist eine Geburt vor der 32. SSW mit einem hohen Morbiditätsrisiko und auch bei den sehr frühen Frühgeburten mit einem Mortalitätsrisiko verbunden.

Eine Prophylaxe der Frühgeburt bei Zwillingen mit verkürzter Cervix ist durch die Gabe von Progesteron möglich. Bei der Cerclage ist die Datenlage uneinheitlich und die wenigen randomisierten Studien konnten keinen Vorteil zeigen.

Besonderheiten monochorialer Zwillingsschwangerschaften

Monochoriale Zwillingsschwangerschaften haben eine Reihe an Besonderheiten, die durch die gemeinsame Gefäßarchitektur bedingt ist.

Beim Feto Fetalen Transfusionssyndrom kommt es zu einem Volumenshift vom Donor zum Rezipienten, welcher relativ abrupt ablaufen kann. Die Diagnose des FFTS wird nur anhand der Monochorionizität und des Fruchtwasserunterschiedes gestellt. Es gibt eine allgemein verwendete Einteilung für das FFTS, wobei diese primär beschreibend ist und nicht auf pathophysiologischen Zusammenhängen basiert. Der Größenunterschied der Feten ist oftmals vorhanden, jedoch häufig durch eine selektive Intrauterine Wachstumsdiskordanz verursacht.

Ein stadienhafter Verlauf ist nicht zwingend vorhanden. Ein Fruchtwasserunterschied ist jedoch ein Risikofaktor für die Entwicklung eines FFTS. Beim Vollbild des FFTS ist die Amnion-Membran fast nicht mehr darzustellen, da sie am Donor eng anliegt.

Die etablierte Behandlung bis zur 26.–28. SSW ist die Laserkoagulation. Nach der 28. SSW wird die Entbindung als Therapie erster Wahl empfohlen. Der natürliche Verlauf ist insbesondere ab Quintero Stadium 2 schlecht.

Die randomisierte Studie von Senat et al. konnte die Überlegenheit der Laserkoagulation gegenüber der Amniodrainage aufzeigen. Nicht nur das Überleben der Kinder konnte signifikant verbessert werden, sondern auch die Morbidität ist deutlich geringer. Es werden Dioden- oder Nd:Yag-Laserquellen verwendet, da sie in wässrigem Milieu anwendbar sind und mit Wellenlängen von 940 nm bzw. 1064 nm einen optimalen Frequenzbereich für Hämoglobin aufweisen.

Beim Twin Anemia Polycythemia Sequence (TAPS) Syndrom kommt es über wenige dünne vaskuläre Anastomosen zu einem geringen unidirektionalen Blutfluss vom Donor zum Rezipienten. Beim TAPS findet man meistens nur eine kleine AV Anastomose.

Beim „postlaser-TAPS" hat der ehemalige Donor eine Polyzythämie und der ehemalige Akzeptor eine Anämie. Typischerweise wir die Plazenta des anämischen Feten dick und hydropisch und grenzt sich optisch von dem Plazentaanteil des Rezipienten ab. Zwillinge mit TAPS haben nach der Geburt ein deutlich unterschiedliches Hautkollorit.

Eine weitere gefährliche Erkrankung bei MC-Zwillingen ist die sIUGR (selective intrauterine growth retardation), da ein Versterben des kleineren Feten Auswirkungen auf den überlebenden Feten hat. Vor der Lebensfähigkeit ist ein selektiver Fetozid in Erwägung zu ziehen.

Bei der Twin Reverse Arterial Perfusion (TRAP) Sequenz werden Anteile des kardialen Auswurfes des Pump Zwillung über die Plazenta durch arterio-arterielle Anastomosen in die Nabelschnurarterie und den Kreislauf des Rezipienten gepumpt (reduzierter Sauerstoffgehalt).

Monoamnialen Zwillingen fehlt jegliche Art von Trennmembran. Wahrscheinlich bedingen die immer vorhandenen Nabelschnurknoten das Outcome.

Pagusbildungen sollen im ersten Trimenon diagnostiziert werden. Die Prognose ist unterschiedlich, jedoch auch in den günstigeren Fällen sind mehrere, teils komplizierte Operationen notwendig.

FFTS   **TAPS**

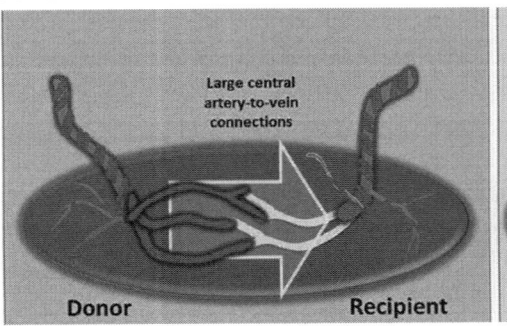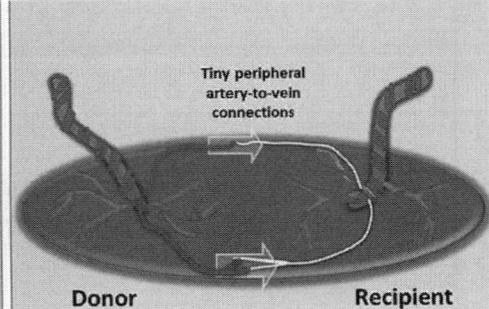

Abb. 1

Quelle: The Johns Hopkins University

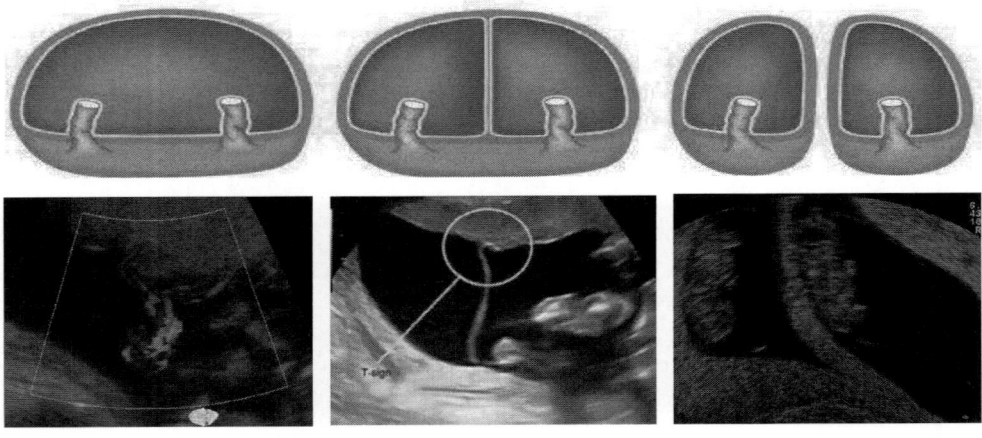

Monoamniot   **Monochorial**   **Dichorial**

Abb. 2

Quelle: Fetal Medicine Foundation 2017

Rhesus-Inkompatibilität

Barbara Ulm

Übersicht
- Hydrops fetalis
- indirekter Coombs-Test

Die Rhesus-Unverträglichkeit bezeichnet ein Spektrum von Erkrankungen des Feten, die auf einer **Immun-Abwehrreaktion der Schwangeren gegen Blutgruppen-Antigene des Feten** beruhen. Das Immunsystem der Schwangeren erkennt ein Antigen auf der fetalen Erythrozyten-Membran als „fremd", bildet dagegen Antikörper (AK), die durch die Plazenta ins fetale Blut gelangen, und dort diese „fremden" fetalen Erythrozyten zerstören.

Hydrops fetalis

Der Fetus, der dieses Antigen vom Vater geerbt hat, kann auf die AK-bedingte Hämolyse nur mit vermehrter Blutbildung reagieren, die in der Mitte der Schwangerschaft hauptsächlich in der fetalen Leber und Milz stattfindet. Diese beiden Organe vergrößern sich, die Leber verringert die Albuminsynthese, das fetale Herz versucht, mit einem größeren Herzminutenvolumen einer drohenden Asphyxie entgegenzuwirken. Letztlich entwickelt sich ein Hydrops fetalis, d. h. eine Wasseransammlung in mindestens zwei fetalen Kompartimenten (Bauchhöhle/Aszites = Abb. 1, Pleuraerguss, Perikarderguss, Hautödem). Unbehandelt droht dem Feten der Tod durch Hypoxie im Sinne des Hydrops fetalis universalis.

Rechtzeitig behandelt hingegen ist die Erkrankung sehr gut behandelbar und der schwerste Ausprägungsgrad (Hydrops) fast immer vermeidbar.

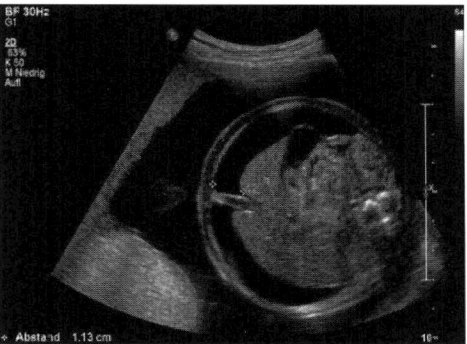

Abb. **1.** fetales Abdomen im Querschnitt; Ultraschallbild: rechts die Wirbelsäule, mittig die große Leber, rund um die Leber Aszites > 1 cm Dicke

Indirekter Coombs-Test

Die erste Blutuntersuchung im Mutter-Kind-Pass sieht einen „indirekten Coombs-Test" vor. Dieser ist nichts anderes als ein unspezifischer AK-Suchtest. Ist er „negativ", weist das Blut der Schwangeren keine AK gegen Erythrozyten auf. Ein „positiver" Coombs-Test besagt, dass im Blut irgendwelche AK gegen Erythrozyten gefunden wurden. Ist dies der Fall, muss im Labor in einem zweiten Schritt genauer untersucht werden, 1.) welche AK dies sind (gegen welche Antigene) und 2.) in welcher Höhe diese vorliegen (ausgedrückt in Titerstufen, d. h. noch nachweisbar bei einer Verdünnung von 1:2, 1:4, 1:8, usw.).

Antigene

Früher fanden sich hauptsächlich Anti-D-AK, also AK gegen das Antigen D auf der fetalen Erythrozytenmembran; die klassische Situation der rhesus-negativen Schwangeren mit dem Rhesus-positiven Feten. Die Konstellation rhesus-negativ/ Rhesus-positiv auf das D-Antigen ist in Europa und Nordamerika häufig, und die Konsequenzen können das Ungeborene ernsthaft gefährden (siehe oben). Neben dem Antigen D gibt es noch über 100 andere Antigene auf der Erythrozyten-membran, von denen aber nur wenige für die Schwangerschaft von Bedeutung sind. Neben D sind dies C/c (Groß C, klein c), E, und Kell. Die restlichen über 90 Antigene führen bei maternaler AK-Reaktion nur sehr selten oder nie zur signifi-kanten, therapiebedürftigen fetalen Hämolyse.

Früherkennung

Erster Schritt der Behandlung ist das Erkennen des Problems, d. h. der indirekte Coombs-Test im Mutter-Kind-Pass (dieser Test wird bei rhesus-negativen Schwangeren mehrmals im Lauf der Schwangerschaft wiederholt, da sich AK ja auch später bilden können). Nach Antigen- und Titerbestimmung wird die werden-de Mutter in ein Zentrum zugewiesen, wo die weitere Betreuung erfolgt. Hier wird in (zwei-) wöchentlichen Abständen ein Ultraschall durchgeführt, wo beim Feten spezifisch nach frühen Zeichen einer Anämie gesucht wird, vor allem mittels Dopp-ler-Strömungsmessung in der fetalen A. cerebri media. Ist die Flussgeschwindig-keit erhöht, oder finden sich erste Anzeichen eines drohenden Hydrops, muss eine invasive Abklärung und eventuell Therapie erfolgen.

Invasives Vorgehen: Cordozentese, intrauterine Transfusion

Ab der 18. Schwangerschaftswoche ist die Nabelvene des Feten groß genug, um durch die Bauchdecke der Schwangeren unter Ultraschallsicht punktiert zu werden (Abb. 2, 3). Die Cordozentese (= Nabelschnurpunktion) erfordert eine sehr ruhige Hand: zuerst wird die Nadelspitze soweit unter Sicht vorgeschoben, bis sie sich im Lumen der fetalen Nabelvene befindet. Dann wird von einem Assistenten eine 2 ml-Spritze aufgesetzt, diese Menge Blut (des Feten) entnommen, und gleich beim danebenstehenden Gerät ein rotes Blutbild erstellt. Dieses ist nach 2–3 Minuten fertig, während dieser Zeit muss die Nadelspitze, ohne zu verrutschen, in der fetalen Nabelvene bleiben.

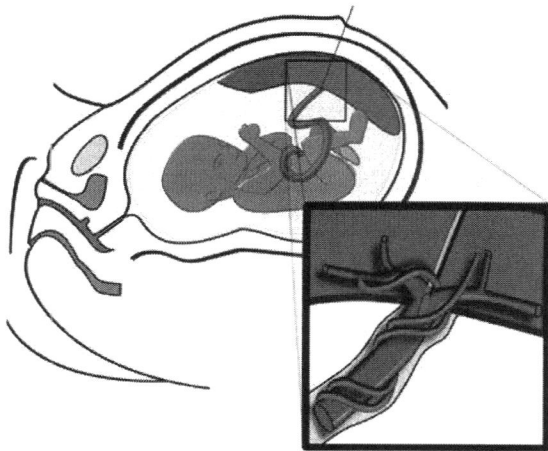

Abb. 2. schematische Darstellung der Cordozentese

Quelle: A. C. Fleischer, E. C. Toy, W. Lee, F. A. Manning, R. J. Romero: Sonography in Obstetrics and Gynecology: Principles & Practice, 7th ed. www.accessmedicine.com
© McGRaw-Hill Education. All rights reserved.

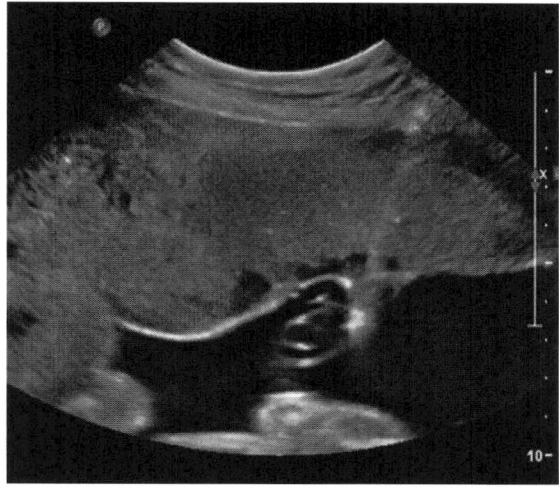

Abb. 3. ultraschallgezielte Punktion der Nabelvene am plazentaren Ansatz
Die Spitze der Cordozentese-Nadel leuchtet weiß auf, schräg nach rechts oben ist der Verlauf der Nadel zu erkennen.
schwarz: Fruchtwasser
grau: Plazenta
weißliche Schichten oben im Bild: mütterliche Bauchdecke

Nun sind zwei Szenarien möglich: entweder der Verdacht einer fetalen Anämie erhärtet sich nicht, das Blutbild ist in Ordnung, dann ist der Eingriff als „diagnostische Cordozentese" beendet. Oder das Blutbild beweist eine Anämie, dann erweitert sich die Punktion um eine Transfusion, die in derselben Sitzung durchgeführt wird. Dafür erhält der Fetus, je nach Größe, zwischen 10 und 80 ml einer hochkonzentrierten (wenig Volumen!) Erythrozytenkonserve, die das Antigen, gegen das die Schwangere AK bildet, nicht aufweist (Bsp.: die Mutter bildet Anti-Kell, weil sie Kell-negativ ist und der Fetus Kell-positiv, dann erhält das Kind Kell-negative Erythrozyten, die von den mütterlichen AK nicht zerstört werden können). Dieses Vorgehen muss bei schwer betroffenen Feten mehrmals wiederholt werden, bis die Schwangere nach fetaler Lungenreifung gezielt entbunden werden kann (meistens in der 36.–38. Schwangerschaftswoche). Das Risiko, dass es bei dem Eingriff zu Komplikationen kommt, liegt bei ca. 1 %, dies können Blutungen von der Punktionsstelle sein, vorzeitiger Blasensprung, oder Wehen bei noch nicht lebensfähigem Kind (frühe Schwangerschaftswoche).

Prophylaxe
Die unter Schwangeren so genannte „Rhesus-Spritze"/Rhesus-Prophylaxe enthält Anti-D-AK. Diese erhält jede rhesus-native Schwangere einmal gegen Ende des zweiten Trimenons und einmal nach der Geburt eines Rhesus-positiven Kinds. Aufgabe dieser absichtlich zugeführten AK ist es, eventuell z. B. bei der Geburt in den maternalen Kreislauf gelangte fetale Erythrozyten „abzufangen" und zu zerstören, bevor das mütterliche Immunsystem darauf reagieren kann (und dann sensibilisiert bliebe; was vor allem für nachfolgende Schwangerschaften von Bedeutung ist). Wichtig ist das Verständnis, dass diese Prophylaxe, die nur für das Antigen D vorliegt, nicht (!!) gegen Sensibilisierung gegen andere Antigene wirken kann. In der Praxis bedeutet dies, dass die (selteneren) Inkompatibilitäten wie z. B. Anti-Kell, Anti-E etc. damit nicht verhindert werden können – in diesen Fällen hilft nur die spezifische Betreuung in der Schwangerschaft, einschl. eventuell notwendiger Cordozentesen und Transfusionen. Mithilfe dieser invasiven Diagnostik und Therapie kann die Mortalität dieser schweren fetalen Erkrankung auf unter 10 % gesenkt werden; hat sich bereits ein Hydrops ausgebildet – als Ausdruck der Dekompensation – beträgt die Sterblichkeit rund 50 %.

Management von plazentationsbedingter Wachstumsretardierung

Kinga Chalubinski

Übersicht

- fetale Wachstumsretardierung
- Überwachungsmethoden
- Betreuungsmanagement der IUGR-Feten

Fetale Wachstumsretardierung

Die fetale Wachstumsretardierung stellt eine ätiologisch heterogene Anomalie der intrauterinen Entwicklung dar. Kinder mit einem Geburtsgewicht, das unterhalb der 5. Perzentile für das jeweilige Gestationsalter liegt, gelten als intrauterin wachstumsverzögert.

Dabei muss es unterschieden werden zwischen den kleinen, aber gesunden Feten und den Kindern, die intrauterin durch einen pathologischen Prozess ihr genetisch determiniertes Wachstumpotential nicht erreichen, da dies entscheidend für das weitere diagnostische und klinische Management ist. Der Ausdruck IUGR (intrauterin growth restriction) soll für Feten reserviert bleiben, deren Entwicklung durch ein pathologisches Geschehen verzögert ist.

Tritt ein verzögertes Wachstum erst am Ende des zweiten Trimester bzw. später auf und bezieht sich vor allem auf den reduzierten Abdomenumfang, ist von einer disproportionierten Retardierung auszugehen und diese Gruppe umfasst 70–80 % aller IUGRs.

Die mütterlichen und plazentaren Ursachen sind: Präexistente Hypertonie, Herzinsuffizienz, Chronische Nierenerkrankungen, Diabetes mellitus Typ I, Kollagenosen und vorwiegend Plazentationsstörungen ohne maternale Grunderkrankung.

Der zugrunde liegende pathophysiologische Mechanismus ist in einer insuffizienten Plazentaentwicklung zu sehen. Histomorphologisch sind unspezifische und von der Ursache unabhängige Veränderungen in der Plazenta nachweisbar, die auf eine unzureichende Trophoblastimplantation in die Spiralarterien hinweisen. Daraus resultiert eine inadäquate Dilatation dieser, eine verminderte Produktion vasodilatatorisch wirksamer Substanzen im Endothel und in Folge eine verminderte Plazentaperfusion.

Diese, für eine IUGR typische Anpassungsstörung, führt im weiteren Schwangerschaftsverlauf zu einem zunehmenden Versorgungsmangel.

Mit Beurteilung der uterinen Zirkulation kann lediglich eine prognostische Aussage getroffen werden, dagegen die Dopplersonographie der A. umbilicalis und A. cerebri media erlauben eine diagnostische Zuordnung, da die chronische Mangelversorgung (mit Hypoxämie in Folge) eine bevorzugte Durchblutung von Gehirn, Myokard und Nebennieren und eine Drosselung der peripheren Strömung (hämodynamische Zentralisierung) bewirkt. Die renale Minderperfusion verursacht zudem eine Reduktion der Fruchtwassermenge. Diese Kreislaufzentralisation dient der Aufrechterhaltung der wichtigsten Organfunktionen des Feten. Ein Nachweis dieses Zustandes ist zwar ein ernstes Warnzeichen, darf jedoch nicht v. a. bei extrem prämaturen Feten als alleinige Sectioindikation dienen.

Ist jedoch die Adaptationsfähigkeit des Feten ausgeschöpft, kommt es terminal aufgrund einer myokardialen Hypoxie zur verminderten Kontraktilität des Herzens mit Abnahme der Blutflussgeschwindigkeit, bis zum Rückfluss in das venöse System. Pathologische Strömungsmuster im Ductus venosus weisen somit auf eine kardiale Dekompensation hin.

Überwachungsmethoden

Durch Beobachtungsstudien, welche die diagnostische Wertigkeit beurteilen, konnte nachgewiesen werden, dass der pathologische Blutfluss in den fetalen Gefäßen stärker mit fetaler Azidose, niedrigem 5' Apgar sowie neonatologischer Intensivbehandlung assoziiert ist, als die Veränderungen der CTG- Muster. Der Vergleich mit der computergestützten CTG Analyse ergab nicht nur eine frühere aber auch treffsicherere Prognose mittels Dopplersonographie. Da die Doppleruntersuchung eine Spezialisierung des Untersuchers bzw. der Untersucherin erfordert, dagegen die CTG-Interpretation einem geburtshilflichen Basiswissen entspricht, eignet sich Letztere zum stationären Langzeitmonitoring. Bei einer ausgeprägten fetalen Versorgungsstörung sollten beide Überwachungsmethoden miteinander kombiniert werden.

Betreuungsmanagement der IUGR-Feten

Ambulante Betreuung
- Wachstum, Fruchtwassermenge = 2–3 Wochen
- Doppler = Frequenz von der Versorgungsstörung abhängig
- Aufnahme stationär bei Zentralisierung der fetalen Hämodynamik

Stationäre Betreuung
- Lungenreife-Stimulation < SSW 36 + 6
- Doppler-Kontrollen = 1–3 Tage, je nach Pathologie und Gestationsalter
- CTG = 2–3 x täglich

Die perinatale Mortalität aller IUGR Kinder beträgt 10–12 % und die neonatale Morbidität weist eine hohe Asphyxierate auf mit einer erhöhten Inzidenz von Mekoniumaspiration, hypoxisch-ischämischen Enzephalopathie und Hyperviskositätssyndrom. Dies unterstreicht die Bedeutung einer frühzeitigen diagnostischen Abklärung einer intrauterinen Wachstumsverzögerung und gegebenenfalls Überwachung der gefährdeten Feten zwecks Vermeidung einer Azidose. Die adäquate Observanz erlaubt die Schwangerschaft so lange als möglich fortzusetzen um eine extreme Prämaturität zu verhindern und somit den optimalen Zeitpunkt der Entbindung zu wählen.

Pathologie der Plazenta und der Nabelschnur als Blutungsursache in der 2. Schwangerschaftshälfte

Kinga Chalubinski

Übersicht
- geburtshilflich relevante umbilikale Ansatzpathologien
- pathologische Plazentalokalisation
- abnorme Plazentainvasion (AIP)

Die häufigsten umbilikalen und plazentaren Blutungen sind durch Lokalisations- und Haftungsanomalien der Plazenta bzw. des Nabelschnuransatzes verursacht. Dazu gehören:
- Insertio velamentosa mit oder ohne Vasa praevia
- Plazenta praevia
- Abnorme Plazentainvasion

Die Lokalisationspathologien können zu einer vorzeitigen Plazentalösung führen, welche meist randständig ist, jedoch bei mangelnder Haftung wie zum Beispiel bei einer Plazentainsuffizienz, kann es auch zu einer massiven zentralen Ablösung kommen. Dagegen bei einer verstärkt haftenden, invasiv wachsenden Plazenta, tritt die Blutung meist erst intrapartal, bei einem manuellen und frustranen Lösungsversuch auf.

Geburtshilflich relevante umbilikale Ansatzpathologien

- **Insertio velamentosa** (IV) ist eine Anomalie des Nabelschnuransatzes mit einer Insertion direkt an den Eihäuten mit einem freien, ungeschützten Gefäßverlauf zur Plazenta.
- **Vasa praevia** (VP) entspricht einer tief im unteren Uterinsegment lokalisierten Insertio velamentosa, bei der die frei liegenden umbilikalen Gefäße in der Nähe (≤ 2 cm) des inneren Muttermundes verlaufen.

Risikofaktoren
Plazenta bipartita/bilobata, Plazenta praevia marginalis/tiefer Plazentasitz, Mehrlingsgravidität, IVF-Schwangerschaften

Häufigkeit

1 zu 1.200 bis 5.000 Schwangerschaften. Die Inzidenz bei Einlingschwangerschaften beträgt 1 %, bei monochorialen Zwillingen 6 % und bei höhergradigen Mehrlingen bis zu 50 %.

Prä- und perinatale Gefährdung

- Kompression der umbilikalen Gefäße (fetale Mangelentwicklung, ggf. intrapartal wehenbedingte Asphyxie)
- muttermundsnahe, aberrierende Gefäße sind stark rupturgefährdet (Blasensprung, bzw. Wehenbeginn/Dilatation os internum)
- fetale Mortalität bei pränatal nicht erkannten VP beträgt in Zusammenhang mit einem Blasensprung und Gefäßeinriss bis zu 75 %, bei intakten Eihäuten 50 %

Eine gezielte Ultraschalluntersuchung macht die Früherkennung möglich. Eine Nabelschnurinsertion ist am Ende der 1. Trimesters gut darstellbar. Im 2. Trimester beträgt die Sensitivität 100 % und die Spezifität 99,8 %.

Das Auftreten von Vasa praevia ist zwar selten, es ist jedoch eine Steigerung der Inzidenz auf Grund der weltweiten Zunahme der artifiziellen Reproduktionsmedizin zu erwarten. Die sonographische Diagnostik ist sehr aussagekräftig. Pränatal unentdeckt, stellt diese Pathologie eine akute Gefährdung für das Kind dar. Bis dato gibt es keine einheitlichen Empfehlungen zu Diagnostik und Management von VP. Ein individuelles Vorgehen mit Planung der elektiven Sectio zwischen der 35. und 37. SSW ist empfehlenswert.

Pathologische Plazentalokalisation

- **Plazenta preavia totalis** – die Plazenta liegt zur Gänze über dem inneren Muttermund
- **Plazenta praevia partialis** – die Plazenta überdeckt einen Teil, aber nicht den gesamten inneren Muttermund
- **Plazenta praevia marginalis** – die Plazenta ist ≤ 2 cm vom inneren Muttermund entfernt, überdeckt ihn aber nicht

Die Diagnose sollte nicht vor der 20. Schwangerschaftswoche gestellt werden, da unilaterales Wachstum des Trophoblasten in Richtung Fundus und die Dehnung des unteren Uterinsegments von 0,5 cm auf 5 cm bis zur 35. Schwangerschaftswoche anhalten kann.

Bei Plazentation im isthmischen Uterinsegment ist die Neigung zur partiellen vorzeitigen Lösung deutlich gesteigert.

- **randständige Lösung** – Blutung nach außen (Hämatom ist sonographisch nicht immer darstellbar, abgelöste Haftfläche legt sich an, ggf. subamniale Abhebung (Blutungsstraße) ist darstellbar. Kaum Beeinträchtigung der fetalen Hämodynamik.
- **zentrale Ablösung** – Blutung nach außen nur bei fortschreitender Lösung bis zum Rand. Retroplazentares Hämatom (Dauerschmerz, US: Hämatom darstellbar). Ausgeprägte fetale Beeinträchtigung / Versorgungsstörung.

Abnorme Plazentainvasion (AIP)

Bei einer invasiven Plazentation, die durch ein gestörtes Gleichgewicht zwischen der Aktivität der Trophoblasten und dem antitryptischen Deziduaschutz bedingt ist, dringen die plazentaren Zotten durch die Dezidua basalis **(Placenta accreta)**, invadieren das Myometrium **(Placenta increta)** oder erreichen die Uterusserosaschicht bzw. brechen durch diese durch **(Placenta percreta).**

Eine operativ vorgeschädigte Uteruswand ist ein prädisponierender Faktor. Bei Lokalisation der Plazenta im unteren Uterusdrittel nimmt aufgrund des unterschiedlichen Gewebeaufbaus die Invasionstendenz deutlich zu. Da es bei diesen Patientinnen nach der Kindesentwicklung zu keiner oder nur partiellen Lösung der Plazenta kommt, ist in der Folge mit lebensbedrohlicher Blutung, hämorrhagischem Schock, disseminierter intravasaler Koagulopathie (DIC) zu rechnen. Somit ist eine rechtzeitige, pränatale Abklärung des Risikokollektivs sehr bedeutend und sollte alle Patientinnen mit Voroperationen am Uterus und Lokalisation der Plazenta im Narbenbereich und/oder im isthmischen bzw. zervikalen Uterinsegment erfassen. Als Risikofaktor ist vor allem die steigende Sectiorate führend.

Zusammenfassung

Sonographische Beurteilung der Plazentalokalisation, -dicke und -struktur ist spätestens am Anfang des 3. Trimesters, nach abgeschlossener Plazentamigration obligat.

Beim Risikokollektiv ist auch die Begutachtung der Haftfläche bzw. der NS-Insertion nötig. Bei einem Verdacht auf pathologische Plazentation sollte die Patientin an einer diesbezüglich spezialisierten Abteilung vorgestellt werden.

Bei plazentationsbedingter Blutung ist Ultraschall diagnostisch entscheidend um die Ursache, sowie das Ausmaß zu beurteilen um die potentielle Gefährdung des Feten und/oder der Mutter einschätzen zu können.

In subakuten Fällen ist Zuwarten mit Wehenhemmung und ggf. Stimulation der fetalen Lungenreife möglich, ansonsten ist die unverzügliche Entbindung per Sectio absolut indiziert.

Terminüberschreitung und Geburtseinleitung

Eliana Montanari

Übersicht
- Komplikationen bei Terminüberschreitung und geeignete Maßnahmen zu deren Vorbeugung bzw. Früherkennung
- Indikationen, Kontraindikationen und Risiken der Geburtseinleitung
- pharmakologische und mechanische Methoden der Geburtseinleitung
- Indikationen und Kontraindikationen bestimmter Methoden der Geburtseinleitung

Terminüberschreitung

Definitionen

Von einer **Termingeburt** spricht man bei Entbindung zwischen 37 + 0 und 41 + 6 Schwangerschaftswochen (SSW) post menstruationem, als **Terminüberschreitung** wird der Zeitraum 40 + 1 bis 41 + 6 SSW bezeichnet. Eine **Übertragung** besteht bei Verlängerung der Schwangerschaftsdauer auf ≥ 42 SSW.

Um die genaue SSW zu kennen und damit eine eventuelle Terminüberschreitung oder Übertragung feststellen zu können, muss der Geburtstermin bekannt sein. Dieser wird einerseits rechnerisch ausgehend von der letzten Periode berechnet, andererseits anhand der Ultraschallmessung der **Scheitel-Steiß-Länge** (SSL) des Embryos im 1. Trimenon bestimmt. Bei einer Diskrepanz von mehr als 5 Tagen zwischen den beiden Methoden stimmt der tatsächliche Geburtstermin besser mit dem mittels Ultraschall ermittelten Geburtstermin überein und es wird daher von diesem ausgegangen.

Risiken bei Terminüberschreitung sind v. a. folgende:
a) **Makrosomie** (Geburtsgewicht > 4000 g) mit Risiko eines fetalen oder mütterlichen Geburtstraumas;
b) **Chronische Plazentainsuffizienz** mit chronischer Mangelernährung des Fetus und Dystrophiezeichen: Vermindertes subkutanes Fettgewebe, Grünfärbung und Abschilferung der Haut, überstehende Fingernägel, Fehlen von Vernix und Lanugobehaarung, "Waschfrauenhände". Eine schwere intrauterine Asphyxie kann noch vor Geburtsbeginn zum intrauterinen Fruchttod (IUFT) führen.

Vorgehen bei Terminüberschreitung

Eine vermehrte Abnahme der Fruchtwassermenge stellt einen frühen Hinweis auf eine beginnende Plazentainsuffizienz dar. Daher wird (unter der Voraussetzung fehlender Zusatzpathologien) bei Terminüberschreitung bei einem **abwartenden Vorgehen** 2- bis 3-mal wöchentlich eine Ultraschallkontrolle mit Bestimmung der Fruchtwassermenge sowie eine fetale kardiotokographische (CTG-)Kontrolle durchgeführt. Bei vermindertem Fruchtwasser (< 2 cm vertikaler Durchmesser des maximalen Fruchtwasserdepots bei der Ultraschalluntersuchung) bzw. spätestens bei 42 SSW ist eine Geburtseinleitung indiziert. Bei Bestehen von Zusatzpathologien wie z. B. einem insulinabhängigen Gestationsdiabetes wird hingegen kein abwartendes Vorgehen gewählt, sondern spätestens am Geburtstermin eine **Geburtseinleitung** durchgeführt.

Geburtseinleitung

Definition

Als Geburtseinleitung wird das Auslösen von Geburtswehen am schwangeren Uterus bezeichnet, bevor diese von selbst beginnen.

Indikationen

Zu den häufigsten Indikationen für eine Geburtseinleitung zählen:

- Terminüberschreitung/Übertragung
- vorzeitiger Blasensprung (PROM – premature rupture of membranes)
- Präeklampsie, (Gestations-)Diabetes, Schwangerschaftscholestase
- fetale Wachstumsrestriktion (IUGR – intrauterine growth restriction)
- Oligohydramnion, Rhesusinkompatibilität
- intrauteriner Fruchttod (IUFT)

Auswahl der Einleitungsmethode

Die Einleitungsmethode wird je nach ggf. stattgefundenem Blasensprung sowie je nach **Bishop score** (Tab. 1) gewählt, welcher die Zervixreife beurteilt. Je höher die erreichte Punktezahl ist, umso günstiger ist der Befund. Der Erfolg einer Einleitung wird zusätzlich durch Faktoren wie Gestationsalter, Alter der Patientin, Parität und Adipositas beeinflusst.

Tab. 1. Bishop Score

Punkte	0	1	2	3
Position der Portio	sakral	mediosakral	medial	–
Portioverkürzung (%)	0–30	40–50	60–70	≥ 80
Portiokonsistenz	derb	mittelweich	weich	–
Dilatation MM (cm)	geschlossen	1–2	3–4	5–6
Höhenstand vorangehender Kindsteil	- 3	- 2	- 1, 0	+ 1, + 2

minimale Gesamtpunkteanzahl: 0 Punkte

maximale Gesamtpunkteanzahl: 13 Punkte

MM – Muttermund

Pharmakologische Methoden der Geburtseinleitung

Pharmakologisch werden einerseits **Oxytocininfusionen** (Syntocinon®) einge-setzt, andererseits **Prostaglandine** (PG) in verschiedenen Applikationsformen (Propess® – Dinoproston (PGE_1) oder Misodel® – Misoprostol (synthetisches PGE_1-Analogon) als Vaginalinsert, Abb. 1; PGE_2 Tabletten vaginal/per os; PGE_2-Vaginal- oder Intrazervikalgel).

Prostaglandine wirken über 3 unterschiedliche Mechanismen

1. Auslösung von Kontraktionen des Myometriums
2. biochemische Veränderungen der Zervix, welche zur Erweichung und Reduktion des Widerstands derselben führen
3. Induktion von gap junctions in den Zellen des Myometriums als Voraussetzung für die Ausbildung koordinierter Kontraktionen.

Hauptnebenwirkungen bei systemischer Gabe sind Übelkeit und Erbrechen.

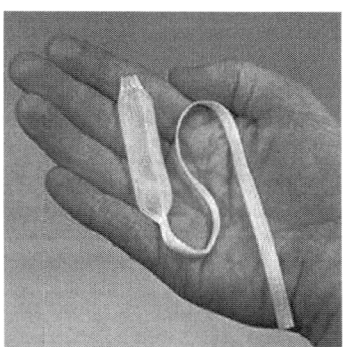

Abb. 1. Misodel® Vaginalinsert

Das Vaginalinsert wird in den hinteren Fornix eingeführt, wobei das breite Ende dort liegen bleibt und der Faden bis knapp an den Scheideneingang reicht, um das Insert wieder ent-fernen zu können.

Quelle: https://www.dagensmedicin.se/artiklar/2013/12/13/nytt-inlagg-satter-igang-forlossningen/

Mechanische Methoden der Geburtseinleitung

Zu den mechanischen Methoden zählen Ballonkatheter **(Cervical Ripening Balloon** (CRB, Abb. 2) oder Foley- Katheter (kostengünstige Variante)), digitale Lösung des unteren Eipols **(„Membranstripping")** und **Amniotomie** (in der Regel in Kombination mit einer Oxytocininfusion). Diese Methoden wirken auch über eine Stimulation der körpereigenen Prostaglandinsynthese.

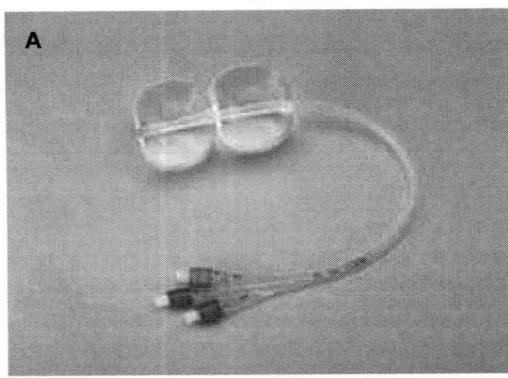
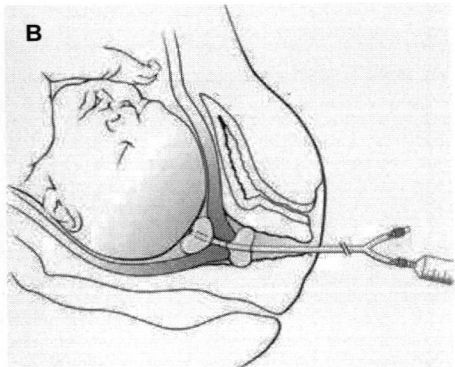

Abb. 2. Cervical Ripening Balloon (CRB)

A: Foto eines Cervical Ripening Balloons, beide Ballons hier bereits mit NaCl gefüllt

B: schematische Darstellung eines applizierten CRB

Der erste Ballon des CRB wird (leer) in den Uterus eingeführt und mit NaCl aufgefüllt, sobald er sich über dem inneren Muttermund befindet. Der zweite kommt unter dem äußeren Muttermund zu liegen und wird in dieser Position ebenfalls mit NaCl aufgefüllt. Damit wird von beiden Seiten Druck auf die Zervix ausgeübt. Außerdem kommt es durch Ablösung des unteren Eipols von der Zervix zu einer endogenen Prostaglandinausschüttung.

Quelle: A: https://www.businesswire.com/news/home/20120207005142/en/Cervical-Ripening-Balloon-Cook-Medical-Stylet

B: https://www.medgadget.com/2007/07/the_cook_cervical_ripening_balloon.html

Risiken der Geburtseinleitung

Zu den Hauptrisiken der Geburtseinleitung zählen **Versagen der Einleitung mit sekundärer Sectio caesarea, Überstimulation des Uterus** und **Uterusruptur.**

Überwachungsmaßnahmen bei Geburtseinleitung

Jede Einleitung bedarf einer CTG-Überwachung, wobei diese bei Verwendung von Prostaglandinen zuerst intermittierend und ab Einsetzen regelmäßiger Wehentätigkeit kontinuierlich erfolgt, während bei Oxytocininfusion von Beginn an eine Dauer-CTG-Überwachung notwendig ist.

Kontraindikationen der Geburtseinleitung

Tabelle 2 führt einige absolute und relative Kontraindikationen zur Geburtseinleitung an.

Tab. 2. Kontraindikationen zur Geburtseinleitung

absolute Kontraindikationen	relative Kontraindikationen
Placenta praevia oder Vasa praevia	St. p. Sectio (nur mechanische Methoden
vorliegende Nabelschnur	und niedrig dosiertes Oxytocin verwenden)
Querlage, Beckenendlage	St. p. Uterusoperationen mit
St. p. Uterusruptur	Cavumeröffnung
St. p. Längsuterotomie	(z. B. Myomektomie mit Cavumeröffnung)
akuter Herpes genitalis	PROM (mechanische Einleitung mittels
Schädel-Becken-Missverhältnis	CRB/Foley-Katheter kontraindiziert)

Auszug weiterführender Literatur und Leitlinien

Deutsche AWMF (Arbeitsgemeinschaft der Wissenschaftlichen Medizinischen Fachgesellschaften)-Leitlinie „Vorgehen bei Terminüberschreitung und Übertragung". https://www.awmf.org/leitlinien/detail/ll/015-065.html; letzter Zugriff am 20.02.2019

WHO recommendations: Induction of labour at or beyond term. Geneva: World Health Organization; 2018.

Kapitel „Geburtseinleitung" und „Terminüberschreitung und Übertragung der Schwangerschaft" aus: Die Geburtshilfe. Schneider, Henning, Husslein, Peter Wolf, Schneider, Karl-Theo M. (Hrsg.). Springer Verlag 2016.

Sheibani L, Wing DA. A safety review of medications used for labour induction. Expert Opin Drug Saf. 2018; 17 (2): 161–167. doi: 10.1080/14740338.2018.1404573.

Walker KF, Thornton JG. Delivery at Term: When, How, and Why. Clin Perinatol. 2018; 45 (2): 199–211. doi: 10.1016/j.clp.2018.01.004.

Middleton P, Shepherd E, Crowther CA. Induction of labour for improving birth outcomes for women at or beyond term. Cochrane Database Syst Rev. 2018; 5: CD004945. doi: 10.1002/14651858.CD004945.pub4.

Penfield CA, Wing DA. Labor Induction Techniques: Which Is the Best? Obstet Gynecol Clin North Am. 2017; 44 (4): 567–582. doi: 10.1016/j.ogc.2017.08.011.

Ten Eikelder ML, Mast K, van der Velden A, Bloemenkamp KW, Mol BW. Induction of Labor Using a Foley Catheter or Misoprostol: A Systematic Review and Meta- analysis. Obstet Gynecol Surv. 2016; 71 (10): 620–630. doi: 10.1097/OGX.0000000000000361.

Schwangerschaftsabbruch

Veronica Falcone

Übersicht

- Unterschied zwischen Lebendgeburt, Totgeburt und Abort
- Indikation zum Schwangerschaftsabbruch und gesetzliche Regelung
- Methoden des Abbruchs
- Post-Abbruch-Maßnahmen

Definition

Durch den Begriff „Schwangerschaftsabbruch" definiert man jede Handlung, die zum Tod des Embryos oder des Feten im mütterlichen Leib führt.

Laut dem Hebammenbundesgesetz besteht ein klarer Unterschied zwischen: Fehlgeburt (Abortus), wenn das Geburtsgewicht kleiner als 500 g ist, Totgeburt, wenn KEIN Lebenszeichen erkennbar ist UND das Geburtsgewicht größer als 500 g ist und Lebendgeburt. In diesem Fall MÜSSEN Lebenszeichen erkennbar sein (Atmung, Bewegung oder Pulsation der Nabelschnur). Gewicht und Schwangerschaftswoche sind in diesem letzten Fall nicht relevant [1].

Tab. 1. Definitionen lt. dem Hebammenbundesgesetz

Fehlgeburt (Abort)	
Frühabort	bis einschließlich 12. bis 14. Schwangerschaftswoche
Spätabort	ab der 14. bis 24. abgeschlossene Schwangerschaftswoche mit einem Gewicht unter 500 g
Totgeburt	Geburtsgewicht über 500 g und ohne Lebenszeichen

Quelle: https://www.gesundheit.gv.at/leben/eltern/geburt/geburtsvorbereitung/fehlgeburt

In fast allen Ländern Europas ist ein Wunschabbruch innerhalb einer vereinbarten Frist straffrei. In Österreich ist kein Abbruch strafbar, wenn er innerhalb von drei Monaten nach Anfang der Schwangerschaft stattfindet (§ 97 des Strafgesetzbuches) [1]. Kontrovers ist der Begriff „Anfang der Schwangerschaft", da es drei verschiedene Definitionen gibt: Juristisch fängt die Schwangerschaft mit der Nidation an, sprich 6–9 Tage nach der Befruchtung [2], geburtshilflich mit dem ersten Tag der letzten Regelblutung [3] und laut der katholischen bzw. orthodoxen Kirche gerade nach Verschmelzung von Ei- und Samenzelle [4]. Des Weiteren, ist kein Abbruch strafbar, wenn die Schwangerschaft eine echte Gefahr für die körperliche oder seelische Gesundheit der Frau darstellt, oder wenn bei dem Kind ein ernstes

Risiko geistiger oder körperlicher Beschädigung besteht [1]. Wenn die Frau zum Zeitpunkt der Schwängerung unmündig (d. h. < 14 Jahre alt lt. dem § 21 des allgemeinen bürgerlichen Gesetzbuches) war [5], ist ein Abbruch nicht strafbar. Ein Abort ist dann erlaubt und nicht strafbar, wenn er zur Rettung der Schwangeren aus einer unmittelbaren, nicht anders abwendbaren Lebensgefahr vorgenommen wird (§ 97 des Strafgesetzbuches) [1].

Häufigkeit und Hauptgründe zur Schwangerschaftsbeendigung

Jedes Jahr werden ungefähr 30–35 Millionen legale Aborte [6] und 14–21 Millionen illegale Aborte weltweit durchgeführt [6].

Die Entscheidung zur Schwangerschaftsbeendigung ist oft multifaktoriell [7]. Sozio-ökonomische Faktoren wie ein niedriges Einkommen, junges Alter, keine feste Beziehung, Schwangerschaft einer sexuellen Vergewaltigung folgend oder ein abgeschlossener Kinderwunsch spielen eine wichtige Rolle [7]. Des Weiteren, ein Großteil der Frauen, die einen Schwangerschaftsabbruch im 2. Trimenon wahrnehmen, waren lt. einer englischen Studie entweder noch unbewusst schwanger oder hatten noch keine endgültige Entscheidung innerhalb des 1. Trimenons getroffen [8]. Außerdem, kann ein Spätabbruch im Falle einer schwerwiegenden Präeklampsie oder eines frühvorzeitigen Blasensprunges indiziert werden [9].

Methoden des Abbruchs

Medikamentöser Abbruch

Der medikamentöse Abbruch ist eine effektive und anerkannte Option zum Schwangerschaftsabbruch. Hierzu wird der Wirkstoff Mifepriston (kompetitiver und reversibler Progesteronrezeptorhemmer mit einer 5- bis 8- fache höheren Affinität für diese als Progesteron, welcher zur langsamen Öffnung des Muttermunds führt) (Mifegyne®) [10] eingesetzt. Circa 36–48 h nach der Mifegyne®-Gabe wird üblicherweise ein E1-Prostaglandinderivat, meist Misoprostol (Cyprostol®) (übt eine direkte Neuromodulation auf die glatte Muskulatur des Myometriums aus), eingesetzt, welches zu einer Abbruchsblutung führt [11].

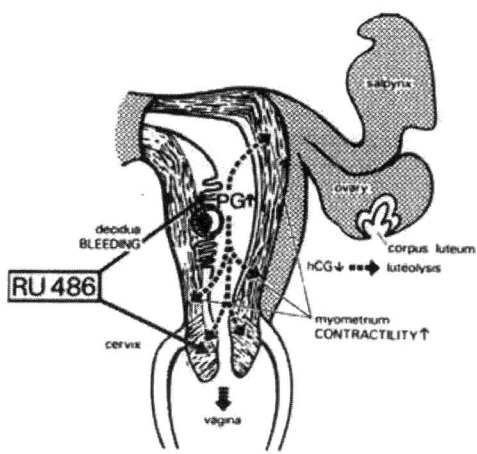

Abb. 1. Mifepristons Wirkung

Quelle: https://www.assistancescolaire.com/

Chirurgischer Abbruch

Ein chirurgischer Abbruch darf bis zur 14. Schwangerschaftswoche unter Vollnarkose oder Lokalanästhesie durchgeführt werden. Der Gynäkologe kann unverbind-
lich ein Priming der Zervix mit Prostaglandinen (z. B. Cyprostol®) durchführen, um
die Zervix zu erweichen und das Risiko einer Perforation der Gebärmutter zu minimieren. Das Zervixpriming führt zu einer leichten Dilatation der Zervix sowie zur
leichten Kontraktion des Myometriums, welche das Risiko einer Uterusperforation
minimieren [11]. Nach dem pharmakologischen Priming soll die Patientin in einem
OP-Saal narkotisiert und dann in Stein- Schnitt Lagerung umgelagert werden [3].
Es folgt dann eine Saugcurettage, welche standardmäßig mit sterilen Einmalsaugern
aus transparentem Plastik stattfindet. Nach Einführen der Kanüle, sollen 10–20
rotierende Bewegungen durchgeführt werden, bis das Cavum weitgehend leer ist.
Die Gabe von Uterotonika kann der individuellen Notwendigkeit nach erfolgen.
Eine Ultraschallkontrolle ist am Ende der Curettage anzustreben [3].

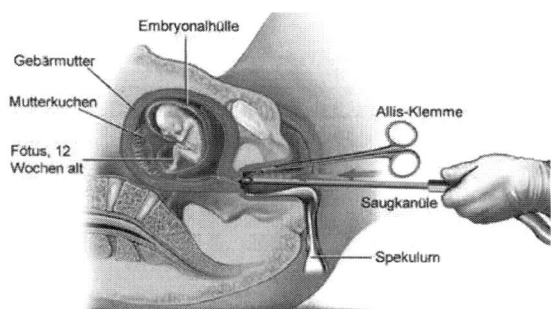

Abb. 2. der chirurgische Abbruch

Quelle: http://ginekolog.ba

Spätabbruch im 2. und 3. Trimenon

Spätabbrüche sind in Österreich erlaubt, wenn die Gesundheit der Frau oder ihr Leben durch die Schwangerschaft gefährdet sind oder eine schwere Fehlbildung des Fetus vorliegt [1].

Zirka 10–15 % aller Abbrüche finden im 2. oder im 3. Trimenon statt und werden bei schwerwiegenden Krankheiten der Schwangeren oder des Kindes durchgeführt [12]. Obwohl in den zuständigen Institutionen die Entscheidung über den Spätabbruch nach Meetings unter Expertinnen und Experten getroffen wird, gibt es noch keine gezielten Protokolle oder Empfehlungen und die Entscheidung fällt nach ausführlicher Besprechung jedes einzelnen Falles [12]. Jeder Spätabbruch kann entweder chirurgisch oder medikamentös stattfinden [12]. Obwohl das österreichische Gesetz keine Stellung über das Vorgehen beim Spätabbruch genommen hat [1], ein Fetozid ist vor der Geburtseinleitung empfohlen, um das zusätzliche Risiko einer Frühgeburt mit allen assoziierten schwerwiegenden Komplikationen zu vermeiden [12].

Bestattungsanrecht

Verstorbene müssen laut dem 38. Gesetz des Landesgesetzblattes für Wien bestattet werden. Hierzu zählen auch alle totgeborenen Kinder und während der Geburt verstorbenen Leibesfrüchte mit einem Gewicht von mindestens 500 g (38. Gesetz des Landesgesetzblattes für Wien § 19 (1)) [13].

Konkretes Beispiel aus Wien

Die Stadt Wien übernimmt die Kosten für die Bestattung und die Trauerfeier von totgeborenen Kindern: Kinder mit einem Geburtsgewicht niedriger als 500 g werden in einem Sammelsarg bestattet. Wenn gewünscht, dürfen sich die Eltern natürlich um die Bestattung kümmern, in dem Fall, müssen sie aber die Kosten der Bestattung selber tragen.

Literatur

[1] Unternehmensberatung A. § 97 StGB (Strafgesetzbuch), Straflosigkeit des Schwanger-schaftsabbruchs – JUSLINE Österreich. https://www.jusline.at/gesetz/stgb/paragraf/97 (zuletzt aufgerufen am 24. Feb. 2019).

[2] Büchler DA, Frei M. Der Lebensbeginn aus juristischer Sicht – unter besonderer Berück-sichtigung der Problematik des Schwangerschaftsabbruchs. August 2011; 17.

[3] Schneider H, Husslein PW, Schneider K-TM, editors. Die Geburtshilfe. 5th ed. Berlin Heidelberg: Springer-Verlag 2016. https://www.springer.com/de/book/9783662450635 (zuletzt aufgerufen am 24. Feb. 2019).

[4] Donum Vitae – Instruktion über die Achtung vor dem beginnenden menschlichen Leben und die Würde der Fortpflanzung.
http://www.vatican.va/roman_curia/congregations/cfaith/documents/rc_con_cfaith_doc_1 9870222_respect-for%20human-life_ge.html (zuletzt aufgerufen am 24. Feb. 2019).

[5] Unternehmensberatung A. § 21 ABGB (Allgemeines bürgerliches Gesetzbuch), II. Per-sonenrechte der Minderjährigen und sonstiger schutzberechtigter Personen – JUSLINE Österreich. https://www.jusline.at/gesetz/abgb/paragraf/21 (zuletzt aufgerufen am 1. Juni 2019).

[6] Abortion Worldwide 2017: Uneven Progress and Unequal Access. Guttmacher Institute. 2018. https://www.guttmacher.org/report/abortion-worldwide-2017 (zuletzt aufgerufen am 4. Apr. 2019).

[7] Kirkman M, Rowe H, Hardiman A, et al. Reasons women give for abortion: a review of the literature. Arch Womens Ment Health 2009; 12: 365–78. doi:10.1007/s00737-009-0084-3

[8] Ingham R, Lee E, Clements SJ, et al. Reasons for second trimester abortions in England and Wales. Reprod Health Matters 2008; 16: 18–29. doi:10.1016/S0968-8080(08)31375-5

[9] ACOG Practice Bulletin No. 135: Second-trimester abortion. Obstet Gynecol 2013; 121: 1394–406. doi:10.1097/01.AOG.0000431056.79334.cc

[10] WORLD HEALTH ORGANIZATION. MEDICAL MANAGEMENT OF ABORTION. S. I.: WORLD HEALTH ORGANIZATION 2019.

[11] Starke A. Pharmakologie und Toxikologie. 12. Auflage. Elsevier 2017.

[12] Boland R. Second trimester abortion laws globally: actuality, trends and recommenda-tions. Reprod Health Matters 2010; 18:67–89. doi:10.1016/S0968-8080(10)36521-9

[13] LGBl 38/2004 – Wiener Leichen- und Bestattungsgesetz – WLBG.
https://www.wien.gv.at/recht/landesrecht-wien/landesgesetzblatt/jahrgang/2004/html/lg2004038.htm (zuletzt aufgerufen am 1. Juni 2019).

Gynäkologische Endokrinologie und Sterilitätsbehandlung

Pathologien des Menstruationszyklus

Julian Marschalek

Übersicht
- regelwidrige Blutung
- Oligomenorrhoe
- Hypomenorrhoe
- Polymenorrhoe
- Metrorrhagie
- Schilddrüsenerkrankung aus gynäkologischer Sicht

Der Menstruationszyklus ist Ausdruck der fertilen Lebensphase einer Frau, beginnt mit dem ersten Tag der Menstruationsblutung und endet mit dem Tag vor dem Einsetzen der nächsten Blutung. Die Dauer beträgt im Durchschnitt 28 d ± 3 d (= Eumenorrhoe), wobei die Abbruchsblutung im Normalfall zwischen 3–7 Tagen anhält. Der durchschnittliche Blutverlust beträgt ca. 80–100 ml.

Als regelwidrige Blutung werden grobe Abweichungen der Eumenorrhoe bezeichnet. Diese umfasst einerseits Regel**tempo**anomalien und andererseits Regel**typus**anomalien; diese können einzeln, aber auch kombiniert auftreten (Kaufmann, die Gynäkologie, 3. Auflage).

Generell gilt, dass eine genaue Zyklus- und Eigenanamnese sowie das Führen eines Zykluskalenders (ggf. mit Temperaturkurve) diagnostisch von großer Bedeutung sind. Zudem kann die Abnahme eines Hormonstatus oftmals zusätzliche Klärung bringen und die Diagnosefindung erleichtern. Tabelle 1 gibt einen Überblick über die Regeltempo- und -typusanomalien.

Die Oligomenorrhoe kann im Rahmen diverser Krankheitsbilder auftreten (z. B. Syndrom der Polycystischen Ovarien [PCOS]), sie kann jedoch auch Ausdruck einer beginnenden oder manifesten Ovarialinsuffizienz mit fehlender oder verzögerter Follikulogenese sein. In ihrer extremsten Form, wenn die Blutung länger als 3 Monate ausbleibt, bezeichnet man sie als Amenorrhoe. Neben funktionellen Ursachen kann die Amenorrhoe auch durch anatomische/organische Anomalien bedingt sein. Besonderes Augenmerk sollte hier auf eine genaue Anamnese, inklusive Operations- (Curettage) und Familienanamnese (POI, Chromosomale Störungen, z. B. Turner Syndrom) gelegt werden. Die weitere Abklärung richtet sich nach der vermuteten Ursache und reicht vom Patientinnengespräch und Hormonstatus bis hin zur diagnostischen/therapeutischen Operation. Zuvor muss jedoch auch an das Ausbleiben der Regelblutung im Rahmen einer Schwangerschaft gedacht, und diese ausgeschlossen werden! Therapieziel ist es, einem chronischen Östrogenmangel entgegenzusteuern (vgl. Kaufmann, Die Gynäkologie, 3. Auflage).

Auch eine Hypomenorrhoe kann Ausdruck einer beginnenden Ovarialinsuffizienz sein: niedrige Östrogenserumspiegel führen zu unzureichender Östrogenisierung des Endometriums, damit zu einer verminderten endometrialen Proliferation. Aber auch ein Defekt der Decidua basalis, z. B. nach operativen Eingriffen am Endometrium (forcierten Curettage – Ashermann-Syndrom) können einer Hypomenorrhoe zugrunde liegen. Weitere Ursachen umfassen chronisch-entzündliche Veränderungen und die Endometriumatrophie nach langandauernder Gestagen-Applikation (vgl. Kaufmann, Die Gynäkologie, 3. Auflage).

Die Polymenorrhoe kommt häufig während der Pubertät aber auch nach dem 35. Lebensjahr vor. Ursächlich sind hier verkürzte Follikelreifungsphasen, kurze Lutealphasen sowie anovulatorische Zyklen zu nennen. Eine Therapie ist vor allem bei Kinderwunsch und reduzierter Lebensqualität infolge der häufigen Blutungen indiziert (vgl. Kaufmann, Die Gynäkologie, 3. Auflage).
Hypermenorrhoe und Menorrhagie belasten betroffene Frauen oftmals sehr. Die Ursachen sind mannigfaltig und zumeist organisch bedingt (z. B. intramurale oder submucöse Myome, Polypen, Endometriumhyperplasien).

Die Metrorrhagie tritt gehäuft während der Pubertät und im Klimakterium auf, wobei Follikelreifungsstörungen bzw. Anovulationen mit Follikelpersistenz zu einem vermehrten und verlängerten Östrogeneinfluss auf das Endometrium führen. Das dadurch stark aufgebaute Endometrium führt schließlich zur azyklischen und starken Durchbruchblutung. Weitere Ursachen für eine Metrorrhagie können Myome, Endometriumpolypen, Karzinome des Uterus und der Zervix, Intra-uterinpessare und Ovulationshemmer sein. Sofern keine organische Ursache vorliegt, liegt der vordergründige Therapieansatz in der Zyklusregulierung (vgl. Kaufmann, Die Gynäkologie, 3. Auflage).

Schilddrüsenerkrankung aus gynäkologischer Sicht

Der große Themenkreis der Schilddrüsenerkrankungen ist auch in der Frauenheilkunde und Geburtshilfe relevant: Schilddrüsenfunktionsstörungen können das Auftreten von Zyklusstörungen begünstigen, und ein regelmäßiger Zyklus ist essentiell bei dem Wunsch nach Konzeption. Andererseits kann sich eine Schilddrüsenfunktionsstörung sowohl auf die Schwangerschaft als auch auf die postpartale Periode auswirken.

Der Regelkreis erfolgt – wie bei den Geschlechtshormonen – über die hypothalamisch-hypophysiäre Achse, wobei der wichtigste Screening Parameter für Funktionsstörungen der Schilddrüse das Thyroidea Stimulierende Hormon (TSH) ist.

Bei einer Erhöhung des TSH, und normalen peripheren Schilddrüsenhormonwerten, spricht man von einer latenten oder subklinischen Schilddrüsenunterfunktion (Hypothyreose); liegt eine Verminderung der peripheren Schilddrüsenhormonwerte vor, so spricht man von einer manifesten Hypothyreose.

Zu den häufigsten Ursachen der Hypothyreose zählt der Morbus Hashimoto, eine Autoimmunthyreopathie, die im Vergleich zu Männern 15–20 x häufiger bei Frauen, vorwiegend zwischen dem 30. und 50. Lebensjahr vorkommt. Die sensitivste Methode eine Autoimmunthyreopathie Hashimoto zu diagnostizieren ist die Schilddrüsensonographie, mit einer Sensitivität und Spezifität von etwa 95 %. Positive Thyreoperoxidase- (TPO-)Ak finden sich bei ca. 80–90 % der Patienten.

Diverse Leitlinien empfehlen eine Therapie der Hypothyreose erst, wenn eine manifeste Hypothyreose vorliegt, oder bei einer latenten Hypothyreose das TSH > 10 uU/ml gemessen wird. Allerdings kann in Absprache mit der Patientin die Hemmschwelle zum Therapieversuch auch niedriger angesetzt werden, vor allem, wenn bei der Patientin Symptome (z. B. Zyklusunregelmäßigkeiten) vorliegen oder Kinderwunsch besteht.

Die Therapie der Wahl ist eine Monotherapie mit L-Thyroxin (Thyrex®, Euthyrox®); die Einnahme erfolgt idealerweise morgens 30 Minuten vor dem Frühstück. Eine Kontrolle der Serumwerte ist erst nach 6 Wochen sinnvoll. Wenn das TSH Ziel erreicht wurde sollten die Serumwerte alle 6–12 Monate kontrolliert werden.

Aus gynäkologischer Sicht, sollte der TSH Zielbereich bei Frauen im gebärfähigen Alter unter 2,5 uU/ml liegen. Bei Frauen mit Kinderwunsch kann es jedoch sinnvoll sein, das TSH Ziel niedriger anzusetzen.

Die *Österreichische Gesellschaft für Gynäkologie und Geburtshilfe* empfiehlt ein TSH-Screening aller Schwangeren bis zur 12. Schwangerschaftswoche. Es gilt zu beachten, dass es in der Schwangerschaft zu einer vermehrten Thyroxinbindendes-Blobulin (TGB-)Produktion kommt und andere Zielbereiche, sowohl für das TSH, als auch die peripheren Schilddrüsenhormone gelten.

Bei der Schilddrüsenüberfunktion (Hyperthyreose) zeigt sich das TSH im Serum supprimiert. Sind die peripheren Schilddrüsenhormone normal, spricht man von einer latenten Hyperthyreose; sind sie erhöht, von einer manifesten Überfunktion. Ursächlich kommen neben der Autoimmunhyperthyreose Morbus Basedow auch ein autonomes Adenom oder eine iatrogene Hyperthyreose, beispielsweise durch eine zu hoch dosierte Thyroxintherapie, in Frage.

Die weitere Diagnosefindung kann folgendermaßen erfolgen:

- Antikörperdiagnostik: TRAK (TSH-Rezeptor-Auto-Antikörper)
- Schilddrüsensonographie
- Schilddrüsenszintigraphie – Tc99 (nicht bei Kinderwunsch, nicht in der Schwangerschaft!)

Bei der Autoimmunhyperthyreose Basedow finden sich stimulierende Antikörper gegen den TSH-Rezeptor (TRAK), die Schilddrüsenfunktion und Wachstum anregen. Neben familiärer Häufung sind Rauchen, Stress und weibliches Geschlecht als Risikofaktoren beschrieben. Eine endokrine Orbitopathie findet sich in 50 %, verursacht durch eine Kreuzreaktion thyreoidaler Antigene mit solchen auf Präadipozyten und Fibroblasten. Die thyreostatische Therapie sollte unbedingt einem Spezialisten (Endokrinologen oder Nuklearmediziner) vorbehalten bleiben.

Generell gilt, dass eine Hyperthyreose die Schwangerschaft, und eine Schwangerschaft die Hyperthyreose(-behandlung) verkomplizieren kann. Deswegen sollte bei Morbus Basedow und Kinderwunsch eine definitive, zumeist chirurgische Therapie mit der Patientin diskutiert werden.

Tab. 1. Übersicht über Regeltempo- und Regeltypusanomalien*

Regel**tempo**anomalien	Regel**typus**anomalien
Veränderung des Blutungsrhythmus • Oligomenorrhoe: Zyklusdauer > 35Tage (aber < 3 Monate) • Polymenorrhoe: Zyklusdauer < 25 Tage • primäre Amenorrhoe: Ausbleiben der Menarche bis über das 16. Lebensjahr • sekundäre Amenorrhoe: Ausbleiben der Menstruation ≥ 3 Monate	a. Anomalie der Blutungsstärke • Hypomenorrhoe: sehr schwache Blutung • Hypermenorrhoe: starke Blutung (> 80–100 ml/Blutung) • Menorrhagie: sehr starke und sehr lange Blutung • Metrorrhagie: Zusatzblutungen b. Anomalie der Blutungsdauer • Brachymenorrhoe: kurze Blutungsdauer < 3 d • lange Blutungsdauer > 7 d c. irreguläre Zusatzblutung • prä- od. postmenstruelle (Schmier-)Blutung (= Spotting) • Ovulations-/Mittelblutung: Blutung zum Zeitpunkt der Ovulation • azyklische Dauerblutung: lang anhaltende Blutung ohne Bezug zum Zyklus

*Vgl. Kaufmann, Costa, Scharl: Die Gynäkologie, 3. Auflage, Abb. 11.2 und 11.3

Polyzystisches Ovar Syndrom (PCOS) und andere endokrine Störungen: Praktisches Vorgehen

Katharina Walch

Übersicht

- Störungen des weiblichen Zyklus
- Hyperprolaktinämie
- Polyzystisches Ovar Syndrom (PCOS)

Störungen des weiblichen Zyklus äußern sich zumeist in Blutungsstörungen, welche unterschieden werden nach:

Tempoanomalien (den Rhythmus betreffend)

- primäre Amenorrhoe (keine Menarche bis zum 16. Lebensjahr)
- sekundäre Amenorrhoe (nach primär erfolgter Menarche Ausbleiben der Regelblutung für mindestens 3 Monate)
- Oligomenorrhoe (lange Zyklen von mehr als 35 Tagen)
- Polymenorrhoe (kurze Zyklen von weniger als 25 Tagen)

Typusanomalien (die Blutungsstärke betreffend)

- Hypomenorrhoe (sehr schwache Regelblutung)
- Hypermenorrhoe (sehr starke Regelblutung mit Blutverlust von mehr als 80 ml)
- juvenile Metrorrhagie (Blutungen in irregulären Intervallen, oft verstärkt, häufig in den ersten Jahren nach der Menarche)

AUB (abnorme uterine Blutung)

Kann organische (Polypen, Myome, Karzinome etc.) oder funktionelle (anovulatorische Zyklen) Ursachen haben. Unter AUB werden Hypermenorrhoe, Polymenorrhoe und Meno-/Metrorrhagien zusammengefasst.

Zur korrekten Diagnosestellung von Zyklusstörungen sind Kenntnisse über die Physiologie des weiblichen Zyklus obligat. Ein regelrechter Zyklus basiert auf einer funktionierenden HPO (Hypothalamus – Hypophyse-Ovar)-Achse.

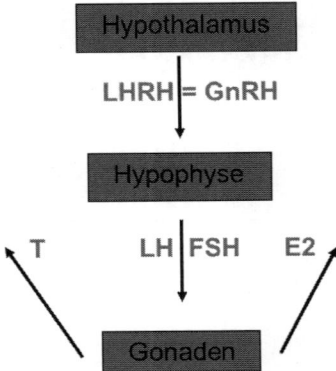

Abb. 1

Die endokrinologische Abklärung von Zyklusstörungen beinhaltet eine exakte Eigen- und Familienanamnese, eine gynäkologische und allgemeine klinische Untersuchung (transvaginaler Ultraschall, wenn möglich) und eine umfassende Laboranalytik (großer Hormonstatus, Schilddrüsen-Antikörper, evtl. Genetik).

Nach WHO werden Amenorrhoe und Zyklusstörungen in verschiedene Klassen eingeteilt, abhängig davon, auf welcher „Ebene" die Störung liegt:

- **WHO I (hypogenadotroper Hypogonadismus),** Störung „zentral" (Hypothalamus/Hypophyse), daher niedriges LH/FSH und niedriges Östradiol, Ursache z. B. Essstörungen, Therapie: Normalisierung des Körpergewichts, Hormonsubstitution (HRT, u. a. zur Osteoporoseprophylaxe), Gonadotropinstimulation bei Kinderwunsch

- **WHO II (normogonadotrop, oft hyperandrogenämisch)** Follikelpersistenz oder Corpus luteum Insuffizienz führen zu Schmierblutungen oder oligo-, amenorrhoischen Zyklen, z. B. bei Polyzystischem Ovar Syndrom (PCOS), Adrenogenitales Syndrom (AGS), Schilddrüsendysfunktion
  Therapie je nach Ursache, Therapie des PCOS (siehe Abschnitt *Polyzystisches Ovar Syndrom)*

- **WHO III (hypergonadotropen Hypogonadismus),** Störung auf ovarieller Ebene, z. B. auch bei Turner Syndrom (genetischer Befund obligat!), POF (premature ovarian failure)/Ovarialinsuffizienz, daher hohes LH/FSH bei niedrigem Östradiol
  Therapie: HRT, Eizellspende bei Kinderwunsch

- **WHO IV: anatomisch bedingte Amenorrhoe, „uterine Amenorrhoe",** z. B. bei Verschlussfehlbildungen wie Mayer-Rokitansky-Küster-Hauser (MRKH)-Syndrom oder bei Ashermann-Syndrom, Hormone im Normbereich, Therapie je nach Ursache (OP)

- **WHO V/VI: Hyperprolaktinämie** mit Hypophysenadenom (WHO V) oder ohne (WHO VI)

Hyperprolaktinämie

Prolaktin wird im Hypophysenvorderlappen in typischem Tag-Nacht-Rhythmus sezerniert, wobei die höchsten Spiegel in den Nachtstunden gemessen werden können. Eine physiologische Hyperprolaktinämie liegt vor in der 2. Zyklushälfte, nach körperlicher Anstrengung oder Nahrungsaufnahme, sowie während der Schwangerschaft und Stillzeit.

Zu den pathologischen Ursachen zählen Stress (oft schon grenzwertig erhöhte Prolaktinspiegel wegen der Angst vor der Blutabnahme), Einnahme bestimmter Medikamente (wie bestimmte Psychopharmaka, Magensäureblocker oder Anti-hypertensiva), Eliminationsstörung (Leber- oder Niereninsuffizienz), neurogene Ursachen (Bruststimulation, Thoraxwandverletzungen), Schilddrüsenfunktionsstö-rungen (begleitende Hyperprolaktinämie bei Hypothyreose) oder eine zentral be-dingte Hyperprolaktinämie bei Hypophysentumor (z. B. prolaktinproduzierender Tumor), Entzündung der Hirnanhangsdrüse oder Verletzung/Abriss des Hypophy-senstiels.

Ein grenzwertig erhöhter Prolaktinspiegel sollte zunächst nüchtern in der Follikel-phase wiederholt und begleitende Faktoren (Medikamente, Schilddrüsenfunktions-störung etc.) evaluiert werden. Bei persistierend hohen Werten (über 50 ng/ml, bzw. höher als das 2,5-fache des oberen Referenzbereichs) ist ein Hypohysen-MRT zum Tumorausschluss obligat. Zudem ist bei Galaktorrhoe (insbesondere, wenn diese nur einseitig oder ohne Hyperprolaktinämie auftritt) eine zytologische Untersuchung des Sekrets empfehlenswert.

Typische Symptome der Hyperprolaktinämie sind:
- **Zyklusstörungen**
  - Follikelreifungsverzögerung mit Gelbkörperunterfunktion
  - Anovulatorische Oligomenorrhoe
  - Amenorrhoe → *PRL-Serumspiegel korreliert mit Schweregrad der Zyklusstörung!!*
- **Unerfüllter Kinderwunsch**
- **Prämenstruelles Syndrom (PMS)**

– Brustspannen	– Abdominelle Symptome
– Ödeme	– Reizbarkeit
– Gewichtszunahme	– Angstzustände
– Kopfschmerzen	– Depressionen

- **Galaktorrhoe:** beidseitig (→ Mammographie und Zytologie)
- **Spezifische Symptome eines Hypophysen Tumors** (selten): Kopfschmerzen, Gesichtsfeldausfälle

Die Therapie richtet sich nach der zugrunde liegenden Ursache.

Eine primäre Hyperprolaktinämie wird meist konservativ mit Dopaminagonisten behandelt. Bei Makroprolaktinom (Durchmesser > 1 cm) mit Wachstumstendenz, ungenügendem Ansprechen auf die medikamentöse Therapie oder klinischen Symptomen wie Gesichtsfeldausfällen wird ein neurochirurgischer Ansatz gewählt.

Polyzystisches Ovar Syndrom (PCOS)

Das PCOS wird oft auch das Syndrom der chronischen hyperandrogenämischen Anovulation genannt und ist mit 5–10 % Betroffenen die häufigste Endokrinopathie des reproduktiven Alters.

Die genaue Ursache für die Entstehung ist bis dato unbekannt, jedoch wird das komplexe Zusammenspiel von prädisponierenden genetischen Faktoren und Umwelteinflüssen angenommen.

Die phänotypische Ausprägung ist sehr heterogen, wobei zur Diagnosestellung 2 der 3 Kriterien erforderlich sind (sog. Rotterdam-Kriterien):

I.   Hyperandrogenämie (klinisch oder biochemisch)

II. Unregelmäßige Zyklen aufgrund von Anovulation

III. Typische polyzystisches Ovarien im Ultraschall (viele kleine randständige, „perlschnurartig" angeordnete Follikelzysten bei vermehrtem Stroma) (siehe Abb. 2)

PCOS ist immer Ausschlussdiagnose, andere endokrine Störungen, die mit unregelmäßigen Blutungen und erhöhten männlichen Hormonen einhergehen (z. B. AGS – Adrenogenitales Syndrom, androgenproduzierender Tumor) müssen ausgeschlossen sein.

Frauen mit unbehandeltem PCOS haben ein erhöhtes Lebenszeitrisiko für Erkrankungen des kardiovaskulären Formenkreises, sodass ein Screening auf Glukosestoffwechselstörungen/Insulinresistenz in jedem Fall obligat ist, auch wenn dies nicht in die Diagnosekriterien aufgenommen ist. Zudem ist ein Teil der Frauen übergewichtig oder adipös.

Es gibt nicht EINE Therapie des PCO-Syndroms, sondern verschiedene Therapieansätze je nach vorherrschender Beschwerdesymptomatik und zu erreichendem Therapieziel.

Auch ohne Beschwerden muss regelmäßig (zumindest alle 3–6 Monate) eine Abbruchsblutung zur Endometriumprotektion induziert werden. Dies kann durch zyklische oder kontinuierliche Gestagengabe, hormonelle Kontrazeptiva („Anti-Baby-Pille" oder auch „Verhütungsring" oder „-pflaster") erreicht werden. Bei Kontraindikation ist auch Metformin (ein Biguanid zur Behandlung des nicht insulinpflichtigen Diabetes mellitus) eine therapeutische Möglichkeit, weil gezeigt werden konnte, dass dadurch die männlichen Hormone effektiv gesenkt werden können.

Häufig gehen bei PCOS die kutanen Hyperandrogenisierungserscheinungen (wie Akne, Hirsutismus – verstärkte Körperbehaarung, dem männlichen Behaarungstyp entsprechend, v. a. im Bereich von Gesicht/„Bartwuchs", Brust, Oberschenkeln, Rücken) mit großem Leidensdruck für die Betroffenen einher.

Therapie ist hier typischerweise (bei fehlender Kontraindikation!) ein kombiniertes hormonelles Kontrazeptivum. Besonders effektiv sind hierbei Pillen mit antiandrogenem Gestagen wie Cyproteronacetat, Chlormadinonacetat, Dienogest oder Drospirinon.

Kommt es innerhalb von 3–6 Monaten nicht zu einer Verbesserung des Hautbildes, dann können zusätzlich antiandrogene Substanzen (wie Finasterid, Flutamid oder Spironolacton) gegeben werden- unter Beachtung der jeweiligen Kontraindikationen und bei sicherer Kontrazeption.

Bei Hirsutismus empfiehlt sich die additive Anwendung lokaler und mechanischer Therapien (wie Laser oder Creme).

Bei übergewichtigen Frauen mit PCOS allgemein – und bei PCOS und vorhandenem Kinderwunsch im Speziellen – ist die erste und wichtigste therapeutische Maßnahme eine Life-Style-Modifikation und Gewichtsabnahme. Häufig werden bereits durch eine moderate Gewichtsabnahme von ca. 5 % des Ausgangsgewichts ovulatorische Zyklen und Spontanschwangerschaften erzielt. In jedem Fall aber kann man nach Gewichtsreduktion mit besserem Ansprechen auf die nachfolgende ovulationsinduzierende Therapie und mit weniger Komplikationen in der Schwangerschaft (wie Gestationsdiabetes und Präeklampsie) rechnen.

Zur Ovulationsinduktion ist ein schrittweises Vorgehen – unter Berücksichtigung der reproduktiven Gesamtsituation – empfohlen.

Primär kommen Clomiphen Citrat oder Aromatasehemmer (jeweils oral 5 Tage zu Zyklusbeginn) zur Anwendung, evtl. kombiniert mit Inositol, Vitamin D, Glukokortikoiden (bei erhöhten adrenalen Androgenen) oder Metformin (bei übergewichtigen Frauen oder pathologischem Zuckerbelastungstest/oGTT).

Kommt es dadurch nicht zum Eintritt einer Schwangerschaft, so ist nach ca. 6 Monaten der Wechsel zu niedrig dosierter Gonadotropinstimulation oder eine operative Therapie mittels sog. „Stichelung" angezeigt (siehe Abb. 3).

Als ultima ratio kann auch eine künstliche Befruchtung (ivf, in vitro-Fertilisation) nötig sein, insbesondre, wenn auch begleitende Sterilitätsfaktoren (wie eingeschränkte Spermaqualität oder Tubenverschluss) vorliegen.

Jede hormonelle Stimulationstherapie bei PCOS muss mit regelmäßigen Ultraschallkontrollen kombiniert werden, um ein multifolliküläres Wachstum mit Mehrlingsrisiko oder ein Überstimulationssyndrom (OHSS, ovarian hyperstimulation syndrom) rechtzeitig erkennen zu können.

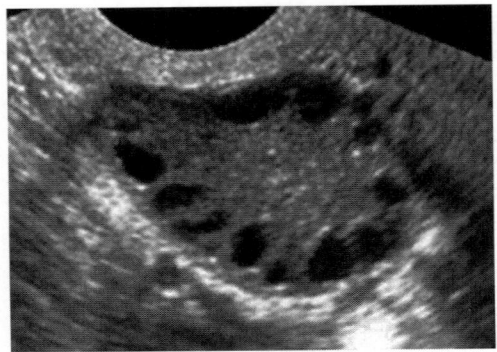

Abb. 2. typisches Ultraschallbild bei PCOS

Quelle: ivf-Ambulanz, akh

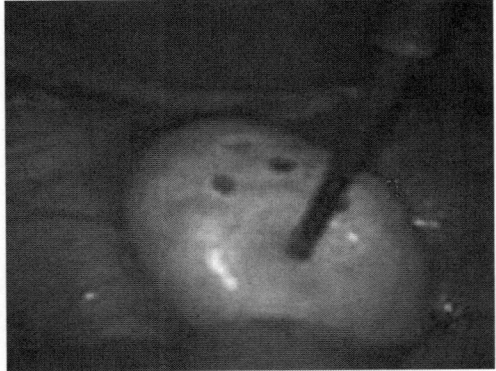

Abb. 3. laparoskopische „Stichelung"
– operativer Therapieansatz bei PCOS und Kinderwunsch

Quelle: akh, OP Gr 1, Endo

Endometriose

René Wenzl, Alexandra Perricos

Endometriose ist charakterisiert durch das Vorkommen von Endometrium außerhalb der Gebärmutter. Diese ektopen Läsionen unterliegen denselben zyklischen Veränderungen wie eutopes Endometrium. Wir unterscheiden zwischen peritonealer, ovarieller und tief-infiltrierender Endometriose, die durch ein Einwachsen der Läsion um mehr als 5 mm in das betroffene Gewebe definiert ist. Die Erkrankung betrifft 6 bis 10 % der Frauen im reproduktionsfähigen Alter, jedes zweite jugendliche Mädchen mit Unterbauchschmerzen und 50 % der Frauen mit Infertilität.

Das klinische Erscheinungsbild kann stark variieren, von asymptomatischen Frauen zu Patientinnen mit starken Beschwerden. Zu den typischen Symptomen zählen Dysmenorrhoe und Dyspareunie, sowie, bei Einwachsen der Läsionen in Blase/ Ureter oder Darm, Dysurie und Dyschezie. Es existiert jedoch kein pathognomonisches Symptom. Viele Frauen mit Endometriose leiden aber auch an unerfülltem Kinderwunsch.

Ätiologie, Pathogenese

Die älteste Theorie zur Entstehung der Endometriose ist Sampsons Theorie der retrograden Menstruation. Hier wird postuliert, dass Endometriumzellen während der Menstruation über die Tuben in den Bauchraum gelangen, wo sie implantieren. Die coelomische Metaplasie Theorie hingegen besagt, dass bestimmte Zellen des viszeralen und parietalen Peritoneums sich in Endometriumzellen umwandeln. Eine weitere Überlegung beschreibt, dass es sich bei Endometrioseherden um Reste der Wolf'schen oder Müller'schen Gänge handelt, die auf Östrogen reagieren. Schließlich wurde auch eine genetische Komponente beschrieben.

Im Wesentlichen ist die exakte Ätiologie bis heute noch nicht komplett entschlüsselt.

Folgende Mechanismen, die zum Teil mit lokalen entzündlichen Prozessen verbunden sind, werden als Ursachen für diese Schmerzen beschrieben. Ektope Herde unterliegen, wie auch das intrauterine Endometrium, dem Einfluss der weiblichen Sexualsteroide. Hier spielt Östrogen die wichtigste Rolle. Östradiol wirkt an den exprimierten Rezeptoren des ektopen Endometriums und fördert dadurch direkt das lokale Wachstum dieser Läsionen. Weiters führt dieses Hormon zu einer Erhöhung der lokalen PGE_2 Produktion, das wiederum die Invasion von Nervenfasern fördert und eine Erhöhung der Dichte der Schmerzrezeptoren herbeiführt. Es wurde auch eine vermehrte Bildung von Zytokinen und Wachstumsfaktoren durch Makrophagen und anderen Immunzellen in ektopen Läsionen beobachtet.

Die Infertilität, die bei einigen Patientinnen diese Erkrankung begleitet, wurde unter anderem durch folgende Mechanismen erklärt:

- toxische Effekte des entzündlichen Prozesses auf Gameten
- Dysfunktion der Tuben
- Resistenz des eutopen Endometriums gegenüber Progesteron mit Implantationsstörung des Embryos

Aufgrund der besonderen Rolle, die Östrogen in der Pathogenese dieser Erkrankung spielt, stellt die Regulierung dieser Hormonproduktion einen wichtigen Ansatzpunkt für die medikamentöse Therapie von Endometriose-assoziierten Symptomen dar.

Diagnostik

Den ersten wichtigen Schritt für die Diagnosestellung der Endometriose, stellt eine ausführliche Anamnese dar. Wesentliche Punkte, die abgeklärt gehören, sind folgende:

- Seit wann bestehen die Probleme? (Schmerzen bzw. Infertilität)
- die Schmerzqualität
- die Schmerzquantität in VAS – Score (visual analog scale) gemessen
- die Dauer der Beeinträchtigung pro Monat (in Tagen)
- die Einschränkung der Lebensqualität

Der nächste Schritt ist die klinische Untersuchung. Dazu gehören die Palpation, sowohl Leistenpalpation als auch Palpation des gesamten Fornix, die Spiegeluntersuchung und eine transvaginale Sonographie. Sollte der Verdacht auf eine tief-infiltrierende Endometriose bestehen, müssen begleitend eine Nieren- und Uretersonographie sowie eventuell eine Magnetresonanztomographie zur besseren Beurteilung der Infiltration in die betroffenen Organe durchgeführt werden.

Der Goldstandard für die Diagnose der Endometriose bleibt jedoch eine visuelle Darstellung der Läsionen mittels Laparoskopie mit gleichzeitiger histologischer Sicherung.

Im Rahmen dieses operativen Eingriffes erfolgt die Stadieneinteilung. Die „Revised American Fertility Society" (rAFS) Klassifikation ist die heute am häufigsten verwendete. Die Erkrankung wird je nach Lokalisation der Läsionen (Ovar oder Peritoneum), Größe sowie Ausmaß der Verwachsungen, in Grad I bis IV klassifiziert. Da hier jedoch nur intraperitoneale Läsionen berücksichtigt werden, verliert diese Klassifikation bei tief-infiltrierender Endometriose an Genauigkeit, da die Infiltration in andere Organe nicht zur Einteilung beitragen. In diesen Fällen kommt der im deutschsprachigen Raum entwickelte ENZIAN score zum Einsatz. Dabei werden die Ausdehnung in allen drei räumlichen Ebenen sowie auch die Lokalisation der Läsion berücksichtigt.

Aufgrund der hohen Kosten und vor allem der Invasivität der Laparoskopie wird derzeit auch nach einem Biomarker mit hoher Sensitivität und Spezifität gesucht. Neue Daten zeigen den sVCAM-1/ sICAM-1 Quotienten als vielversprechenden diagnostischen Marker. Rezente Studien analysieren auch die Potenz von neurotrophen Faktoren wie NGF („nerve growth factor"), NT-3 sowie BDNF („brain-derived neurotrophic factor") als Biomarker für die Diagnostik der Endometriose.

Therapie

Medikamentöse Therapie

Da die Endometriose-assoziierte Symptomatik von Patientin zu Patientin stark variiert, wird die medikamentöse Therapie individuell gestaltet. Die Entscheidung bei der Auswahl eines bestimmten Medikamentes ist unter anderem abhängig vom Alter der Patientin, der Lokalisation der Herde, aktuellem Kinderwunsch und Schweregrad der Symptomatik.

Nichtsteroidale Antirheumatika werden besonders bei Patientinnen mit Unterbauchschmerzen als First-Line-Therapie eingesetzt. Obwohl hier die Überlegenheit gegenüber anderen Medikamenten nicht gezeigt werden konnte, spielt das günstige Nebenwirkungsprofil sowie die geringen Kosten eine wichtige Rolle.

Eine entscheidende Rolle im Rahmen des hormonellen Einflusses auf die Erkrankung spielt die hypothalamisch-hypophysär-ovarielle Achse. Bei nicht bestehendem Kinderwunsch steht eine Therapie mit einem kombinierten Östrogen-Gestagen-Kontrazeptivum im Vordergrund. Diese Medikamente entfalten ihre Wirkung, indem sie die Zellproliferation des Endometriums hinunterregulieren und die Apoptose von ektopem Gewebe herbeiführen. Die ovulationshemmende Wirkung senkt zusätzlich das Risiko der Endometrium-Bildung, da sich diese Zysten in einigen Fällen aus ovariellen Follikeln bilden können. Schließlich konnte gezeigt werden, dass eine kontinuierliche - im Gegensatz zu einer zyklischen - Einnahme dieser Kontrazeptiva zu einer potenteren Symptomlinderung führt. Bei dem ansonsten günstigen Nebenwirkungsprofil ist eine sehr seltene jedoch potentiell dramatische Nebenwirkung das erhöhte thromboembolische Risiko.

Eine Alternative zu kombinierten Pillen sind Progestine, synthetische Analoga des Gestagens. Die Wirkung dieser Medikamente ist vergleichbar mit der Wirkung der Kombinationspräparate. Zu den häufigsten Nebenwirkungen dieser Medikamente gehören Zwischenblutungen, Gewichtszunahme, Stimmungsschwankungen, Libidoverlust sowie eine Verminderung der Knochendichte. Das thromboembolische Risiko ist hingegen bei dieser Medikamentengruppe nicht erhöht.

GnRH-Agonisten setzen früher an dem hormonellen Regelkreis an. Medikamente dieser Gruppe führen an der Hypophyse nach einer anfänglichen Überstimulation, dem sogenannten "Flare-up Effekt", zu einer Downregulation der GnRH-Rezeptoren. Durch diese Wirkung kommt es zu einer verminderten Produktion von LH und FSH und somit zu postmenopausalen Östrogenspiegeln, wodurch eine Symptomlinderung erreicht wird. Die möglichen Nebenwirkungen sind eine Konsequenz dieser verminderten Östrogenkonzentration: es werden vermehrt Hitzewallungen, vaginale Trockenheit, Stimmungsschwankungen, Kopfschmerzen, eine verminderte Libido, sowie auch hier eine Reduktion der Knochendichte beschrieben. Um das Auftreten dieser Nebenwirkungen zu reduzieren, wird eine „Add-back"-Behandlung durchgeführt, bei der eine Therapie mit GnRH-Agonisten durch die Einnahme von Kombinationspräparaten oder Progestinen begleitet wird.

GnRH-Antagonisten entfalten ihre Wirkung ebenfalls auf die GnRH-Rezeptoren in der Hypophyse und führen hier zu einer sofortigen Blockade, ohne vorangehendem „Flare-up-Effekt". Zu dieser Medikamentengruppe gehört das derzeit erforschte Elagolix. Durch seine nicht-peptidische Struktur kann dieses Medikament, im Gegensatz zu den bisherigen GnRH-Antagonisten, per os verabreicht werden. Die häufigsten beschriebenen Nebenwirkungen sind vor allem Hitzewallungen, Übelkeit und Kopfschmerzen sowie wie ein minimaler Verlust an Knochendichte.

Chirurgische Therapie
Zu den Indikationen für eine operative Sanierung der Endometrioseherde gehören:
- die persistierende Symptomatik trotz ausgeschöpfter medikamentösen Therapie
- der Bedarf einer Probeentnahme zur klaren Diagnosestellung
- die Notwendigkeit des Ausschlusses eines malignen Geschehens bei Vorliegen von Raumforderungen im Bereich der Adnexen
- eine Invasion der Läsionen in Blase bzw. Rektum
- eine Obstruktion der harnableitenden Wege

Bei Kinderwunsch-Patientinnen wird im Rahmen der Laparoskopie auch eine Tubendurchgängigkeitsprüfung durchgeführt.

Operatives Ziel ist die Entfernung der vorhandenen Herde im Sinne einer R0 Resektion und die Wiederherstellung der normalen Anatomie soweit möglich. Bei vorhandenem Kinderwunsch ist eine organerhaltende operative Strategie wünschenswert.

Ernährung und komplementär medizinische Verfahren

In den westlichen Ländern ist unsere Ernährung immer mehr durch einen vermehrten Konsum an raffinierten Lebensmitteln und einen verminderten Konsum von Obst, Gemüse und Vollkornprodukten geprägt. Hinzu kommt ein hoher Alltagsstress, ein vermehrter Einsatz an Pestiziden sowie eine zunehmende Umweltverschmutzung, die im menschlichen Körper zu einer stärkeren Bildung von oxidativem Stress führen. Dieser oxidative Stress verschlechtert wiederrum die Symptomatik der Erkrankung. Entscheidend ist hier daher eine adäquate Lebensstilmodifikation.

Ernährungsempfehlung für Patientinnen mit Endometriose

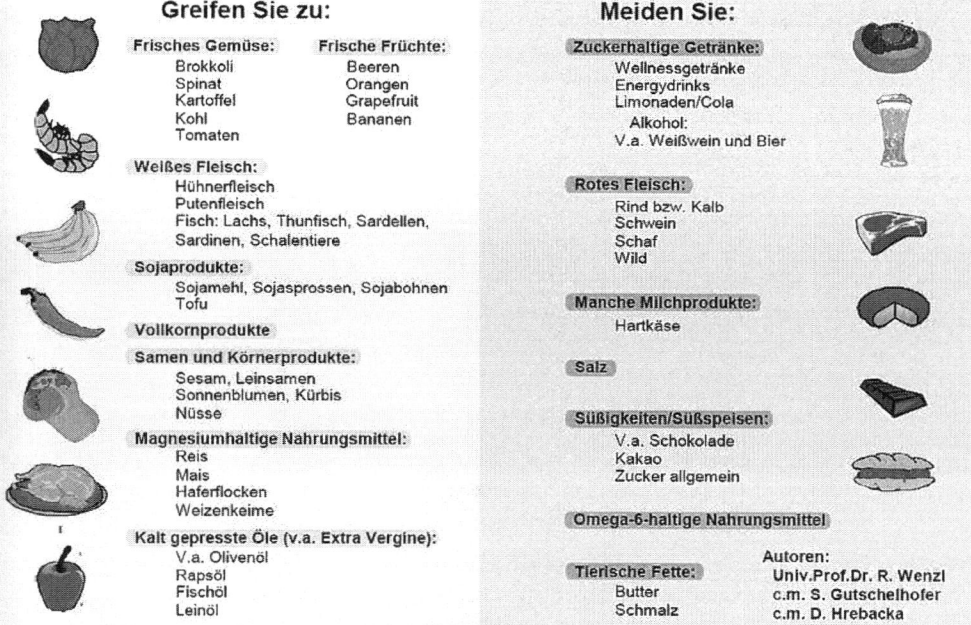

Greifen Sie zu:		Meiden Sie:
Frisches Gemüse: Brokkoli, Spinat, Kartoffel, Kohl, Tomaten	**Frische Früchte:** Beeren, Orangen, Grapefruit, Bananen	**Zuckerhaltige Getränke:** Wellnessgetränke, Energydrinks, Limonaden/Cola **Alkohol:** V.a. Weißwein und Bier
Weißes Fleisch: Hühnerfleisch, Putenfleisch, Fisch: Lachs, Thunfisch, Sardellen, Sardinen, Schalentiere		**Rotes Fleisch:** Rind bzw. Kalb, Schwein, Schaf, Wild
Sojaprodukte: Sojamehl, Sojasprossen, Sojabohnen, Tofu		**Manche Milchprodukte:** Hartkäse
Vollkornprodukte		**Salz**
Samen und Körnerprodukte: Sesam, Leinsamen, Sonnenblumen, Kürbis, Nüsse		**Süßigkeiten/Süßspeisen:** V.a. Schokolade, Kakao, Zucker allgemein
Magnesiumhaltige Nahrungsmittel: Reis, Mais, Haferflocken, Weizenkeime		**Omega-6-haltige Nahrungsmittel**
Kalt gepresste Öle (v.a. Extra Vergine): V.a. Olivenöl, Rapsöl, Fischöl, Leinöl		**Tierische Fette:** Butter, Schmalz

Autoren: Univ.Prof.Dr. R. Wenzl, c.m. S. Gutschelhofer, c.m. D. Hrebacka

Quelle: René Wenzl, Medizinische Universität Wien

Akupunktur

Die Traditionelle chinesische Medizin (TCM) vertritt die Idee, dass ein natürlicher energetischer Fluss (Qi) durch den Körper fließt. Eine Unterbrechung dieses Flusses führt zur Entstehung von Krankheit und Schmerz. Somit sind Endometriose und die häufig damit verbundene Dysmenorrhoe, dieser Theorie entsprechend, ebenso durch einen behinderten energetischen Fluss bedingt. Akupunktur soll diese Blockade auflösen und einen ungestörten Energiefluss wiederherstellen.

Es wird postuliert, dass die analgetische Wirkung der Akupunktur unter anderem durch einen Anstieg endogener Opioide und Neurotransmitter bedingt ist. Des Weiteren sollen durch die Stimulation der Akupunktur Signale freigesetzt werden,

die wiederum durch neuronale und humorale Mechanismen eine entzündungs-
hemmende Signalkaskade auslösen.

TENS – transkutane elektrische Nervenstimulation

Das Wirkungsprinzip der transkutanen elektrischen Nervenstimulation ist Analgesie
durch eine gezielte elektrische Reizung von Nerven und die darauffolgende
Freisetzung von endogenen Opioiden, insbesondere β-Endorphin. Vor allem bei
Patientinnen mit TIE konnte eine signifikante Besserung der Dyspareunie und
Dyschezie erreicht werden.

Mit ihrem günstigen Nebenwirkungsprofil, stellen Akupunktur und die transkutane
elektrische Nervenstimulation mögliche ergänzende Methoden zur Behandlung von
Endometriose-assoziierten Symptomen dar.

AutorInnenverzeichnis

AutorInnenverzeichnis

Ass.-Prof. Dr.med.univ. Leo Auerbach
Universitätsklinik für Frauenheilkunde
Medizinische Universität Wien

Priv.-Doz. Dr.med.univ. Stefanie Aust, PhD
Universitätsklinik für Frauenheilkunde
Medizinische Universität Wien

Assoc. Prof. Priv.-Doz. Dr.med.univ.et scient.med. Zsuzsanna Bago-Horvath
Klinisches Institut für Pathologie
Medizinische Universität Wien

Dr.med.univ. Julia Binder
Universitätsklinik für Frauenheilkunde
Medizinische Universität Wien

Assoc. Prof. Univ.-Doz. Dr.med.univ. Barbara Bodner-Adler
Universitätsklinik für Frauenheilkunde
Medizinische Universität Wien

Ao.Univ.-Prof. Dr.med.univ. Kinga Chalubinski
Universitätsklinik für Frauenheilkunde
Medizinische Universität Wien

Ao.Univ.-Prof. Dr.med.univ. Christian Dadak
Universitätsklinik für Frauenheilkunde
Medizinische Universität Wien

Dr.med. Sabine Dekan
Klinisches Institut für Pathologie
Medizinische Universität Wien

Ass.-Prof. Dr.med.univ. Daniela Dörfler
Universitätsklinik für Frauenheilkunde
Medizinische Universität Wien

Dott.ssa Veronica Falcone
Universitätsklinik für Frauenheilkunde
Medizinische Universität Wien

Priv.-Doz. DDr. Alex Farr
Universitätsklinik für Frauenheilkunde
Medizinische Universität Wien

Priv.-Doz. Dr.med.univ. Christian Göbl, MSc PhD
Universitätsklinik für Frauenheilkunde
Medizinische Universität Wien

Ao.Univ.-Prof. Dr.med.univ. Engelbert Hanzal
Universitätsklinik für Frauenheilkunde
Medizinische Universität Wien

Ass.-Prof. Priv.-Doz. Dr.med.univ. Samir Helmy-Bader
Universitätsklinik für Frauenheilkunde
Medizinische Universität Wien

Dr.med.univ. Marianne Koch
Universitätsklinik für Frauenheilkunde
Medizinische Universität Wien

Em.Univ.-Prof. Dr.med.univ. Sepp Leodolter
Universitätsklinik für Frauenheilkunde
Medizinische Universität Wien

Dr.med.univ. Julian Marschalek
Universitätsklinik für Frauenheilkunde
Medizinische Universität Wien

Dr.med.univ. Marie-Louise Marschalek
Universitätsklinik für Frauenheilkunde
Medizinische Universität Wien

Dr.med.univ. Eliana Montanari, PhD
Universitätsklinik für Frauenheilkunde
Medizinische Universität Wien

Dr.med.univ. Petra Pateisky
Universitätsklinik für Frauenheilkunde
Medizinische Universität Wien

Dr.med.univ. Alexandra Perricos
Universitätsklinik für Frauenheilkunde
Medizinische Universität Wien

Assoc. Prof. Priv.-Doz. Dr.med.univ. Ljubomir Petricevic
Universitätsklinik für Frauenheilkunde
Medizinische Universität Wien

Assoc. Prof. Priv.-Doz. Dr.med.univ. Georg Pfeiler
Universitätsklinik für Frauenheilkunde
Medizinische Universität Wien

Ass.-Prof. Priv.-Doz. Dr.med.univ. Mariella Polterauer
Universitätsklinik für Frauenheilkunde
Medizinische Universität Wien

Dr.med.univ. Theresa Reischer
Universitätsklinik für Frauenheilkunde
Medizinische Universität Wien

Ass.-Prof. Dr.med.univ. Christine Sam
Universitätsklinik für Frauenheilkunde
Medizinische Universität Wien

Dr.med.univ. Dr.scient.med. Richard Schwameis
Universitätsklinik für Frauenheilkunde
Medizinische Universität Wien

Ao.Univ.-Prof. Dr.med.univ. Barbara Ulm
Universitätsklinik für Frauenheilkunde
Medizinische Universität Wien

Assoc. Prof. Priv.-Doz. Dr.med.univ. Katharina Walch
Universitätsklinik für Frauenheilkunde
Medizinische Universität Wien

Ao.Univ.-Prof. Dr.med.univ. René Wenzl
Universitätsklinik für Frauenheilkunde
Medizinische Universität Wien

Assoc. Prof. Priv.-Doz. Dr. Christof Worda
Universitätsklinik für Frauenheilkunde
Medizinische Universität Wien